ÉLÉMENTS

D'HYGIÈNE ET DE ZOOTECHNIE

ÉLÉMENTS
D'HYGIÈNE ET DE ZOOTECHNIE

A L'USAGE DES

ÉCOLES PRATIQUES D'AGRICULTURE

PAR MM.

H. ROSSIGNOL | **P. DECHAMBRE**

Vétérinaire

Professeur à l'École d'agriculture de Melun.

Vétérinaire

Répétiteur de zootechnie à l'École vétérinaire d'Alfort.

TOME I

ANATOMIE, EXTÉRIEUR, HYGIÈNE, ZOOTECHNIE GÉNÉRALE

PARIS

RUEFF ET Cⁱᵉ, ÉDITEURS

106, BOULEVARD SAINT-GERMAIN

1894

A Monsieur E. TISSERAND

DIRECTEUR GÉNÉRAL DE L'AGRICULTURE

FONDATEUR DE L'ENSEIGNEMENT AGRICOLE

PRÉFACE

DE

M. LE PROFESSEUR BARON

MM. Rossignol et Dechambre m'ayant demandé de vouloir bien laisser imprimer en assez gros caractères quelques miens paragraphes bien sentis, pour figurer en tête de leur nouveau Livre, je leur ai répondu loyalement par une question :

« Savez-vous à quoi vous vous exposez?

— Nous le savons tellement, ont-ils répondu à leur tour, que nous poussons la hardiesse jusqu'à vous prier de nous faire une préface dans laquelle vous ne parlerez, si bon vous semble, que des innovations les plus téméraires de notre petit Traité didactique. »

Ces Messieurs ont été par là très habiles et je me suis décidé tout de suite.

Une préface est, en effet, surtout dans les conditions qui viennent d'être formulées, une espèce de critique bienveillante qui offre aux lecteurs eux-mêmes beaucoup d'avantages. Cette préface permet en outre à la presse scientifique de donner en peu de temps une analyse exacte de l'ouvrage qui vient de paraître. Les éditeurs et les amis des auteurs en retirent un bénéfice matériel et moral sur lequel il n'y a pas besoin d'insister. Enfin, il n'est pas jusqu'aux détracteurs systématiques qui n'y trouvent aussi leur compte. Car il ne manque pas de gens qui voudraient de tout cœur éreinter un livre nouveau, mais qui reculent devant la tâche ingrate de le lire tout entier et qui ont peur surtout de dire des bêtises et, par conséquent, de se faire attraper à leur tour.

Cet ouvrage se composera de deux volumes, et c'est le *premier* de ces deux tomes que MM. Rossignol et Dechambre présentent aujourd'hui au public studieux de nos Écoles pratiques et départementales d'agriculture. Mais cela ne veut pas dire, bien entendu, que les *Éléments d'hygiène et de zootechnie* soient si « élémentaires » que cela, de façon à ce que les écoles dites *supérieures* n'y trouvent rien d'utile pour leur enseignement *supérieur*. J'ai été frappé, au contraire, de la tentative sans précédent faite par MM. Rossignol et Dechambre pour hâter la disparition du dualisme traditionnel entre la pédagogie puérile et la pédagogie non puérile. J'ajoute immédiatement que les véritables professeurs seront frappés, comme moi, non seulement de cette tentative, mais du succès qu'elle obtient déjà dans l'œuvre écrite, en attendant un plus grand succès encore dans les leçons orales.

Après avoir exposé sobrement les notions anatomiques et physiologiques qui semblent indispensables à l'intelligence des lois les plus importantes de l'exploitation du bétail, les auteurs nous font pénétrer dans ce vestibule célèbre de la zootechnie (vestibule célèbre par ses disputes!) qu'on continue à appeler l' « Extérieur », comme si les gens qui s'en sont occupés étaient des zootechniciens de façade ! Loin de moi, au reste, la pensée de jeter aucun discrédit sur les personnes qui ont écrit de cette matière complexe. Je les ai, au contraire, profondément admirées (trop peut-être?) d'avoir jadis entrepris un métissage, par fusionnement, des caractères les plus rebelles..... — Aujourd'hui, je crois que le moment est venu de renoncer pour toujours au métissage. MM. Rossignol et Dechambre, en hommes de progrès, se sont efforcés de commencer les travaux d'art qui préludent à la décomposition fatale de l'ancien Cours d'Extérieur.

Leur chapitre sur les proportions montre où était surtout le défaut de la cuirasse. Le canon unique de Bourgelat leur a semblé décidément trop étroit, et ils ont opté pour le système trinitaire du *médioligne*, du *bréviligne* et du *longiligne*. Cela est parfait... je veux dire que j'ai de bonnes raisons, moi personnellement, pour trouver que cela est beaucoup mieux que ce qui se disait autrefois.

Ce premier coup de hache une fois porté, MM. Rossignol et Dechambre ont tout doucement donné à entendre que le cheval plan et rectangulaire finirait bien par cesser de monopoliser la *beauté*, de quelque façon qu'on l'entende. Pour mettre cela en relief, il est vrai qu'il faudra renoncer à donner autant d'importance à la topographie des régions, telle qu'on l'a pratiquée jusqu'à ce jour.

Il est évident que le procédé qui consiste à débiter le corps animal par *morceaux* est un artifice d'analyse qui aurait même les plus graves inconvénients, si la science devait en rester là. Mais que dis-je : « la science » ? — Ce ne serait plus de la science, cette description isolée des diverses parties que la nature nous donne comme solidaires et intimement unifiées. S'il est vrai que l'esprit humain débute par une synthèse vague et obscure, pour évoluer de là vers une phase de connaissance précise et claire de tous les détails, il est non moins vrai que le même esprit humain, en continuant son admirable *processus* évolutif, doit franchir le stade de l'adolescence, l'*analytisme*, pour aboutir progressivement à la recomposition des édifices qu'il avait osé découper en tranches afin d'en mieux étudier la structure. Nul doute à avoir là-dessus. Le Calcul intégral couronne en toutes choses le Calcul différentiel.

Il y a donc, il y aura donc, dois-je dire plus modestement, un âge viril de la prétendue science nommée « Extérieur », où l'on supprimera complètement cette appréciation fragmentaire du cheval et des autres animaux domestiques. Dans ce temps-là (!), on ne dira pas que l'encolure non rectiligne est une imperfection... ; on dira que l'encolure, comme tout le reste de l'animal, peut affecter des *tournures* diverses et que, si ces tournures diverses expriment toutes des variations dans le même sens, dans le sens de la

convexité par exemple, le cheval ne saurait être qua-
lifié « défectueux ». Défectueux…, pour qui? — Pour
les gens qui n'aiment point les « harmonies bus-
quées »…

Par contre, un cheval à tête camuse, à col renversé, à dos ensellé, à croupe potelée, à genoux
creux, à jarrets clos, campé et panard en avant et en
arrière, suggérera des impressions inconnues aujourd'hui des hippologues traditionnalistes et même
« traditionnistes ». On verra bien alors que le
Talmud de Bourgelat ne vaut rien pour ceux qui ne
sont pas de la *secte!* Le mot est malheureusement et
doublement juste; car ils représentent, bien innocem-
ment sans doute, mais enfin ils représentent une
secte, tous ceux qui *sectionnent* le corps et les membres en petites régions et qui affichent leur *partialité
rectiligne* à propos de chaque département devenu
ainsi « autonome » et même « outlaw », selon
une excellente locution anglaise que les *Horsemen*
devraient introduire dans leur vocabulaire. Eh bien!
à notre sens, aucun cheval n'est hors la loi, tant qu'il
est dans la loi (Lapalisse).

Les *outlaw*, les excommuniés pour tout de bon, ce
sont les violateurs de la seule loi dont nous soyons
bien sûrs présentement: l'*harmonicité.*

L'harmonicité ou l'harmonie plastique a précisément été entrevue par les intuitifs, prédécesseurs des
bouchers détaillants qui nous vendent du cheval sur
leurs étaux extérieurs. Tant qu'on n'aura pas ressaisi
la grande idée inconsciente de ces fondateurs plus
artistes que savants, on pataugera dans la prétention

d'une science purement analytique, en vertu de laquelle la tête est forcément *carrée*, l'encolure *droite* et égale à une tête, le rein *court* et *droit*, les aplombs... d'*aplomb*, etc., etc.

Mais alors à quoi peut donc servir l'expérience ? Car, encore un coup, s'il y a quelque chose de prouvé en Extérieur, c'est que tous les animaux en général et le cheval en particulier sont des « polymorphes » ; je veux dire : des problèmes à plusieurs solutions. Chaque race, chaque adaptation industrielle correspond à l'une de ces solutions. Il y a des solutions *planes*, il y a des solutions *aquilines*, il y a des solutions *camardes*, il y a des solutions *trapues*, il y a des solutions élégantes... !

Je dirai encore avec Lapalisse, grand docteur èslogique : « La solution est toujours *réelle*, lorsqu'elle n'est pas *imaginaire*. »

Or bien (qu'on se le dise) la solution est réelle lorsque le cheval est tout d'une pièce, lorsqu'il est sans couture.

Or bien aussi (naturellement) la solution est imaginaire lorsque le cheval est fait de pièces et de raboutissements, parce que, dès lors, il est justement bon à couper en morceaux pour la plus grande gloire de l'Extérieur topographique !

Richard du Cantal finira, je l'espère, par imposer à tous les hippologues rapsodistes sa thèse incomprise du cheval dont le *tout* domine les *éléments*.

Ce jour-là on ne sera pas volé ; car on réclamera l'addition avant de désarticuler la dinde.

. . . .

Tel est le langage « intérieur » que je prête géné-
reusement, mais non gratuitement, à MM. Rossignol
et Dechambre. Je ne le leur prête point gratuitement,
dis-je, attendu que je lis dans leur texte, non les termes dont je me sers moi-même le plus volontiers, du
moins certaines expressions tellement synonymes...
que j'ai de la peine à percevoir cette faible nuance
entre nous !

Néanmoins, il subsiste un *impedimentum*, à cause
de la topographie régionale. Lors de la deuxième
édition, si prochain que soit son avènement,
MM. Rossignol et Dechambre renonceront sans
doute à laisser debout le moindre vestige de Bastille
hippologique.

Etiam perient ruinæ...!

Mais je m'aperçois à mon tour que j'évolue un peu
bien lentement : me voilà à peine à la moitié du livre,
et la moitié restante est de beaucoup la plus touffue.

Puisque les auteurs y tiennent, je vais littérale-
ment ne signaler dans cette Préface que leurs innovations les plus téméraires... Il me restera, au reste,
encore assez de besogne.

Lesdites innovations (téméraires ou non? c'est
l'avenir qui jugera) sont relatives :

1° A la Zoo-économie.

2° Au Rationnement Crevat ;

3° A la Dynamotechnie ;

4° A la doctrine évolutionniste servant de base
didactique pour les méthodes de reproduction et de
gymnastique en zootechnie.

α) Par le vocable de « Zoo-économie » il faut entendre l'*Économie du bétail*, non dans le sens vague et un peu métaphorique des prédécesseurs de Baudement, mais dans le sens exact d'une application suivie des grands théorèmes économiques au capital-bétail. On chercherait en .vain dans les meilleurs traités modernes, soit d'hygiène, soit de zootechnie, fussent-ils écrits à l'usage des écoles supérieures, un exposé aussi net des lois synthétiques qui régissent la *Richesse-animal.*

6) Le rationnement Crevat est à l'heure qu'il est le moyen le plus parfait de concilier la théorie et les pratiques de l'alimentation des machines vivantes. Malheureusement (!) pour les jeunes étudiants, l'expression rigoureuse du rationnement Crevat est à peu près aussi difficile à bien saisir que le troisième principe de Képler, au sujet de la relation mathématique qui existe *entre la durée d'une révolution planétaire et sa distance moyenne au soleil,* je veux dire au sujet de la relation mathématique qui existe *entre les exigences nutritives d'un organisme et son poids vif.* La vieille routine était si simple : « Plus les animaux sont gros, plus ils doivent recevoir d'aliments. »

Il faut savoir gré à MM. Rossignol et Dechambre d'avoir carrément embrassé la nouvelle doctrine de l'éminent agriculteur de l'Ain. Il faut surtout les louer d'avoir enfoncé le coin par le petit bout ; je veux dire qu'ils ont bien fait de ne pas effaroucher les timides élèves auxquels ils s'adressent, en posant crûment *que les rations doivent être en raison directe des carrés des racines cubiques des masses...* Aussi bien, M. Crevat lui-même avait été le premier à traduire son algorithme en langue plus familière au moyen du *carré du tour droit de la poitrine*, lequel carré est proportionnel à la surface de l'organisme et par conséquent à la deuxième puissance de la racine cubique du poids vif. MM. Rossignol et Dechambre se sont adroitement emparés de cette commode traduction et là encore ils travaillent utilement à combler le fossé creusé entre l'enseignement dit « élémentaire » et l'enseignement réputé « supérieur ».

γ) La *dynamotechnie*, dans le cours que j'ai créé à l'école d'Alfort, représente un parti pris de traiter la force mécanique provenant de nos moteurs vivants, de la même façon que nos ingénieurs de chemins de fer traitent la force mécanique des moteurs non vivants. Ce parallélisme, d'abord difficultueux et même contestable, tant qu'il ne s'agit que de l'élaboration énergétique par les divers types de machines, dont les unes sont vivantes et les autres brutes, ce parallélisme se dégage assez clairement, dès qu'on aborde la dynamométrie, et il brille d'un grand éclat, dès qu'on arrive à l'*utilisation* industrielle. On comprend dès lors que si le zootechnicien actuel n'est pas digne de s'intituler « ingénieur » autrement que par emphase, il tend du moins, de jour en jour, à mériter un pareil nom. MM. Rossignol et Dechambre ne pouvaient pas, bien sûr, découper des alinéas tout faits et imprégnés de mon propre style pour les encastrer à grands coups de marteau à telle ou telle page de leur livre. Ils ont dû procéder à mon endroit comme tout à l'heure au sujet du rationnement Crevat. Ils ont amené le lecteur à faire de la dynamotechnie sans le savoir ! Mais peu importe, car le lecteur finit par comprendre, apprendre et retenir ce que c'est que le tirage, ce que c'est que le coup de collier, ce que c'est que l'influence du chemin, du véhicule à deux roues, du chargement à dos ou inversement ; ce que c'est, en un mot, que l'*art de gérer économiquement un* CAPITAL DE FORCE représenté par un cheval, un mulet, un âne ou un bœuf.

ò) Je vais terminer cette préface d'une façon bien agréable, pour moi du moins. Il s'agit, en effet, de constater que les idées darwiniennes, pour lesquelles j'ai tellement combattu depuis mon entrée dans l'enseignement, sont non seulement traitées avec déférence dans le livre de MM. Rossignol et Dechambre, mais qu'elles y sont franchement professées et *exploitées* (ce qui est un maximum absolu d'estime de la part des zootechniciens !).

Je n'aurais jamais osé me flatter, en 1876, de l'espoir *chimérique* de voir mes modestes petits articles sur « l'œuvre de Darwin et l'enseignement zootechnique » porter des fruits aussi précoces. Je savais bien, moi personnellement, que le cours de Zootechnie d'Alfort ne tarderait pas à être *infecté* de Darwinisme, puisque j'étais déjà un peu professeur dans ladite école. Mais si l'on m'avait prédit que deux ans plus tard je serais *professeur en pied* (!) et que, à partir de là j'allais faire des élèves... et que dix ans plus tard j'en aurais « enjôlé » un, au point de l'attirer dans ma galère... et que ce « galérien » enjôlerait à son tour un homme respectable, au point de le faire consentir à signer en commun un in-octavo intitulé bravement *Éléments d'hygiène et de zootech-nie...*, et que ledit in-octavo aurait pour note fondamentale le rejet définitif d'Agassiz, et du téléphone d'Agassiz, et du traducteur d'Agassiz, et du commentateur d'Agassiz, et du membre correspondant d'Agassiz..., si l'on m'avait annoncé tout cela, j'aurais souri sceptiquement et répondu peut-être : « Est-ce que vous auriez la prétention d'appartenir à l'honorable groupe des *Types prophétiques* de l'adversaire d'Agassiz ? »

Eh bien ! la chose est faite désormais et bien faite ; avec le livre magistral de M. Cornevin, l'évolutionnisme est décidément entré dans les mœurs de l'enseignement vétérinaire le plus *officiel* et non point le plus *fantaisiste*, comme on ne se gênait pas de le dire il y a quelques années pour me remercier de mon zèle pédagogique (!).

Avec les *Éléments d'hygiène et de zootechnie* de MM. Rossignol et Dechambre, l'évolutionnisme entrera dans les mœurs de l'enseignement agricole.

Je ne pouvais terminer mieux cette Préface que par ce rapprochement élogieux, mais juste, entre l'excellent *Traité de Zootechnie générale* du savant professeur lyonnais et le tome Ier de MM. Rossignol et Dechambre.

R. BARON,

Professeur de Zootechnie à l'École vétérinaire d'Alfort.

INTRODUCTION

L'enseignement agricole a reçu depuis 1875 une
vive impulsion et toutes les sciences qui s'y ratta-
chent se sont ressenties de cet élan. La Zootechnie,
qui s'y accole indispensablement, n'était cependant
étudiée avant cette époque que dans les Écoles vétérinaires et dans les trois Écoles régionales d'agriculture ; cette science si utile pour la conservation et
l'amélioration de nos races domestiques n'était connue que d'un petit nombre et son enseignement était
insuffisamment donné aux enfants de nos campa-
gnes.

Or, à l'époque dont nous parlons, M. Tisserand, directeur général de l'agriculture, a su faire comprendre aux pouvoirs publics que la diffusion de l'enseignement agricole était appelée à rendre de grands
services à notre production nationale, en lui permettant de sortir des sentiers de la routine et de résister
plus efficacement à la concurrence étrangère. C'est
ainsi que fut rétabli l'Institut agronomique et fondé

sur de nouvelles bases, d'une durabilité certaine, l'enseignement agricole à tous les degrés.

Au-dessous des Écoles vétérinaires de l'Institut agronomique et des trois écoles régionales de Grignon, Granjouan et Montpellier, le ministère a institué, avec le concours d'un grand nombre de Conseils généraux, des *Écoles pratiques d'agriculture*, dont le but est de faire pénétrer, dans la moyenne et la petite culture, les connaissances scientifiques qui jusqu'alors n'étaient répandues et mises en pratique que dans les grandes exploitations. Cette création répond à un évident besoin ; car la masse des agriculteurs n'est pas aussi aveuglément routinière que certains esprits chagrins le prétendent ; elle comprend qu'elle doit s'instruire ; elle sait que des découvertes l'intéressent dont elle doit se rendre compte ; loin d'être rebelle au progrès, elle l'appelle de tous ses vœux.

A l'heure actuelle, nous possédons en France quarante écoles pratiques d'agriculture, et avant dix ans chaque département aura la sienne ; un nombre de plus en plus grand d'élèves de quatorze à seize ans est donc appelé à recevoir dans ces écoles un enseignement zootechnique, sinon des plus complets, au moins rationnel et précis.

Le *Traité de zootechnie* de M. le professeur Sanson peut convenir à l'enseignement supérieur de l'Institut agronomique et des trois écoles régionales ; mais il est, pensons-nous, trop savant pour les élèves des écoles départementales, difficilement assimilable en sa complexité pour ces intelligences encore jeunes et cependant déjà curieuses.

C'est pourquoi nous nous sommes décidés à publier un ouvrage élémentaire d'hygiène et de zootechnie, tout au long duquel nous nous sommes efforcés de demeurer à la portée du public spécial pour lequel nous écrivons.

Ce livre n'est autre chose qu'une tentative de vulgarisation zootechnique. Tout notre mérite, si cela en est un, sera d'avoir suivi rigoureusement le programme de l'enseignement des Écoles pratiques. C'est pourquoi, dans notre premier volume, on trouvera des paragraphes (anatomie, extérieur, ferrure) dont on pourrait contester l'opportunité, mais que nous avons dû introduire pour rester fidèles à ce programme.

Notre principal inspirateur a été M. le professeur Baron, ce zootechnicien savant et modeste, éloquent continuateur des Yvart, des Magne et des Baillet à cette École d'Alfort où l'étude de la zootechnie a toujours été en si grand honneur.

Le système de classification des races dont il est l'auteur est, en effet, bien séduisant. Ce système n'a rien d'arbitraire ; il ne s'impose pas à l'esprit, il s'en empare ; il s'appuie sur des faits, des constatations simples, et non sur des idées difficiles à vérifier et sur lesquelles la critique, même indulgente, laisse parfois tomber pesamment la main.

Les animaux y sont classés suivant leur *poids*, leur *profil* ou leur *silhouette* et leurs *proportions générales* ; et cette méthode groupe naturellement les races qui entretiennent d'étroites affinités ou qui semblent avoir une origine commune. Nous n'insisterons pas sur la grande valeur de cette classification comme moyen facile d'étude, parce que ce n'est pas à nous qu'il appartient de le faire, bien que les résultats obtenus soient déjà plus qu'encourageants.

Pour bien d'autres parties de notre œuvre, M. Baron nous a été d'un grand secours ; ses idées sur les méthodes de reproduction ne sont-elles pas celles que démontrent journellement les faits de la pratique ?

Nous avons dû, pour la rédaction de certains chapitres, nous adresser à des ouvrages spéciaux : l'*Anatomie* de MM. Chauveau et Arloing, la *Zoologie* de M. Railliet, la *Physiologie* de M. Colin, la *Zootechnie générale* de M. Cornevin, l'*Extérieur des animaux domestiques* de Lecoq, auquel nous avons fait de larges emprunts, les ouvrages de Magne, que nous citerons toujours complaisamment à cause de l'exactitude des observations et des réflexions de ce maître, telles sont les sources principales auxquelles nous avons puisé.

Il était utile, avons-nous pensé, de faciliter l'étude du texte en y intercalant de nombreux dessins ; c'est un de nos amis communs, M. Paul Druard, artiste aussi obligeant que distingué, qui a bien voulu nous prêter son précieux concours. Les dessins ont été exécutés avec le plus grand soin et faits le plus souvent d'après nature ; nous pensons qu'ils seront très appréciés.

Enfin nous adressons nos remerciements à MM. Rueff et Cie, qui n'ont rien négligé pour faire de nos deux volumes une œuvre des plus soignées.

Nous n'avons qu'un désir, c'est d'avoir écrit un livre qui soit utile et profitable à la nouvelle génération d'agriculteurs qui se prépare ; et n'est-ce pas vraiment aux vétérinaires, aux « missionnaires du progrès agricole », à nous qui sommes en rapport constant avec les populations rurales, qui connaissons leurs besoins et leurs ressources, qu'il appartient de leur montrer à satisfaire les premiers et à mettre à profit les secondes !... Ceux de nos confrères qui professent la zootechnie dans les écoles pratiques d'agriculture seront, à cause de cela, nos meilleurs juges.

On nous pardonnera (ceci n'est cependant pas pour fuir la critique) de nous être étendus complaisamment sur certaines questions ; nous aurions voulu souvent être moins brefs, parce que sur bien des points encore la population agricole a besoin d'être éclairée, d'être guidée sûrement ; mais nous avons voulu surtout jeter de-ci de-là dans de jeunes cerveaux quelques idées qui germeront peut-être et contribueront, quoique faiblement sans doute, au progrès incessant de notre agriculture.

Les éloges dont **M.** le professeur Baron nous comble, dans la préface qu'il a bien voulu rédiger à notre intention, encore (il nous permettra bien de le dire) qu'il ne soit peut-être pas un juge impartial, nous engagent à espérer d'avoir atteint le but que nous nous sommes proposé. Quoi qu'il arrive, c'est notre souhait le plus sincère ; et la franchise de ce souhait sera l'excuse de notre inexpérience.

12 juillet 1893.

ÉLÉMENTS
D'HYGIÈNE ET DE ZOOTECHNIE

PREMIÈRE PARTIE
ANATOMIE ET PHYSIOLOGIE

CHAPITRE PREMIER
GÉNÉRALITÉS. — CLASSIFICATION ZOOLOGIQUE DES ANIMAUX DOMESTIQUES

La *Zootechnie* est la partie de la zoologie dans laquelle on s'occupe spécialement des animaux domestiques. Son but est d'enseigner aux éleveurs, aux agriculteurs, à tous les exploiteurs d'animaux les procédés qui leur permettent d'utiliser ces animaux au maximum.

La production du bétail et son exploitation sont, pour l'agriculture, une source de bénéfices de toute nature aussi est-il nécessaire d'étudier à fond la science de l'élevage et de l'amélioration des animaux domestiques.

Le Zootechnicien peut être défini : l'ingénieur des machines vivantes, par opposition à l'Animaliculteur (éleveur, agriculteur, etc.), qui se borne simplement à les exploiter en appliquant les principes que le premier lui enseigne.

Les utilités fournies par ces machines vivantes sont de diverses sortes :

Les unes produisent : la force. — Bœuf, cheval;

Les autres   —   la viande et la graisse. — Bœuf, mouton, porc ;

Les autres produisent : le lait. — Vache, chèvre.

—   —   la laine. — Mouton, etc., etc.

Ces catégories ainsi établies n'ont rien d'absolu; tel animal, exploité dans un sens pendant une partie de son existence, peut, vers la fin de sa carrière ou à une autre période de son accroissement, donner un produit d'une autre nature. Exemple : le bœuf de travail, la vache laitière, le mouton, qui, après avoir été tondu plusieurs fois, finit, plus ou moins gras, à l'abattoir.

Mais pour exploiter fructueusement ce *capital bétail*, qu'il est urgent d'entretenir, de nourrir, de faire reproduire et d'améliorer, il est indispensable de le bien connaître; c'est pourquoi nous devons exposer, avant tout, de succinctes considérations zoologiques, anatomiques et physiologiques.

PLACE DES ANIMAUX DOMESTIQUES DANS LA CLASSIFICATION ZOOLOGIQUE

Les animaux domestiques dont nous aurons à nous occuper appartiennent tous à l'embranchement des *Vertébrés*.

Les *Vertébrés* sont des animaux à symétrie bilatérale, pourvus d'un squelette interne cartilagineux ou osseux, dont l'axe sépare deux cavités, l'une dorsale, logeant le système nerveux central, l'autre ventrale, renfermant les organes de nutrition et de reproduction [1].

1. Raillet, *Zoologie médicale et agricole.*

Les vertébrés *craniotes* (par opposition aux *Acraniens* qui comprennent seulement l'Amphioxus) se divisent en cinq classes :

Les mammifères,

Les oiseaux,

Les reptiles,

Les batraciens,

Les poissons.

Les deux premières, qui seules vont nous intéresser, correspondent aux *vertébrés à sang chaud* des anciens zoologistes; les trois autres, aux *vertébrés à sang froid*.

Classe des Mammifères. — Vertébrés à sang chaud. revêtus de poils et pourvus de glandes mammaires; circulation double, complète ; respiration pulmonaire : vivipares.

La classe des mammifères se divise en ordres, en familles, en genres et en espèces, ces groupes étant, dans cet ordre, subordonnés les uns aux autres.

Quatre ordres sont à étudier ici :

Lés Jumentés (cheval, âne, etc.) ;

Les Bisulques (bœuf, mouton, chèvre) ;

Les Carnivores (chien) ;

Les Rongeurs (lapin).

Ordre des Jumentés. — Mammifères ongulés, à doigts généralement impairs, le médian plus développé, le plus souvent même à un seul doigt (solipèdes); dentition complète, sauf parfois l'absence de canines; molaires 24. incisives 12, canines 4, deux mamelles inguinales, estomac simple, peu volumineux, placenta diffus.

Cet ordre comprend la famille des *Équidés*, dans laquelle nous trouvons le genre *Equus*, renfermant, entre autres espèces :

Le *Cheval*, Equus caballus ;

L'*Âne*, Equus asinus, qui sont domestiques, et les espèces sauvages suivantes :

Le *Zèbre*, Eq. zebra ;

Le *Dauw*, Eq. montanus;

Le *Couagga*, Eq. quaccha ;

L'*Hémione*, Eq. hémionus.

Au nombre des produits qui résultent de l'accouplement des reproducteurs de ces différentes espèces, nous avons seulement à citer :

Le *Mulet* (âne et jument), Eq. asino-caballus ;

Le *Bardot* (cheval et ânesse), Eq. caballo-asinus.

Caractères zoologiques du Cheval. — Robe presque toujours dépourvue de bandes ou de raies ; queue garnie de crins dans toute son étendue ; crinière longue et flottante ; oreilles courtes et mobiles ; châtaignes aux quatre membres ; cinq ou six vertèbres lombaires.

Caractères zoologiques de l'Âne. — Robe plus ou moins unie avec une raie longitudinale sur le dos, croisée parfois avec une raie tombant sur les épaules (raie de mulet et bande cruciale) ; queue courte, terminée par un bouquet de crins ; crinière courte et droite ; oreilles longues ; pas de châtaignes aux membres postérieurs ; cinq vertèbres lombaires.

Ordre des Bisulques. — Doigts presque toujours pairs, les deux médians plus développés ; dentition primitivement complète, mais tendant à se raréfier.

Cet ordre se divise en deux sous-ordres : les *Ruminants* et les *Porcins*.

Sous-ordre des Ruminants. — Bisulques dépourvus d'incisives supérieures et de canines ; estomac divisé en trois ou (plus souvent) en quatre compartiments, propre à la rumination.

Les ruminants domestiques appartiennent à la famille

des *Bovidés* qui comprend elle-même deux sous-familles : les *Bovinés* et les *Ovinés*.

Sous-famille des Bovinés. — Formes lourdes et trapues; cornes arrondies, arquées, presque toujours lisses : mufle large, nu et humide; queue longue terminée par une touffe de poils : quatre mamelles; pas de larmier ni de glande interdigitale.

Le *genre Bos* (bœufs) est caractérisé par un front étroit et aplati, des cornes épaisses à la base : un dos droit, sans élévation au garrot : poil généralement court.

Ce genre comprend à côté des *bœufs domestiques* (bos taurus) quelques espèces demi-domestiquées ou sauvages :

Le *Yak* (Bos grunniens) :
Le *Gayal* (B. frontalis) :
Le *Gaur* (B. gaurus) :
Le *Banteng* (B. sondaïcus) :
Le *Zébu* (B. indicus).

Le *Bœuf* possède 32 dents : 24 molaires et 8 incisives inférieures. Son estomac est divisé en quatre comparti-ments : la *panse* ou *rumen*, le *feuillet*, le *réseau*, la *caillette*. Dans l'acte de la rumination, les aliments mas-tiqués et insalivés une première fois remontent de la panse dans la bouche, pour être de nouveau triturés et insalivés, puis redescendent dans la caillette où s'opère la vraie digestion stomacale.

Sous-famille des Ovinés. — Caractérisée par des cornes plus ou moins comprimées et annelées, et la présence de deux mamelles chez la femelle, cette sous-famille com-prend les genres *ovis* et *capra*, les *moutons* et les *chèvres*, dont les caractères différentiels sont assez peu tranchés pour que des auteurs aient cru devoir les réunir en un seul. Cependant :

Les *moutons* ont les formes plus arrondies que les

chèvres ; pas de barbe ; chanfrein busqué, front plat ; cornes contournées en hélice portant des anneaux presque complets ; larmiers et glandes interdigitales ; jambes grêles ; queue courte, velue ; pelage formé par un mélange de laine et de poils fins (jarre).

Les *chèvres* ont les cornes grandes, arquées et reportées en arrière ; chanfrein droit ; menton portant une barbiche ; pas de larmiers ni de glandes interdigitales ; queue courte, nue en dessous, pelage rude ou soyeux sans laine.

Sous-ordre des Porcins. — Ils faisaient partie de l'ancien ordre des *Pachydermes.*

Ce sont des bisulques à dentition complète, à estomac souvent simple, et dans tous les cas impropre à la rumination.

Nous n'étudierons que la famille des *Suidés* caractérisée de la façon suivante :

Pieds dont les deux doigts médians touchent seuls le sol ; corps revêtu de poils raides, ou soies ; tête terminée par un groin ou boutoir, élargi ; 44 dents ; 12 incisives, 4 canines, 28 molaires ; six à sept paires de mamelles abdominales.

D'après Cuvier, les *cochons domestiques* proviendraient du *sanglier* (sus scrofa). A cet égard les opinions sont partagées ; cependant les caractères extérieurs que présentent les porcs solipèdes (syndactyles), de la Roumanie déposent dans le sens de l'opinion du grand naturaliste [1].

Ordre des Carnivores. — Mammifères à doigts libres, dentition complète, canines fortes, molaires tranchantes ; placenta zonaire.

Famille des Canidés : Carnivores digitigrades à griffes non rétractiles ; cinq doigts aux pieds de devant, quatre

1. V. P. Dechambre, *Les porcs syndactyles, in Journal de médecine vétérinaire et de zootechnie de l'école vétérinaire de Lyon,* février 1892.

aux pieds de derrière ; 42 dents : 12 incisives : 4 canines, 12 molaires supérieures, 14 molaires inférieures.

Les *chiens* se distinguent des *renards* par leur pupille circulaire et leur queue de longueur moyenne, relativement peu touffue.

Famille des Félidés. — Carnivores digitigrades à griffes généralement rétractiles : cinq doigts aux membres antérieurs et quatre aux postérieurs ; tête arrondie ; corps élancé, propre au saut.

Les *chats* ont 30 dents : 12 incisives, 4 canines, 8 molaires supérieures, 6 molaires inférieures.

Ordre des Rongeurs. — Incisives sans racines, à croissance indéfinie ; pas de canines ; molaires à replis d'émai transversaux ; placenta discoïde.

Famille des Léporidés. — La mâchoire supérieure porte une seconde paire de très petites incisives adossées à la face postérieure des deux principales et formant une sorte de table sur laquelle viennent buter les incisives inférieures ; cinq molaires supérieures ; six molaires inférieures. Membres antérieurs courts, à cinq doigts ; membres postérieurs assez longs à quatre doigts ; plante des pieds couverte de poils.

Les *lapins* ont les oreilles moins longues que les lièvres ; la disproportion entre le bipède antérieur et le bipède postérieur, est aussi moins marquée.

Deux espèces forment le genre Lepus :

Le *lapin de garenne* (lepus cuniculus).

Le *lapin domestique* (lepus domesticus).

Classe des Oiseaux. — Vertébrés à sang chaud, à peau revêtue de plumes ; membres antérieurs transformés en ailes ; circulation double, complète ; respiration pulmonaire ; ovipares.

Cette classe renferme huit ordres, dont trois seulement

nous intéressent : les *Gallinacés*, les *Colombins,* les *Palmipèdes.*

Ordre des Gallinacés. — Oiseaux terrestres, à ailes courtes et arrondies ; bec assez fort, convexe, membraneux à la base ; les trois doigts antérieurs ou les deux externes seulement, réunis à la base par une courte membrane.

La *sous-famille des Gallinés* (poules) (famille des Phasianidés) se différencie par les caractères suivants :

Joues nues et lisses ; crête dentelée sur la tête et un ou deux lobes charnus au-dessous de la mandibule inférieure. Queue en forme de toit, recouverte chez le mâle de longues plumes en faucille qui retombent en arrière du corps.

Les *Méléagrinés* (dindons) ont la tête et la partie supérieure du cou dénudées et couvertes de saillies verruqueuses colorées en bleu et en rouge ; à la base de la mandibule supérieure existe une caroncule érectile ; une sorte de fanon également érectile, pend au-dessous de la mandibule inférieure.

Les *Numidinés* (pintades) ont le corps bombé, la queue courte et abaissée, la tête plus ou moins nue et pourvue de huppes ou caroncules variables ; les pattes sont généralement dépourvues d'ergot.

Ordre des Colombins. — Ailes pointues, bec faible, renflé et membraneux autour des narines : le doigt postérieur articulé au même niveau que les trois antérieurs, tous ordinairement libres.

La seule famille intéressante est celle des *Pigeons* (columbidés) qui possèdent des mandibules à bords lisses et non dentelés, une queue courte presque tronquée à angle droit ; un bec court et faible ; les doigts externes réunis à la base.

Le *pigeon biset* (Columba livia) est donné comme la souche des nombreuses races actuelles de pigeons domestiques.

Ordre des Palmipèdes. — Oiseaux aquatiques à doigts palmés ; bec variable. Corps recouvert de plumes très serrées, lustrées par une abondante matière huileuse que secrète une glande située à la base de la queue.

C'est dans le sous-ordre des *Lamellirostres* que sont rangés les palmipèdes qui peuplent nos basses-cours.

Ils ont un bec large, légèrement bombé en dessus et recouvert d'une peau molle : les bords en sont garnis de petites lamelles cornées transversales, s'engrénant entre elles et destinées à tamiser l'eau en retenant les vers et autres aliments recueillis dans la vase. Les trois doigts antérieurs sont réunis par une palmature ; le dernier libre est rudimentaire. Leur régime est omnivore.

La famille des *Anatidés* comprend les *oies* (ansérinés) ; les *canards* (anatinés) et les *cygnes* (cygninés).

Les *Oies* ont la tête grosse, le cou de longueur moyenne ; le bec convexe en dessus, aplati en dessous, terminé par un onglet de nature cornée ; les pattes de longueur médiocre sont moins reportées en arrière que chez les canards et les cygnes ; ailes grandes ; plumage mou ; duvet développé.

Les *Canards* ont le bec aussi large, ou plus large à l'extrémité qu'à la base, la mandibule supérieure large, emboîtant l'inférieure ; le cou court, les jambes courtes, reportées plus en arrière que chez les cygnes ; le doigt externe plus court que le médian ; le pouce dépourvu de membrane.

Les *Cygnes* ont un corps volumineux et une tête petite portée sur un cou très long ; le bec aussi large à l'extrémité qu'à la base, est terminé par une lamelle cornée arrondie ; les pattes courtes sont fortement rejetées en arrière ; le plumage est serré et le duvet abondant. Plutôt nageurs que marcheurs ; moins herbivores que les oies ; moins carnivores que les canards.

CHAPITRE II

L'ORGANISME EN GÉNÉRAL. — SQUELETTE

§ 1ᵉʳ. — L'ORGANISME EN GÉNÉRAL

Les tissus animaux sont composés de solides et de liquides qui par leurs combinaisons concourent à la formation des organes.

Ces *organes* sont disposés en *appareils* qui sont chargés, chacun de remplir une fonction particulière, à laquelle ils sont parfaitement adaptés. Du fait de cette spécialité, on a pu, sans crainte de confusion désigner chaque appareil par la fonction qu'il accomplit.

Exemples : Appareil de la *digestion* ;

Appareil de la *respiration*, etc.

Parties solides de l'organisme. — Les unes sont *dures*, les autres sont *molles*.

Les premières sont les *os* et les *cartilages*.

Les secondes sont : les *ligaments*, les *tendons*, les *muscles*, les *viscères*, les *nerfs*, les *vaisseaux*, la *graisse*.

Parties liquides de l'organisme. — Ce sont : le *sang*, la *lymphe*, les produits de sécrétion des diverses glandes, le *lait*, l'*urine*, etc., etc.

Tissu osseux. — Ce tissu ne se rencontre que chez les

vertébrés, dont il constitue un des caractères zoologiques les plus importants.

Les os sont formés d'un *tissu propre*, enveloppé d'une mince membrane, le *périoste*, et renfermant la *moelle*.

Tissu propre. — Il se compose d'une trame de substance organique creusée de cavités dans lesquelles sont déposés des sels calcaires (phosphate et carbonate de chaux).

Pour séparer ces deux parties, il suffit de faire macérer pendant quelques jours un os, dans l'acide chlorhydrique étendu ; l'acide dissout les sels calcaires, et la trame reste intacte avec ses alvéoles ; l'os, tout en conservant sa forme, est devenu mou et élastique.

Périoste. — C'est une membrane fibreuse à la surface interne de laquelle s'effectue la nutrition de l'os. Quand celui-ci est encore en voie de développement, les couches osseuses qui se déposent en dedans du périoste contribuent à l'accroissement ; et chez l'adulte, cette production continuelle compense les pertes qui se font à la surface du canal médullaire ; de sorte que l'os se modifie continuellement, de l'extérieur à l'intérieur. C'est de cette façon aussi que se consolident les fractures, par la formation d'un cal qui permet aux deux abouts de se souder.

Au point de vue de la *forme*, les os sont partagés en : os *longs*, os *courts* et os *plats*.

Les os *longs* sont les seuls qui possèdent un *canal médullaire*, c'est-à-dire qui soient percés, dans leur longueur, d'un canal destiné à loger une substance d'aspect graisseux, la *moelle*.

§ 2. — SQUELETTE

L'ensemble des os qui composent la charpente des vertébrés est désigné sous le nom de *squelette* ; il constitue avec les muscles qui le recouvrent, l'appareil de la Loco-motion.

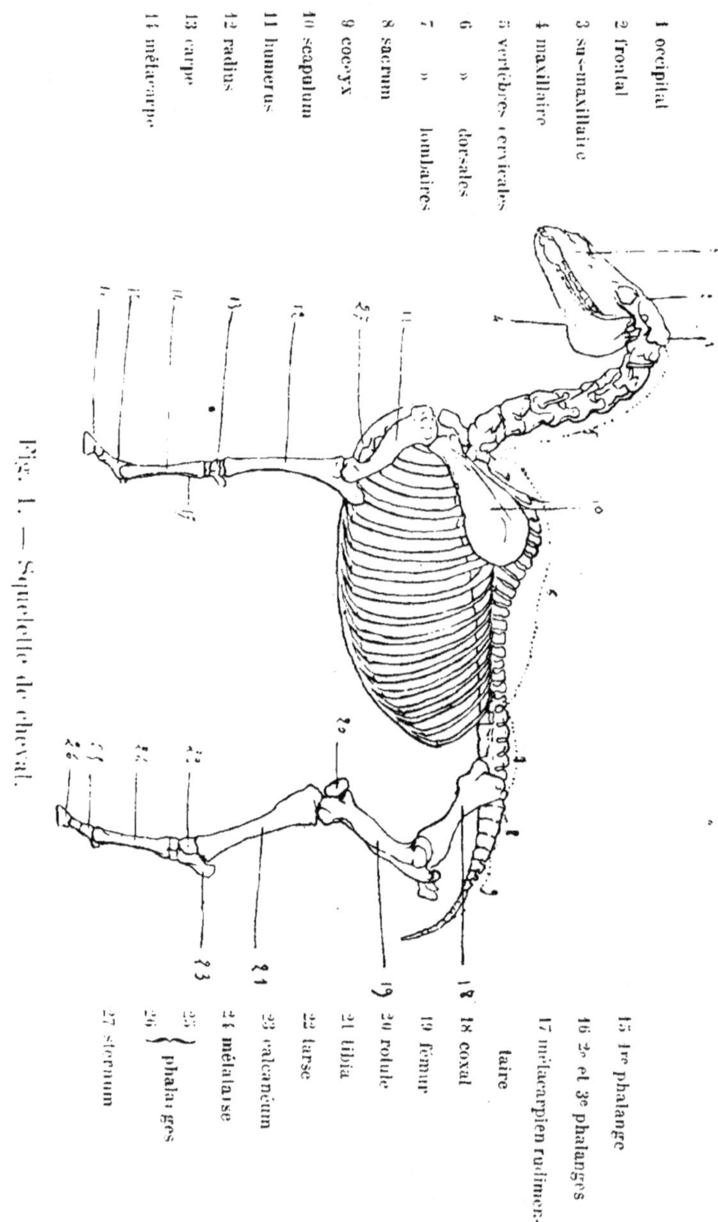

Fig. 1. — Squelette de cheval.

Le squelette comprend :

1° Le *tronc* ;

2° Les *membres*.

Tronc. — Le tronc est formé de la *colonne vertébrale* ou *rachis* portant à son extrémité antérieure la *tête* ; et des *côtes* qui s'appuient inférieurement sur le *sternum*.

Rachis. — Il est constitué par un chapelet de vertèbres, os creux qui logent et protègent la moelle épinière.

Ces vertèbres sont rangées en cinq groupes ou régions :

1° Région cervicale ;

2° Région dorsale ;

3° Région lombaire ;

4° Région sacrée ;

5° Région coccygienne.

Caractères généraux des vertèbres. — La vertèbre est un os court, percé d'avant en arrière d'un large trou, le *trou vertébral*. Chaque vertèbre est comparable à un anneau ; la chaîne de ces anneaux est donc creusée d'un canal continu, le *canal médullaire*.

Chaque vertèbre possède une face antérieure et une postérieure, au moyen desquelles elle s'articule avec la vertèbre qui la précède et celle qui la suit.

Elle est munie de prolongements latéraux, les *apophyses transverses*, à sa partie supérieure d'une apophyse *épineuse*.

Sa surface est garnie d'aspérités qui servent de points d'attache aux muscles.

La *région cervicale* qui forme la base de l'encolure comprend sept vertèbres. La première, sur laquelle pivote la tête est l'*atlas* ; la seconde se nomme l'*axis*.

La *région dorsale* comprend les vertèbres qui servent de point d'appui à la partie supérieure des côtes.

Leur nombre varie avec les espèces animales :

Cheval...... 18 vertèbres dorsales.
Bœuf....... 13   —
Mouton..... 13   —
Porc........ 14   —
Dromadaire. 12   —

La face supérieure des vertèbres dorsales est prolongée par une apophyse épineuse d'autant moins longue que la vertèbre est plus postérieure.

La *région lombaire* comporte également un nombre variable de vertèbres :

Cheval.............. 6 vertèbres lombaires.
Ane................. 5   —
Bœuf, mouton, chèvre. 6   —
Porc................ 6   —
Dromadaire.......... 7   —
Chien, chat, lapin..... 7   —

Les apophyses épineuses de ces vertèbres sont peu prononcées, leurs apophyses transverses sont très développées et constituent une sorte de plafond pour la cavité abdominale.

La *région sacrée* comprend des vertèbres soudées formant un os unique, le *sacrum* ; les trois premières apophyses épineuses surtout sont développées.

Le nombre de ces vertèbres soudées est légèrement variable :

Cheval........... 5 vertèbres sacrées.
Mouton et chèvre. 4   —
Porc............. id.   —
Dromadaire....... id.   —
Chien et chat..... 3   —
Lapin............ 4   —

La *région coccygienne* est formée de 15 à 18 vertèbres rudimentaires dont les dimensions diminuent progressivement d'avant en arrière.

Tête. — La tête (fig. 2) peut être comparée à une pyramide suspendue par sa base à l'extrémité du rachis.

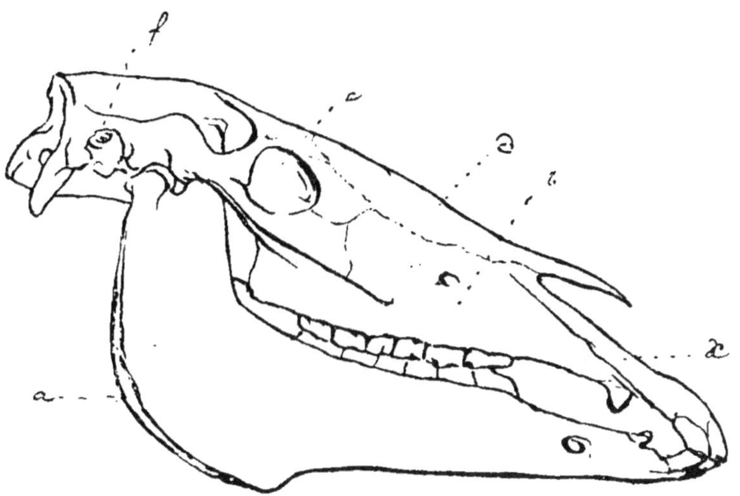

Fig. 2. — Tête osseuse de cheval.

Elle est articulée d'une façon très mobile sur la première vertèbre cervicale, l'atlas.

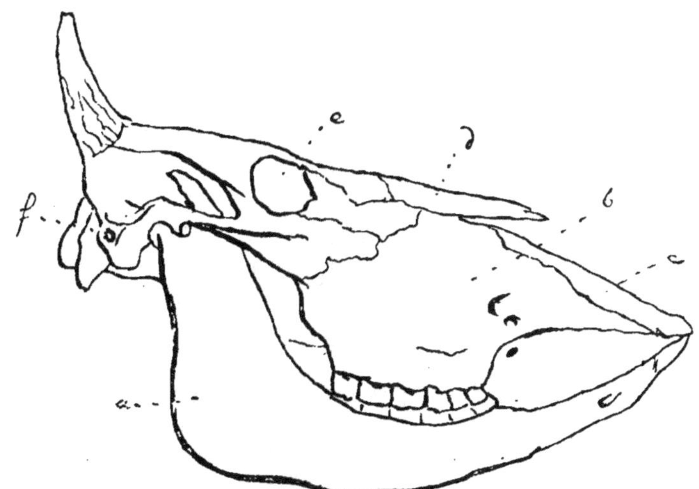

Fig. 3. — Tête osseuse de bœuf.

On peut la diviser en deux parties : le crâne, la face

Le *crâne* forme une cavité destinée à loger le cerveau. Il est composé de sept os plats :

Quatre supérieurs ou latéraux : l'*occipital*, le *frontal*, le *pariétal*, impairs et le *temporal*, pair ; un inférieur, impair, le *sphénoïde*; un interne, également impair, l'*ethmoïde*.

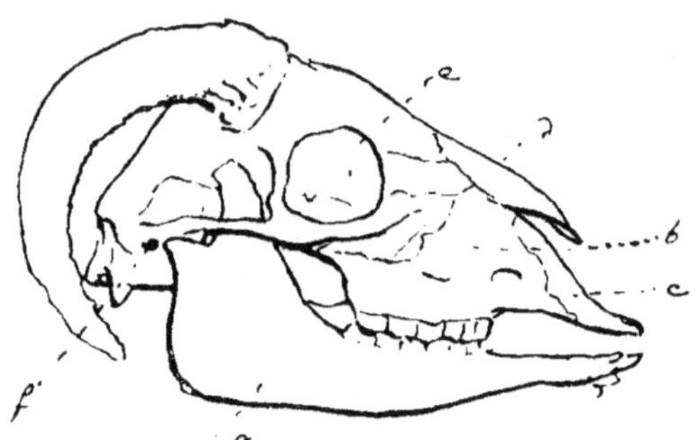

Fig. 4. — Tête osseuse de mouton.

C'est l'ensemble de ces os qui protège le cerveau et constitue la boîte crânienne : elle porte en arrière, un orifice, percé dans l'occipital, et qui livre passage à la moelle épinière, le *trou occipital*.

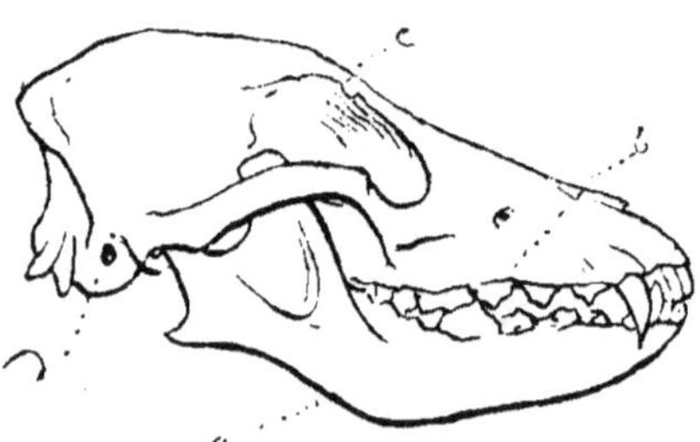

Fig. 5. — Tête osseuse de chien.

Chez le bœuf (fig. 3), le crâne est très développé et prolongé latéralement, comme aussi chez les autres ruminants à cornes, de chevilles osseuses qui supportent ces appendices.

La *face* est formée surtout par les deux mâchoires, et les os du nez ; les os qui la composent sont les suivants :

Sus-nasal, pair, formant le plafond des cavités nasales ;

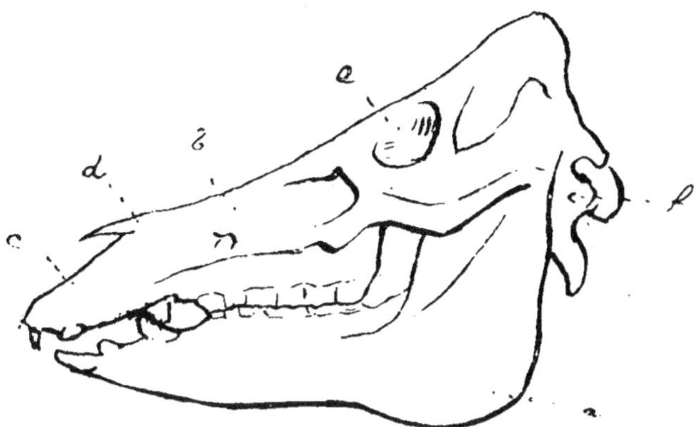

Fig. 6. — Tête osseuse de porc.

Lacrymal et *zygomatique*, pairs, concourant à former l'orbite.

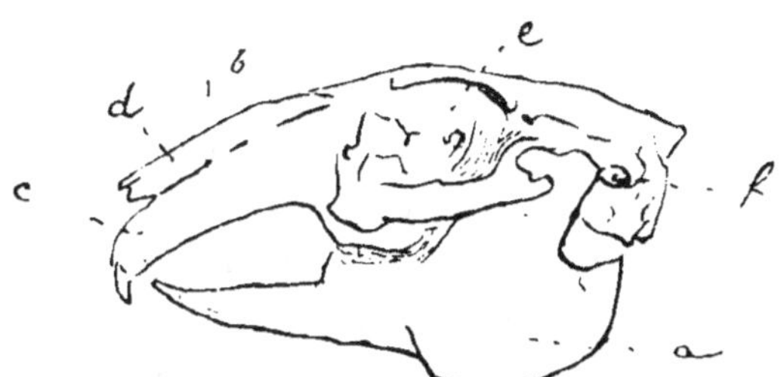

Fig. 7. — Tête osseuse de lapin.

a. — Maxillaire inférieur.
b. — Grand sus-maxillaire.
c. — Petit sus-maxillaire.
d. — Sus-nasal.
e. — Trou orbitaire.
f. — Conduit auditif externe.

Grand sus-maxillaire ; pair ; forme la voûte palatine et porte les dents molaires supérieures.

Petit sus-maxillaire; pair; porte les incisives supérieures.

Intérieurement sont logés les *ptérygoïdiens,* les *palatins,* le *vomer* et les *cornets.*

Le *maxillaire inférieur* possède deux branches réunies en avant et qui s'articulent chacune avec le temporal. Il forme la base de la mâchoire inférieure ou *mandibule,* et supporte les molaires, les canines et les incisives inférieures.

Membres. — *Membre antérieur.* — Les os du membre antérieur (fig. 8) sont les suivants :

Le *scapulum* ou *omoplate,* ou os de l'épaule, plat et portant à sa face externe une épine saillante : son bord supérieur est généralement prolongé par un cartilage.

L'*humérus* ou os du bras, remarquable par la torsion qu'il a subie et qui varie légèrement dans les espèces domestiques.

Le *radius* ou os de l'avant-bras, auquel est soudé dans sa partie supérieure le *cubitus ;* la partie du cubitus qui forme la base du coude se nomme *olécrâne.*

Les *os du carpe* ou du genou : ce sont sept petits os disposés en deux rangées superposées ; l'os *crochu,* de la première rangée fait saillie en arrière.

Les *métacarpiens* ou os du métacarpe, ou du canon, comprenant un métacarpien principal, et, accolés à la partie supérieure de celui-ci, deux métacarpiens latéraux, rudimentaires.

Les *trois phalanges ;* la partie inférieure de la seconde et la troisième qui est disposée en segment de cône sont, chez le cheval, renfermées dans le sabot.

Les *deux grands sésamoïdes* placés en arrière de l'articulation de la première et de la seconde phalange.

Le *petit sésamoïde* ou *os naviculaire*, complétant, dans l'intérieur du pied, l'articulation des deux dernières phalanges.

SQUELETTE ET MUSCLES DU MEMBRE ANTÉRIEUR

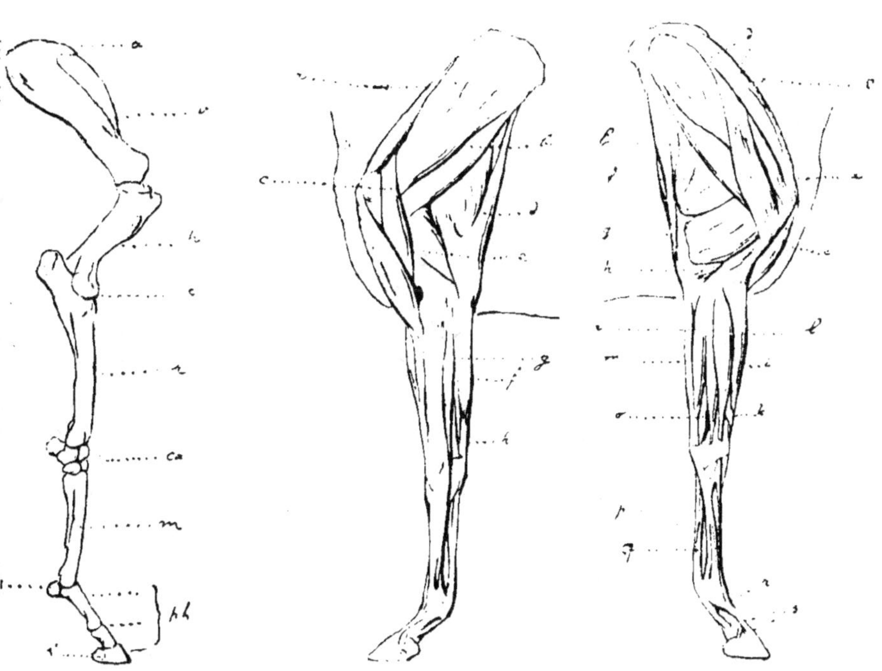

Fig. 8. — Squelette.   Fig. 9. — Face interne.   Fig. 10. — Face externe.

Fig. 8. — *a.* — Omoplate ou scapulum. — *a'.* — son cartilage. — *h.* — Humérus. — *c.* — Cubitus. — *r.* — Radius. — *ca.* — Os du carpe. — *m.* — Métacarpien principal. — *s.* — Grands sésamoïdes — *ph.* — Phalanges. — *s'.* — Petit sésamoïde.

Fig. 9. — Muscles face interne. — *a.* — Sous-scapulaire. — *b.* — Abducteur du bras. — *c.* — Coraco-huméral. — *d.* — Long extenseur de l'avant-bras. — *e.* — Moyen extenseur. — *f* — Fléchisseur oblique du métacarpe. — *g.* — Fléchisseur interne du métacarpe. — *h.* — Fléchisseurs des phalanges.

Fig. 10. — Muscles, face externe. — *a.* — Long abducteur du bras. — *b.* — Court abducteur. — *c* — Sus-épineux. — *d.* — Sous-épineux. — *e.* — Biceps. — *f.* — Gros extenseur de l'avant-bras. — *g.* — Court extenseur de l'avant-bras. — *h.* — Petit extenseur. — *i.* — Extenseur antérieur du métacarpe. — *k.* — Extenseur oblique du métacarpe. — *l.* — Extenseur antérieur des phalanges. — *m.* — Extenseur oblique des phalanges. — *n.* Fléchisseur du métacarpe. — *o.* — Fléchisseur oblique du métacarpe. — *p.* — Ligament suspenseur du boulet. — *q.* — Tendons des fléchisseurs des phalanges. — *r. s.* — Ligaments latéraux du pied.

Tous ces os sont successivement réunis entre eux par des articulations qui leur permettent, les uns sur les autres, des mouvements étendus, surtout de flexion et d'extension.

SQUELETTE ET MUSCLES DU MEMBRE POSTÉRIEUR

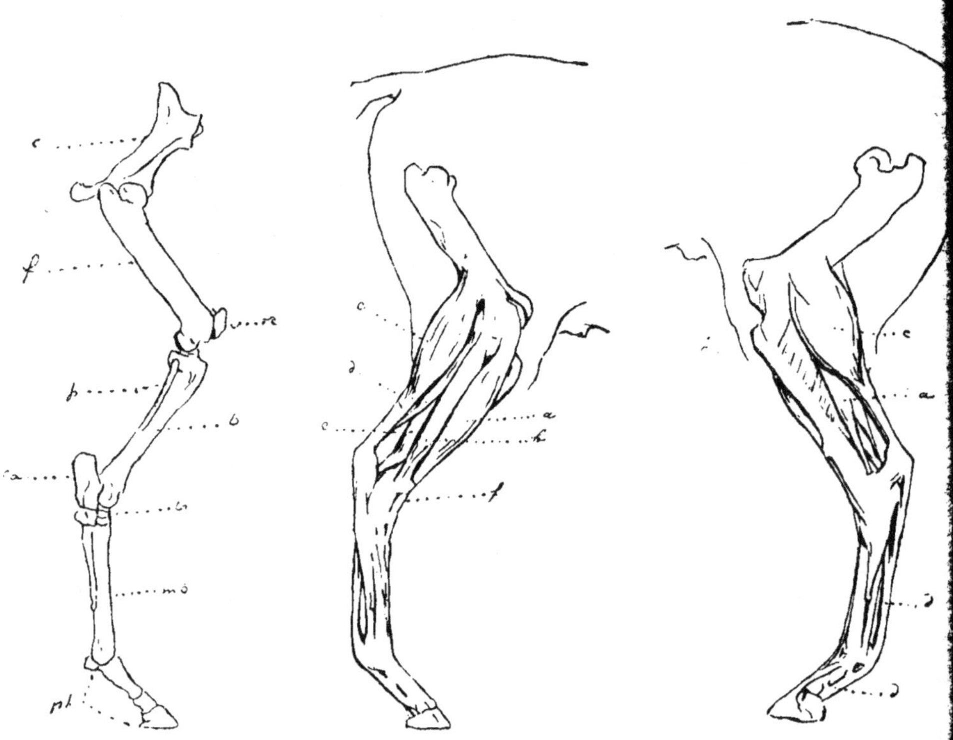

Fig. 11. — Squelette   Fig. 12. — Face interne.   Fig. 13. — Face exter

Fig. 11. — Squelette. — *c.* — Coxal. — *f.* — Fémur. — *r.* — Rotule. — *t.* — Tibia. — *ca.* — Calcaneum. — *ta.* — Os du tarse. — *mt.* — Métatarsien principal. — *ph.* — Phalanges.
Fig. 12. — Face externe. — *a.* — Extenseur antérieur des phalanges. — *b.* — Extenseur latéral. — *c.* — Jumeaux ou bifémoro-calcanéens. — *d.* — Extenseur latéral du métatarse. — *e.* — Tibio-phalangien, fléchisseur des phalanges. — *f.* — Petit extenseur des phalanges.
Fig. 13. — Face interne. — *a.* — Fléchisseur obiique des phalanges. — *b.* — Poplité. — Abducteur de la jambe. — *c.* — Jumeaux. — *d.* — Tendons des fléchisseurs des phalanges.

Ces articulations sont :

L'articulation *scapulo-humérale* (scapulum et humérus) ;

  — *huméro-radiale* (humérus et radius) ;

  — *carpienne* (genou) ;

  — *métacarpo-phalangienne* (métacarpien principal et première phalange. Boulet.)

Les articulations *inter-phalangiennes*.

Membre postérieur. — Les os du membre postérieur (fig. 11) sont les suivants :

Le *coxal* ou os du bassin, formé par la soudure de trois os, distincts chez le fœtus et le jeune sujet : l'*ischium*, le *pubis* et l'*ilium*. Chacun de ces os est pair :

Le *fémur* ou os de la cuisse ;

Le *tibia* ou os de la jambe, auquel est accolé le *péroné* rudimentaire chez les grands animaux domestiques ;

La *rotule* placée en avant de l'articulation du fémur et du tibia ;

Les *os du tarse* disposés, comme les os du carpe, en deux rangées. La supérieure comprend le *calcanéum* qui forme la pointe du jarret, et l'*astragale*, qui porte une poulie parfaite s'articulant avec celle de l'extrémité inférieure du tibia ;

Les *os du métatarse*, analogues à ceux du métacarpe ;

Les *phalanges* qui se comportent comme dans le membre antérieur.

Les articulations du membre postérieur sont :

L'articulation *sacro-iliaque* (sacrum et ilium) fixe ;

    —   *coxo-fémorale* (coxal et fémur) ;

    —   *fémoro-tibio-rotulienne* (genou de l'homme) ;

    —   *tibio-tarsienne* ou du jarret.

Les articulations inférieures qui sont les mêmes qu'au membre antérieur.

Les os des membres portent des muscles chargés de les faire mouvoir et dont l'étude va compléter celle de l'appareil de la locomotion.

CHAPITRE III

DES MUSCLES EN GÉNÉRAL. — MYOLOGIE DE L'APPAREIL DE LA LOCOMOTION

Nous ne ferons des muscles qu'une étude sommaire. Ceux de l'appareil locomoteur nous intéressent le plus directement, et même presque exclusivement; cependant nous étudierons *grosso-modo* la myologie particulière à chaque région en examinant successivement les différentes fonctions de l'organisme.

Ces fonctions sont remplies par les appareils suivants :

1° Appareil de la locomotion ;

2° Appareil de la digestion ;

3° Appareil de la respiration ;

4° Appareil de la circulation ;

5° Appareil de la dépuration urinaire ;

6° Appareil de l'innervation ;

7° Appareil de la génération ;

8° Appareils des sens.

Nous prendrons le cheval, comme type de nos descriptions.

Des muscles en général. — Les muscles sont des organes qui jouissent de la propriété de se contracter sous l'influence d'une excitation ; cette excitation est fournie, dans l'organisme, par le système nerveux.

On les distingue en *muscles lisses* et *muscles striés*.

Les *muscles lisses* ne sont point soumis à la volonté ; ils appartiennent aux organes internes, aux organes de la vie végétative, de la vie de nutrition.

Les *muscles striés* se contractent sous l'influence de la volonté. Ce sont eux qui exécutent les mouvements. Ils constituent la chair musculaire, la *viande*.

Ils s'attachent sur les os qui, par l'intermédiaire des articulations, peuvent se mouvoir les uns sur les autres.

Dans la texture de tout muscle strié, il existe : du *tissu musculaire*, du *tissu conjonctif* ; des *vaisseaux* et des *nerfs*.

Le *tissu musculaire* est formé de faisceaux prismatiques qu'il est possible de diviser et de subdiviser en faisceaux de plus en plus petits, jusqu'à ce qu'on arrive à la *fibre musculaire* ou faisceau primitif.

La *fibre musculaire* est un cylindre irrégulier, tantôt droit, tantôt plissé, toujours strié, soit dans le sens transversal, soit dans le sens longitudinal. Elle est revêtue d'une enveloppe spéciale.

Le *tissu conjonctif* ou *cellulaire* sert à réunir entre eux les faisceaux musculaires.

Tendons. — Tous les muscles, plus spécialement ceux des membres, sont terminés par une partie fibreuse, généralement en forme de cordon, nommée *tendon*. C'est le tendon qui transmet aux os le mouvement des muscles ; c'est un intermédiaire passif.

Comme tous les organes, les muscles sont traversés par des artères et des veines qui servent à leur nutrition, et des nerfs qui leur donnent la sensibilité et l'excitabilité.

Annexes des muscles. — On comprend sous ce terme :

1° Les aponévroses d'enveloppe des muscles, ou de contention ;

2° Les bourses séreuses ou muqueuses ;

3° Les gaines et les synoviales tendineuses.

Les *aponévroses de contention* sont constituées par une membrane mince et forte, de tissu fibreux blanc qui enveloppe tous les muscles d'une même région.

Les *bourses séreuses* sont de petites cavités remplies d'un liquide filant qui existent dans les points où les muscles où les tendons glissent sur des surfaces résistantes.

Les *gaines tendineuses* sont des sacs de glissement dans lesquels passent les tendons. Elle sont tapissées par une membrane (*synoviale*) qui sécrète le liquide facilitant ce glissement. Ce liquide se nomme *synovie*.

Les animaux utilisés comme moteurs, le cheval notamment, présentent très souvent des altérations des synoviales.

MUSCLES DE L'APPAREIL DE LA LOCOMOTION

Membre antérieur. (fig. 9 et 10) — Il comprend quatre régions :

1° Épaule ;

2° Bras ;

3° Avant-bras ;

4° Pied.

Épaule. — La *face externe* de l'épaule possède quatre muscles qui viennent aboutir à la face antérieure et externe de l'humérus.

Ils concourent à la flexion du bras sur l'épaule et le irent en dehors.

La *face interne* comprend également quatre muscles qui aboutissent à l'extrémité supérieure et interne de l'humérus.

Ils portent le bras en dedans

Ces deux groupes de muscles, se contractant simultanément, produisent la flexion complète du bras sur l'épaule.

L'épaule est fixée au tronc par un certain nombre de muscles qui partent des vertèbres cervicales et dorsales et viennent s'insérer à la face interne du scapulum. Ils relèvent l'épaule dans la marche.

Muscles de la région scapulaire externe : le sus-épineux, le sous-épineux, le long abducteur du bras, le court abducteur du bras [1].

Muscles de la région scapulaire interne : le sous-scapulaire, l'adducteur du bras, le coraco-brachial et le scapulo-huméral grêle.

Bras. — Les muscles du bras sont groupés autour de l'humérus et se fixent tous inférieurement sur l'avant-bras (radius et cubitus) qu'ils étendent ou fléchissent.

La région *brachiale antérieure* comprend deux muscles :

Le long fléchisseur de l'avant-bras ou biceps ;

Le court fléchisseur de l'avant-bras ou triceps.

La région *brachiale postérieure* comprend quatre muscles extenseurs :

Le gros extenseur de l'avant-bras, le court extenseur, le moyen extenseur et le petit extenseur.

Avant-bras. — Les muscles de l'avant-bras qui enveloppent de toutes parts le radius et le cubitus sont au nombre de neuf ; ils sont enveloppés par une membrane très résistante, l'*aponévrose antibrachiale*.

La région *antibrachiale antérieure* comprend quatre muscles extenseurs :

L'extenseur antérieur et l'extenseur oblique du métacarpe ; l'extenseur antérieur et l'extenseur latéral des phalanges.

---

1. On nomme *abducteurs* les muscles qui attirent le membre en dehors et *adducteurs* ceux qui l'attirent en dedans.

La région *antibrachiale postérieure* se compose de cinq muscles fléchisseurs groupés verticalement en arrière des os de l'avant-bras.

Trois superficiels agissent sur le pied tout entier : le fléchisseur externe, le fléchisseur oblique, le fléchisseur interne du métacarpe.

Les deux autres, situés en dessous, agissent sur les phalanges : le fléchisseur superficiel des phalanges ou perforé et le fléchisseur profond des phalanges ou perforant qui traverse en arrière du boulet un anneau formé par le tendon du précédent, d'où leurs noms de perforé et de perforant.

Membre postérieur. — Les muscles du membre postérieur (fig. 12 et 13) peuvent être répartis en quatre régions :

1° La croupe ;

2° La cuisse ;

3° La jambe ;

4° Le pied.

Croupe ou *région fessière*. — Elle comprend trois gros muscles superposés, appliqués sur l'ilium et fixés inférieurement à la tête du fémur :

Le fessier superficiel, le fessier moyen, le fessier profond. Ils font basculer le bassin sur le fémur.

Cuisse. — La *région crurale antérieure* ou *rotulienne* a pour base trois muscles situés en avant du fémur :

Le fascia-lata, le triceps crural, le grêle antérieur de la cuisse.

Le premier part de la pointe de la hanche et s'insère à la partie inférieure du fémur et à la rotule ;

Le second prend naissance au coxal et s'insère à la rotule par trois tendons ;

Le troisième va de l'ilium au fémur.

Ces muscles fléchissent le fémur sur le coxal.

La région crurale postérieure comprend également trois muscles volumineux formant la *culotte* chez les animaux de boucherie :

Le biceps fémoral; le demi-tendineux; le demi-membraneux. Ils partent du sacrum et se terminent à la partie supérieure du tibia.

Ce sont des fléchisseurs de la jambe sur la cuisse. Ils agissent également dans le *cabrer* en faisant basculer le bassin autour de l'articulation du coxal et du fémur.

La *région crurale interne* a pour base neuf muscles appliqués en trois couches superposées. Cette région forme le *plat de la cuisse*. Tous ses muscles sont adducteurs; ils peuvent concourir cependant à l'extension et à la flexion de la cuisse.

Deux muscles qui partent de la région sous-lombaire, le grand psoas et le psoas iliaque, viennent s'insérer sur le fémur; ils concourent au soutien de la colonne vertébrale, aux mouvements de la croupe et à l'acte du cabrer. Chez les animaux de boucherie ils constituent le *filet*.

Jambe. — Les muscles de la jambe sont enveloppés par *l'aponévrose jambière*.

La *région jambière antérieure* est composée de trois muscles :

Le fléchisseur du métatarse;

L'extenseur antérieur des phalanges;

L'extenseur latéral des phalanges.

Le premier fléchit le jarret : les deux autres étendent les phalanges et fléchissent le pied tout entier sur la jambe.

La *région jambière postérieure* comprend six muscles disposés en deux couches superposées derrière le tibia.

Le principal est constitué par deux gros faisceaux charnus formant les *jumeaux* de la jambe. Il part du fémur et s'attache par un tendon solide, sur l'os de la pointe du jarret (calcanéum). Ses fonctions sont d'étendre le pied tout entier sur le tibia et de maintenir, pendant la station, l'ouverture des angles articulaires que le poids du corps tend à fermer. Les autres muscles du membre l'aident dans cette fonction.

Les fléchisseurs des phalanges (perforé et perforant) ont, dans le membre postérieur et principalement dans leurs tendons, des dispositions analogues à celles des muscles correspondants du membre antérieur.

CHAPITRE IV

APPAREIL DE LA DIGESTION

La machine animale ne peut fonctionner qu'à la condition d'être entretenue par l'apport incessant de matériaux

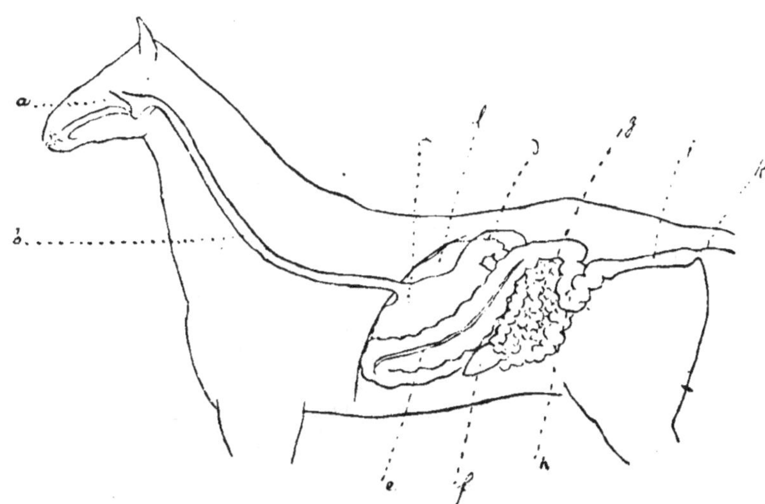

Figure 14.

a. — Voile du palais. — *b.* — Œsophage. — *c.* — Estomac. — *d.* — Duodénum. — *e.* — Gros intestin. — *f.* Pointe du cœcum. — *g.* — Intestin grêle. — *h.* — Colon flottant. — *i.* — Rectum. — *k.* — Anus. — *l.* — Foie.

destinés à réparer ses pertes. D'où la nécessité pour les animaux de prendre des aliments.

Pour être assimilés, c'est-à-dire pour pouvoir pénétrer dans l'organisme, ces aliments ont besoin de subir certaines transformations. Ces transformations vont s'opérer dans l'*appareil digestif*.

L'appareil digestif du cheval (fig. 14) est un long canal composé d'une suite de cavités renflées ou tubuliformes, qui se succèdent d'avant en arrière, dans l'ordre suivant :

La bouche, l'arrière-bouche, l'œsophage, l'estomac, l'intestin.

Le tube alimentaire se divise en deux sections. La première comprend :

La bouche, l'arrière-bouche, l'œsophage, dans lesquels les aliments subissent en quelque sorte une manipulation préparatoire, destinée à faciliter la digestion proprement dite.

La deuxième section comprend l'estomac, l'intestin, dans lesquels s'accomplissent les phénomènes intimes de la digestion.

Organes annexes. — Les différents organes que nous venons d'énumérer sont accompagnés d'autres organes annexes, qui jouent un rôle indispensable.

A la bouche sont annexées les *glandes salivaires* ;

A l'intestin, le *foie*, le *pancréas* et la *rate*.

Bouche. — La bouche est le véritable vestibule des voies digestives. C'est une cavité allongée, comprise entre les deux mâchoires. Elle possède deux ouvertures : l'une *antérieure* pour l'introduction des aliments, et que circonscrivent les lèvres ; l'autre *postérieure* qui met la bouche en continuité avec le pharynx ou arrière-bouche.

Les *lèvres* sont des voiles membraneux mis en mouvement par des muscles dont le principal est l'*orbiculaire des lèvres*, sorte de sphincter qui concourt à la fermeture de la bouche.

La lèvre supérieure est très mobile chez le cheval qui s'en sert pour la *préhension des aliments*.

Leur face externe est recouverte par la peau; celle-ci porte des poils rigides, très sensibles, qui servent d'organes de tact.

La face interne est tapissée par une membrane lisse, une *muqueuse* qui est un prolongement modifié de la peau.

Les *joues* sont deux parois membraneuses qui closent la bouche latéralement. Elles sont constituées par des muscles qui servent d'une manière très active à l'acte de la *mastication* en repoussant constamment les aliments sous les tables des dents molaires.

Le *palais* ou *voûte palatine* forme la paroi supérieure de la bouche; il est tapissé par une membrane muqueuse ridée transversalement.

Le palais fournit à la langue un point d'appui dans les mouvements que fait cet organe pour repousser les aliments sous les molaires, ou pour chasser dans l'arrière-bouche le bol alimentaire.

La *langue* est un organe musculaire, fixé au fond de la bouche, libre dans sa partie antérieure et logé dans l'écartement des deux branches du maxillaire inférieur (espace intermaxillaire).

Les muscles de la langue s'insèrent tous à un petit appareil osseux nommé *os hyoïde*; ils impriment à la partie libre de l'organe les mouvements les plus variés.

La langue est recouverte également par une muqueuse qui présente à sa surface une quantité considérable de petits prolongements appelés *papilles* qui jouent un rôle dans la gustation.

Le *voile du palais* est une cloison mobile suspendue à la voûte palatine entre la bouche et le pharynx et que meuvent des muscles spéciaux. Pendant la *déglutition* le voile du palais s'élève pour laisser passer les aliments et les boissons, puis s'abaisse pour clore hermétiquement l'arrière-bouche.

Les *dents* sont les agents passifs de la *mastication*. Ce sont des organes durs, d'apparence osseuse, implantés dans les os des mâchoires et faisant saillie dans l'intérieur de la bouche. Elles servent à broyer et triturer les aliments solides.

Considérées dans leur ensemble, ces dents représentent deux arcades ouvertes en arrière et interrompues de chaque côté par l'espace *interdentaire*. Ces arcades, distinguées en *supérieure* et *inférieure*, se mettent au contact quand la bouche est fermée.

Les dents qui forment le sommet de chaque arcade sont les *incisives*; les suivantes, les *canines* ou *crochets*; enfin les *molaires* sont les dents qui occupent dans le fond de la bouche les parties latérales des arcades dentaires.

Le cheval porte : 12 incisives, 4 crochets ou canines, 24 molaires

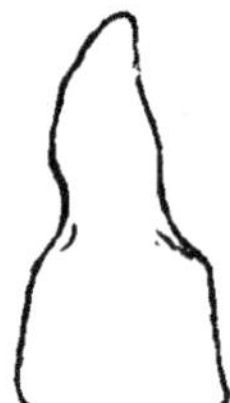

Fig. 15. — Dent de lait.

Le jeune animal possède des dents caduques, dites dents de lait (fig. 15), dont le nombre varie avec l'âge du sujet. Quand elles sont toutes apparues, elles tombent successivement pour être remplacées par les dents d'adulte.

Le remplacement des dents de lait par les dents persistantes permet de déterminer l'âge du cheval et du bœuf jusqu'à cinq ans. Plus tard, le déterminisme de l'âge a lieu à l'aide des modifications que subissent les dents incisives sur leur partie plate ou *table* (V. le chapitre de l'âge, 2ᵉ partie).

Conformation de la dent. — Dans chaque dent, on distingue la partie *libre* et la partie cachée ou *alvéolaire*. La partie enchâssée dans la gencive se nomme encore *racine* ; la partie libre qui est circonscrite par la gencive est la *couronne*. Entre la partie enchâssée et la couronne existe chez certaines dents un rétrécissement, le *collet*.

La *racine* est creusée d'une ou plusieurs excavations qui pénètrent profondément dans l'épaisseur de la dent et qui logent la *pulpe dentaire*, les nerfs et les vaisseaux qui donnent à la dent la sensibilité et la nutrition.

La *couronne*, soumise au frottement pendant la mastication revêt les formes les plus diverses.

Formes des dents du cheval. — La *molaire* a l'aspect d'un parallélipipède rectangle. Sa *table*, ou face supérieure, présente, sur la dent vierge, des saillies régulières et tranchantes. Quand ces saillies sont usées par le frottement, elles prennent l'aspect de replis.

L'ensemble des molaires supérieures forme une table inclinée de dehors en dedans ; les molaires inférieures sont inclinées de dedans en dehors, de telle sorte que les deux plans ainsi formés se correspondent exactement; c'est une meule parfaite.

L'*incisive* du cheval (fig. 16) ressemble à une pyramide renversée et incurvée ; la base est formée par la table, et le sommet par la racine. La face postérieure est concave et la face antérieure convexe.

L'incisive vierge présente à sa table, dont les bords sont tranchants, une cavité dite *cornet dentaire*. Le frottement des tables des incisives les unes sur les autres, produit une usure et les modifications consécutives de la dent servent à la détermination de l'âge.

Structure de la dent. — La dent est constituée par trois substances : l'ivoire, l'émail et le *cément.*

L'*ivoire* ou *substance éburnée* possède la dureté de l'os ; c'est cette substance qui forme la base de la dent en enveloppant de toutes parts la cavité intérieure que remplit la pulpe.

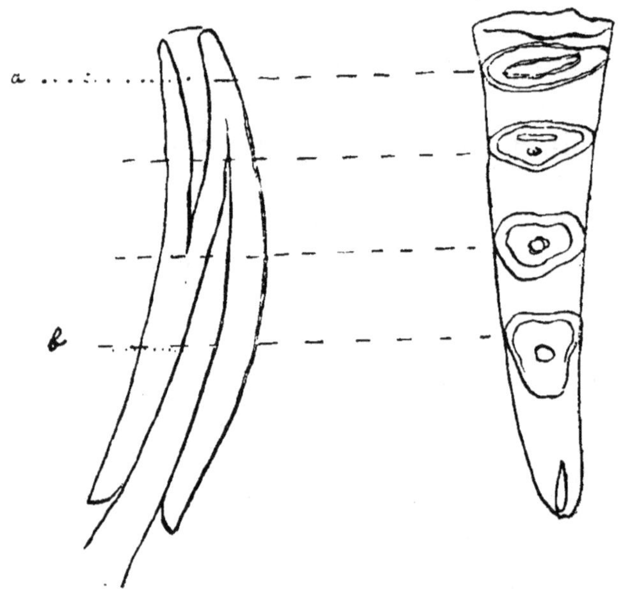

Figure 16.

Coupe théorique d'une incisive de cheval.

Formes successives de la table dentaire.

a. — Cornet dentaire externe.
b. — Cornet dentaire interne.

L'*émail* s'étend sur l'ivoire en formant l'enveloppe extérieure de la partie libre de la dent. C'est une substance d'un blanc brillant, si dure qu'elle fait feu au briquet.

Le *cément* s'étend en couche non continue sur la partie extérieure de l'émail et de l'ivoire. On le trouve accumulé en grande quantité dans l'épaisseur de certaines dents ; il tapisse également la cavité dentaire des incisives du cheval.

Différences. — Les lèvres du *bœuf* sont plus épaisses et plus rigides ; la supérieure porte le mufle.

Les lèvres sont minces chez le *mouton* et la *chèvre*.

La *langue* du bœuf est rugueuse et garnie de papilles : cet organe très mobile sert à la préhension des aliments.

Ces ruminants ne possèdent pas d'incisives supérieures ; elles sont remplacées par un bourrelet.

Les incisives inférieures disposées en clavier ont un collet très prononcé ; (fig. 17) leur forme est dite en *battoir*; la table est remplacée par une arête tranchante.

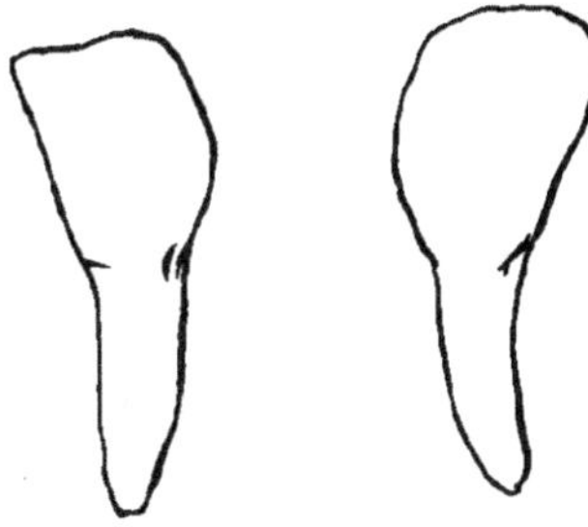

Fig. 17. — Incisives du bœuf face interne et face externe.

Glandes salivaires. — Les *glandes salivaires* sont des organes sécréteurs annexés à la cavité buccale dans laquelle ils versent la salive. Ce liquide ramollit les aliments, facilite leur mastication, leur gustation, leur déglutition et exerce sur eux une action chimique qui prépare la digestion proprement dite.

Les principales glandes salivaires sont :

La parotide, la glande sus-maxillaire, la glande sublinguale, les glandes molaires.

La *parotide* est située dans l'espace compris entre le bord postérieur du maxillaire inférieur et le bord antérieur de l'atlas. Chacune des deux glandes possède un canal excréteur, le canal de Sténon, qui aboutit à la face interne de chaque joue au niveau de la troisième molaire supérieure.

La glande *sus-maxillaire*, également paire, est située dans l'espace intra-maxillaire. Son canal excréteur, nommé canal de Wharton, aboutit près du frein de la langue sur une petite éminence mobile, le *barbillon*.

La glande *sub-linguale*, située sous la langue, possède de 10 à 15 canaux excréteurs qui débouchent sur les côtés de cet organe.

Les canaux des *glandes molaires* aboutissent à la face interne des joues, au niveau de chaque molaire.

Pharynx ou **arrière-bouche**. — Le pharynx est un vestibule membraneux, qui fait suite à la bouche et qui est commun aux voies digestives et aux voies respiratoires.

Le voile du palais le sépare de la bouche ; il est fixé en haut sur la base du crâne, en bas sur le larynx.

C'est dans l'intérieur du pharynx que s'ouvrent les cavités nasales ; sa paroi inférieure présente au centre un orifice, celui du larynx, par lequel l'air pénètre dans les poumons.

Sur les côtés sont les orifices des trompes d'Eustache.

Le pharynx, par ses contractions aide activement à la déglutition des aliments.

Œsophage. — L'œsophage est un long canal, étroit, cylindrique, qui a pour rôle de conduire les aliments du pharynx dans l'estomac.

Ce canal partant du pharynx descend derrière la trachée jusqu'au milieu du cou, dévie à gauche, pénètre dans la cavité thoracique, franchit la base du cœur, traverse le diaphragme et aboutit à l'estomac par un orifice appelé *cardia*.

L'œsophage est formé par deux couches de tissus ; l'interne est une membrane muqueuse pâle ; l'externe est une couche charnue plus ou moins épaisse et rouge.

Estomac. — L'estomac est un sac qui fait suite à l'œsophage et dans lequel s'accomplit une grande partie des phénomènes de la digestion.

Il est situé dans la cavité abdominale, en contact avec le diaphragme.

Estomac des Équidés. — Le sac membraneux qui constitue l'estomac des équidés (fig. 18) est allongé et situé transversalement par rapport au grand axe du corps.

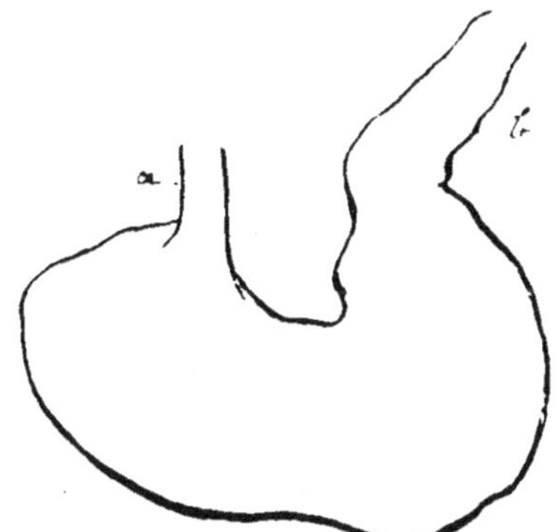

Fig. 18. — Estomac du cheval.
a. Œsophage. — *b*. — Duodénum.

Sa face antérieure est en rapport avec le diaphragme et le foie. Sa face postérieure est en contact avec les intestins. Il est soutenu par un repli de la membrane séreuse (péritoine) qui tapisse la cavité abdominale et l'intestin. Étranglé légèrement dans son milieu, il forme deux sacs.

Les parois de l'estomac sont constituées par trois membranes :

1° Une membrane externe, *séreuse*, formée par le péritoine ;

2° Une membrane *charnue* constituée par des fibres entrecroisées en trois couches et qui s'enroulent comme une cravate autour de l'œsophage, à son point d'arrivée sur l'estomac pour former le cardia ;

3° Une membrane interne, *muqueuse*, divisée en deux parties, recouvrant chacune un sac de l'estomac. Dans le sac *gauche*, elle continue la muqueuse de l'œsophage et présente tous ses caractères : blanche, sèche, résistante. Dans le sac *droit*, elle est rouge brunâtre, épaisse, ridée et moins consistante. C'est cette muqueuse du sac droit qui a pour fonction de sécréter le *suc gastrique ;* la muqueuse du sac gauche ne participe pas ou peu à cette sécrétion.

Le sac droit se termine par une large ouverture, qui établit la communication avec l'intestin et que l'on nomme *pylore*.

Estomac des Ruminants. — Les ruminants se distinguent des autres animaux par la faculté qu'ils possèdent d'avaler une première fois leurs aliments, après les avoir grossièrement mâchés, et de les faire revenir dans leur bouche pour les soumettre à une seconde mastication suivie d'une déglutition définitive.

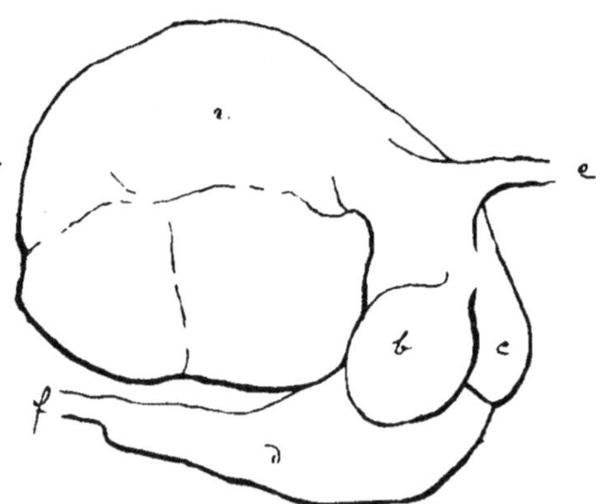

Fig. 19. — Estomac du bœuf.

a. Rumen. — *b.* Feuillet. — *c.* Réseau. — *d.* Caillette. — *e.* Œsophage. — *f.* Duodénum.

L'appareil stomacal des ruminants (fig. 19) est disposé pour l'accomplissement de cette fonction physiologique.

Son développement est considérable : il se divise en quatre poches que l'on considère comme autant d'estomacs.

Ces poches représentent une masse considérable qui remplit une grande partie de la cavité abdominale, et dont la capacité moyenne n'est pas moindre de 250 litres. Ces quatre estomacs sont :

Le *rumen* ou *panse*, le *réseau* ou *bonnet*, le *feuillet* ou *livret*, la *caillette* ou *franche-mule*.

Le *rumen* occupe à lui seul les trois quarts de la cavité abdominale ; un sillon le divise extérieurement en deux lobes. Sa face inférieure repose sur la paroi abdominale ; son bord gauche se prolonge jusque dans le flanc correspondant ; (c'est en raison de cette situation que le flanc gauche est le lieu où se pratique la ponction du rumen, en cas de météorisation). Sa face supérieure est dirigée obliquement de gauche à droite ; sur elle repose une partie de la masse intestinale et, chez la femelle, la matrice.

L'intérieur du rumen présente les particularités suivantes : on y trouve des cloisons incomplètes qui répètent la division en deux sacs que l'on voit extérieurement. Ces cloisons forment de gros piliers charnus qui envoient des prolongements dans les deux sacs. Les contractions de la couche musculaire de ce viscère font cheminer les matières alimentaires qui y sont contenues. La surface interne est tapissée de nombreuses papilles.

Le rumen communique par l'extrémité de son sac gauche avec l'œsophage qui se prolonge à son intérieur sous la forme d'une gouttière communiquant avec le réseau.

Le *réseau* n'est qu'un prolongement du rumen. Sa muqueuse est divisée en alvéoles rappelant celles d'un gâteau de miel.

Le *feuillet* est placé au-dessus du réseau et de l'extrémité antérieure du sac droit du rumen. Il possède deux orifices ; l'un communiquant avec le réseau, l'autre avec la caillette.

La cavité du feuillet est remplie par des lames, ou feuilles superposées, entre lesquelles passent les aliments.

La *caillette*, ou véritable estomac, est le seul compartiment où s'opère la vraie digestion. C'est un réservoir en forme de poire, incurvé sur lui-même ; sa pointe se continue avec l'intestin.

La muqueuse qui tapisse la face interne de la caillette est molle, spongieuse, formant de nombreux replis membraneux.

Intestin. — Le canal alimentaire se continue, après l'estomac, par un long tube replié un très grand nombre de fois sur lui-même, et qui vient se terminer à l'ouverture postérieure (anus) de l'appareil digestif.

Ce tube, c'est l'*intestin*.

Dans sa partie antérieure, où il est étroit et d'un diamètre uniforme, il prend le nom d'*intestin grêle*. Cette artie a, chez le cheval, une longueur moyenne d'environ 20 mètres ; elle est soutenue et enveloppée par un repli du péritoine, le *mésentère* (toilette).

L'intestin grêle communique avec l'estomac par le pylore, et se continue par le gros intestin. Dans sa première portion (duodénum) aboutissent les canaux du foie et du pancréas.

Le *gros intestin* commence par un vaste réservoir en cul-de-sac, nommé *cœcum ;* son extrémité postérieure est suivie du *rectum*.

Le *cœcum* est un sac allongé qui occupe le flanc droit ; sa longueur moyenne chez le cheval est de un mètre et sa capacité de 35 litres. Il sert de réservoir pour les boissons.

Le gros intestin se divise en deux portions : le *gros côlon* ou *côlon replié*, et le *côlon flottant*.

Le *gros côlon* commence au cæcum, se replie deux fois sur lui-même, et se termine par un rétrécissement brusque, auquel fait suite le petit côlon. Sa longueur est de trois ou quatre mètres.

Le *petit côlon*, long d'environ trois mètres, est un tube bosselé dans lequel se moulent les crottins. Il se termine dans la cavité pelvienne par le *rectum*.

La portion rectale, courte et large, est située le long de la voûte du bassin et aboutit à l'*anus*. Un muscle sphincter circonscrit cette ouverture qu'il maintient fermée.

Organes annexes de l'intestin. — Ce sont le foie, le pancréas et la rate.

Le *foie* est situé dans la cavité abdominale, à droite et à plat sur le diaphragme. Son canal excréteur, le canal cholédoque, aboutit dans le duodénum.

Le foie sécrète la *bile* qui agit sur les matières alimentaires.

Le *pancréas* ressemble aux glandes salivaires. Il est situé dans la région sous-lombaire, en avant des reins, en arrière du foie, et appliqué sur l'intestin. Son canal excréteur, le canal de Wirsung, aboutit également dans le duodénum.

Le fluide pancréatique émulsionne les graisses.

La *rate* est suspendue à la grande courbure de l'estomac. Ses fonctions ne sont point encore définitivement connues.

Elle s'hypertrophie chez le mouton, dans le sang de rate ; elle se gorge d'un sang noir et poisseux, renfermant en grand nombre les agents virulents de la maladie.

Appareil digestif des oiseaux. — Chez les oiseaux, l'appareil digestif, quoique renfermant les mêmes parties essentielles, présente cependant des particularités que nous allons faire ressortir.

A la *bouche*, que termine en avant le *bec*, sont annexées des glandes salivaires rudimentaires, dont l'action est presque inutile.

L'absence de voile du palais fait que l'arrière-bouche, n'est pas distincte de la bouche.

L'*œsophage* est large et très dilatable ; sa paroi est mince, possède, avant son entrée dans la poitrine, une poche membraneuse, le *jabot*, dans laquelle les aliments s'accumulent pendant le repas, sont imprégnés de liquide et passent ensuite dans le *ventricule succenturié*. A ce compartiment, dont la muqueuse est tapissée de glandes, succède le *gésier*.

Le *gésier* est remarquable par la puissance des muscles qui en forment les parois. Il constitue un appareil de trituration, dans lequel les aliments sont broyés, grâce aux petits cailloux que les oiseaux ingèrent.

L'*intestin* fait suite au gésier. A la partie terminale sont annexés deux *cæcums* qui s'ouvrent très près de l'anus. Le *rectum* se termine par le *cloaque*.

Le *cloaque* est une dilatation qui sert de vestibule commun aux voies intestinales et génito-urinaires. Il se termine par l'*anus*.

Sont également annexés à l'intestin un foie, un pancréas et une rate.

Le *foie*, volumineux, divisé en deux lobes, possède une *vésicule biliaire*. Le pancréas est très long et très étroit. La *rate* est petite, discoïde, et placée à droite entre le ventricule succenturié et le gésier.

CHAPITRE V

DIGESTION

La digestion prépare, au moyen des aliments, les matériaux de réparation nécessaires à l'entretien de l'organisme.

« La machine vivante se détériore et s'use; elle éprouve, par le fait de son activité même, des déperditions qui doivent être réparées aux dépens des substances étrangères à l'organisme : c'est en vue de ce résultat que la digestion prépare les éléments destinés à entretenir le matériel de l'économie et qu'elle les transforme en substance vivante [1]. »

Phénomènes mécaniques de la digestion. — On comprend sous ce terme les actes préparatoires de la digestion proprement dite.

Préhension des aliments. — La préhension des aliments solides constitue le premier acte de la digestion. L'homme porte les aliments à sa bouche à l'aide des membres supérieurs; les animaux ne pouvant opérer de même ont recours à divers modes :

1. G. Colin, *Physiologie comparée*, 3ᵉ édition. t. I. p. 573.

Les équidés saisissent les aliments avec leur lèvre supérieure qui les apporte sous les incisives ; puis avec la langue, ils les amènent sous les molaires.

Les bovins dont les lèvres sont rigides se servent de leur langue dans le même but.

Les moutons et les chèvres, à lèvres légèrement mobiles, saisissent leurs aliments avec ces organes et les incisives.

Le porc, dont la lèvre supérieure est munie d'un groin, fait usage des incisives supérieures et inférieures pour prendre ses aliments. Le groin lui sert à fouiller le sol pour les mettre à découvert.

Les aliments liquides (boissons) sont pris par *aspiration* ou par *lapement* chien) avec l'aide des lèvres et de la langue.

Mastication. — Les aliments une fois introduits dans la cavité buccale sont soumis à l'action des mâchoires.

La mastication a pour but de diviser les aliments solides, de les triturer, afin qu'ils puissent être plus facilement attaqués par les liquides du tube digestif, non seulement dans l'intérieur de la bouche, mais dans toute la longueur de l'appareil intestinal.

Après que les incisives ont commencé à broyer les substances, la langue pousse celles-ci sous les molaires qui agissent comme des meules pour achever la trituration.

Insalivation. — Pendant tout le temps que s'accomplit l'acte de la mastication, les glandes salivaires sécrètent de la salive qui vient se mêler aux aliments broyés, les ramollir, en faire une pâte, et en même temps agir sur eux chimiquement en transformant en *glucose* (matière sucrée) l'amidon ou la fécule contenus dans les aliments. Elle en rend également la déglutition plus facile.

Déglutition. — Les aliments divisés par les dents et

humectés par la salive passent de la bouche dans le pharynx, du pharynx dans l'œsophage et de l'œsophage dans l'estomac. C'est à la succession de ces phénomènes que l'on donne le nom de déglutition. Les mouvements, grâce auxquels l'aliment est dégluti, s'enchaînent et se succèdent avec une grande rapidité : pour la facilité de l'exposé, l'acte de la déglutition a été divisé en trois temps.

Premier temps : La pâte insalivée (bol alimentaire) est ramenée des divers points de la bouche à l'aide de la langue, des lèvres et des joues, sur la face dorsale de la langue ; alors la bouche se ferme, la pointe de la langue se relève, s'appuie sur la voûte palatine, et cet organe pousse le bol alimentaire vers le voile du palais.

Deuxième temps : Le voile du palais s'élève ; la base de la langue s'abaisse sous la contraction des muscles de l'appareil hyoïdien, et le bol passe dans le pharynx. L'ouverture du larynx, toujours béante dans l'arrière-bouche pour le passage de l'air, se trouve fermée au moment de l'arrivée du bol alimentaire. Cette occlusion est faite par l'épiglotte. Les contractions rapides et *involontaires* des muscles du pharynx amènent le bol à l'ouverture supérieure de l'œsophage.

Troisième temps : Dans le tube œsophagien, des contractions successives de la membrane charnue, aidées par la pesanteur, accélèrent la marche du bol qui arrive rapidement dans l'estomac en franchissant l'ouverture cardiaque.

Rumination. — « Par l'acte de la rumination, les matières alimentaires parvenues à l'estomac, sans avoir été suffisamment broyées, sont ramenées à la bouche où elles subissent une nouvelle mastication, après laquelle elles sont déglutiées de nouveau et digérées [1]. »

1. Colin, *loc. cit.*, p. 685.

La rumination est une des questions de physiologie animale qui ont le plus attiré l'attention des observateurs. Aussi n'est-il pas étonnant de voir un aussi grand nombre de théories émises en vue d'expliquer son mécanisme.

Pour Daubenton, les seules contractions du rumen suffisaient à provoquer la régestion.

Flourens attribuait à la gouttière œsophagienne une part prépondérante dans l'accomplissement du phénomène.

Colin réfuta victorieusement cette dernière hypothèse et soutint la théorie de Daubenton.

Aujourd'hui tout le monde admet l'explication donnée par Toussaint. Cet expérimentateur se servit de la méthode graphique : il enregistra simultanément le mouvement des mâchoires, le moment du passage du bol alimentaire dans l'œsophage, les mouvements de l'air dans la trachée ainsi que sa pression ; les mouvements du diaphragme, des muscles abdominaux et des côtes. Il arriva à cette conclusion : qu'au moment de la régestion il y a un abaissement considérable de la pression dans la trachée et que cet abaissement est dû à la contraction du diaphragme. A ce moment il s'exerce donc une aspiration à l'entrée de l'œsophage ; et en raison de leur fluidité, les aliments contenus dans le rumen montent et arrivent dans la bouche.

D'autres expériences, sur lesquelles il serait trop long d'insister, ont démontré que cette explication du mécanisme de la rumination est des plus exactes. Néanmoins il ne faut pas perdre de vue que les théories anciennes ont une part de vérité, et que les contractions du rumen et de la gouttière interviennent dans une certaine mesure pour l'accomplissement de cet acte si important.

A son arrivée dans la bouche, le bol alimentaire est repris par les dents et la langue ; il subit une mastication complète et une insalivation nouvelle, puis il est dégluti de nouveau. Cette fois, au lieu de tomber directement dans le rumen, il est conduit dans le feuillet par l'intermédiaire de la gouttière œsophagienne, dont les lèvres se contractent pour former un canal. Il passe ensuite dans la caillette.

Les aliments solides sont les seuls qui soient soumis à la rumination ; les bouillies et les boissons, surtout quand elles sont dégluties lentement, tombent directement dans la caillette.

Chez les ruminants domestiques (bœuf, mouton, chèvre), presque toutes les maladies sont compliquées d'un arrêt de la rumination, ce qui entraîne une accumulation dans le rumen des matières alimentaires ; celles-ci entrent en fermentation, et il se produit des gaz qui distendent l'organe et mettent parfois en péril la vie du sujet. Il y a urgence d'empêcher cette fermentation, mais il est bon de savoir que souvent la suspension de la rumination n'est que la conséquence d'une maladie toute autre.

Digestion stomacale. — Les aliments qui sont parvenus dans l'estomac n'ont encore reçu qu'une modification préliminaire cependant indispensable. Il leur reste à subir maintenant la vraie digestion.

Elle va s'effectuer à l'aide du suc gastrique, sécrété par la muqueuse stomacale.

Le suc gastrique transforme une partie des matières alimentaires en substances solubles qui sont ensuite introduites par l'absorption intestinale, dans la circulation.

La principale propriété du suc gastrique, est de dissoudre les matières albuminoïdes et de les séparer des matières grasses et des féculents.

La masse alimentaire est alors réduite en une bouillie épaisse connue sous le nom de *chyme*, qui franchit le pylore pour aller dans le duodénum subir la digestion intestinale.

Digestion intestinale. — Ici interviennent les sucs sécrétés par les deux glandes annexes, le foie et le pancréas; c'est-à-dire la *bile* et le *suc pancréatique*.

La *bile* joue un double rôle : c'est un excrément, un produit de désassimilation, analogue à l'urine qui vient des reins, comme elle vient du foie; cependant, mélangée aux aliments, elle a la propriété d'en émulsionner les graisses, c'est-à-dire de les rendre absorbables.

Le *suc pancréatique* émulsionne les graisses et agit en outre sur les féculents qui ont échappé à l'action de la salive, et qui n'ont pas été transformés dans la bouche en glucose.

Le *suc intestinal* sécrété par des glandes de diverses natures, disséminées à la surface de l'intestin, ajoute son action aux deux précédents et vient achever la transformation des matériaux assimilables contenus dans les aliments.

Au fur et à mesure que la bouillie ainsi formée (*chyle*) progresse dans l'intestin, en vertu des mouvements de contraction de la membrane musculaire du tube, elle se met en contact avec les *villosités intestinales* qui sont de petites éminences par l'intermédiaire desquelles s'effectue l'absorption des principes transformés.

Quand les matières chylifiées passent dans le côlon, elles ne sont plus que les résidus de la digestion ; elles s'épaississent de plus en plus au fur et à mesure que les parties liquides, solubles et assimilables disparaissent par les villosités intestinales. Dans le côlon flottant, ce ne sont plus que des matières excrémentitielles qui se

moulent sur les parois de cet intestin. Elles progressent
encore, toujours par les mêmes contractions, et s'accumulent dans le rectum en attendant que, par l'acte de la
défécation, l'animal les expulse au dehors.

La *défécation* s'accomplit par des contractions des parois musculeuses du rectum, et par la dilatation des
sphincters de l'anus.

Gaz intestinaux. — Pendant l'accomplissement des
phénomènes chimiques de la digestion, des gaz sont produits. Ils dilatent l'intestin et de cette façon amortissent
les secousses des organes abdominaux. Ils facilitent également la progression des aliments.

Quand ils existent en excès, particulièrement dans l'estomac, le cæcum, ou la panse, ils occasionnent des trou-
bles graves chez le cheval comme chez les ruminants.

CHAPITRE VI

APPAREIL DE LA RESPIRATION

Il ne suffit point, pour qu'un animal vive, qu'il reçoive et élabore dans son canal digestif une quantité donnée d'aliments assimilables; d'autres phénomènes s'accomplissent qui demandent un aliment spécial : l'*oxygène* nécessaire à la reconstitution du sang.

L'oxygène en agissant sur le liquide sanguin, en dégage de l'acide carbonique, et de noir qu'était ce liquide lui fait reprendre sa teinte rouge vif; puis il circule avec lui et porte la vie dans tous les tissus.

L'appareil de la respiration est composé par l'ensemble des organes qui permettent à l'oxygène d'arriver en contact avec le sang.

Ce sont :

Les cavités nasales, le larynx, la trachée, les bronches, les poumons, ces derniers renfermés dans la cavité thoracique.

Cavités nasales. — Elles présentent à étudier les *naseaux*, les *fosses nasales* proprement dites et les *sinus*.

Naseaux. — « Ce sont deux ouvertures latérales, oblongues, percées sur la partie que l'on désigne en extérieur sous le nom de *bout du nez*, circonscrites par des *lèvres* ou *ailes* mobiles, disposées dans une direction oblique de haut en bas et de dehors en dedans.

« Les lèvres sont tapissées intérieurement et extérieurement par une peau délicate et fine, recouverte de poils fins et courts[1]. »

L'externe est concave à son bord libre, l'interne est convexe. Elles sont soutenues par une charpente cartilagineuse qui les maintient béantes, et qui ressemble à deux virgules adossées.

A leur intérieur, la peau forme un repli ou cul-de-sac appelé *fausse narine*.

Les naseaux donnent entrée dans les cavités nasales à l'air qui doit pénétrer jusqu'au poumon.

Fosses nasales. — Elles sont creusées dans l'épaisseur de la tête, au-dessus et en avant de la voûte palatine ; elles sont séparées par une cloison médiane, cartilagineuse, la *cloison nasale*.

Elles s'étendent depuis les naseaux jusqu'à l'entrée du larynx.

A leur intérieur, existent en haut les *cornets* formés par de minces lamelles osseuses enroulées sur elles-mêmes.

Elles communiquent avec les *sinus*, anfractuosités creusées dans l'épaisseur des os de la face.

Chez le bœuf, les sinus communiquent avec les supports ou *chevilles* qui portent les cornes ; ces chevilles sont creuses.

Les cavités nasales sont tapissées par la muqueuse *olfactive* ou *membrane pituitaire*.

Larynx. — Le larynx forme un conduit très court qui livre passage à l'air pendant la respiration ; il est en même temps l'organe de la voix.

1. Chauveau et Arloing, *Anatomie*.

Il représente une boîte cartilagineuse, déprimée d'un côté à l'autre, percée d'outre en outre ; son orifice antérieur, la *glotte*, s'ouvre au fond du vestibule pharyngien ; le postérieur aboutit à la trachée.

Situé dans l'espace intra-maxillaire, le larynx est suspendu entre les deux cornes de l'os hyoïde ; il sert d'appui au pharynx.

Le larynx est constitué par des cartilages qui supportent des muscles et dont la surface interne est tapissée par une membrane muqueuse.

Les *cartilages* s'articulent les uns sur les autres. L'un d'eux, l'*épiglotte*, a pour mission de fermer l'entrée du larynx quand les aliments passent du pharynx dans l'œsophage.

A l'intérieur du larynx, à partir de l'ouverture antérieure ou *glotte*, se trouvent deux membranes élastiques qui sont les *cordes vocales* ; l'air expiré les faisant vibrer produit la voix.

Trachée. — La trachée est un long tube flexible formé d'une suite d'anneaux cartilagineux incomplets ; elle succède au larynx et se termine dans la poitrine par deux divisions qui vont constituer les bronches.

La trachée part de l'extrémité postérieure du larynx, descend le long du bord inférieur de l'encolure jusqu'à l'entrée de la poitrine, passe entre les deux premières côtes et arrive au-dessus du cœur où elle se bifurque.

Les anneaux cartilagineux qui la composent sont réunis entre eux au moyen de ligaments formés de tissu élastique. Cette disposition permet l'allongement et le raccourcissement de la trachée.

La face interne est tapissée par une muqueuse analogue à celle du larynx.

Bronches. — Les bronches sont les deux branches terminales de la trachée. En arrivant dans le poumon, elles se subdivisent à l'infini en ramifications de plus en plus petites ; elles représentent alors chacune, en raison de ces nombreuses subdivisions, un arbre que l'on appelle *arbre bronchique*.

Les tuyaux des bronches sont formés, dans la plus grande partie de leur étendue, par des anneaux analogues, comme disposition, et réunion à ceux de la trachée : dans les dernières divisions, ils sont simplement membraneux.

C'est la continuation de la muqueuse trachéale qui tapisse les bronches.

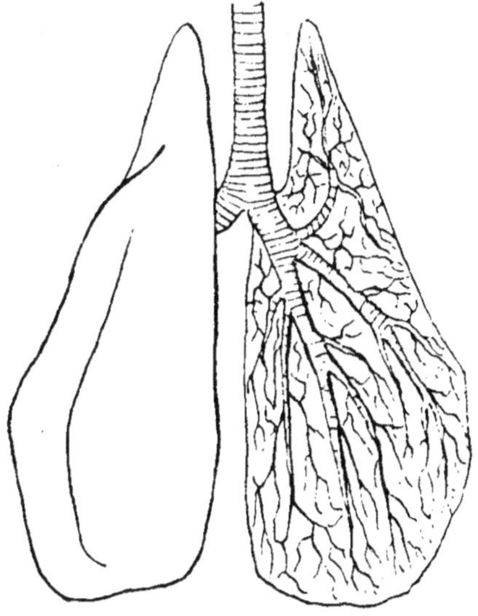

Fig. 20. — Poumon.

Poumon. — Le poumon (fig. 20) est l'organe essentiel de la respiration. Ce viscère est logé dans la cavité thoracique ; il est divisé en deux moitiés latérales, tout à fait indépendantes, le *poumon droit* et le *poumon gauche* dont la forme est, dans son ensemble, celle de la cavité qui les renferme.

Le tissu pulmonaire présente une belle couleur rosée ; il est mou ; cependant il offre une grande résistance à la déchirure, son élasticité est remarquable : c'est elle qui le fait s'affaisser quand de l'air pénètre dans la poitrine ; elle permet au contraire sa dilatation extrême quand on introduit de l'air par la trachée.

Le tissu pulmonaire est partagé en un grand nombre de petits lobules polyédriques, qui reçoivent chacun un petit tuyau bronchique. Autour de l'ouverture de ce tuyau se groupent, dans le lobule, des vésicules qui se disposent en grappe, et dont le diamètre est de trois à cinq dixièmes de millimètre.

Le poumon est le siège de l'absorption par le sang de l'oxygène de l'air et de l'expulsion de l'acide carbonique, phénomènes qui s'accompagnent de la transformation du sang noir en sang rouge. Cette transformation s'accomplit dans les vésicules pulmonaires auxquelles aboutissent les plus petites divisions (capillaires) des gros vaisseaux qui amènent le sang du cœur au poumon et qui seront étudiés avec la circulation générale.

Cavité thoracique. — Les poumons sont renfermés dans une cage osseuse, la cavité thoracique.

Celle-ci est constituée en haut par les vertèbres dorsales, inférieurement par le sternum et latéralement par les côtes. Les côtes sont mises en mouvement par des muscles placés entre elles, et que l'on nomme *intercostaux*.

La cavité thoracique présente en avant un espace *intercostal* par lequel passent la trachée, l'œsophage, les veines, les artères, les nerfs, etc. ; elle est fermée en arrière par le diaphragme.

Diaphragme. — Le diaphragme est une cloison moitié musculaire, moitié aponévrotique qui sépare la cavité thoracique de la cavité abdominale.

Il est oblique de haut en bas et d'arrière en avant.

La partie centrale, d'un blanc nacré, est constituée par du tissu aponévrotique; deux colonnes charnues, dites *piliers* du diaphragme, la divisent à la base.

La partie périphérique forme autour de la précédente une large bande musculeuse.

Le diaphragme, par ses contractions qui font varier le volume de la cavité thoracique, concourt à l'acte de la respiration.

Plèvres. — Tous les viscères renfermés dans le thorax, ainsi que la face interne de cette cage, sont revêtus d'une fine membrane, la *plèvre*. Cette membrane se replie entre les poumons pour former les *médiastins*, cloison qui chez le cheval sépare complètement les deux poumons, lesquels semblent contenus chacun dans un sac distinct.

Corps glandiformes en connexion avec l'appareil respiratoire. — *Corps thyroïde.* — Le corps thyroïde est constitué par deux lobes situés en arrière du larynx, sur les côtés des deux premiers cerceaux de la trachée.

L'hypertrophie de ces lobes cause le goitre.

Thymus. — Le thymus n'existe que chez le fœtus et les très jeunes sujets. Sa nature se rapproche de celle du corps thyroïde. Il est situé à l'entrée de la poitrine, de chaque côté de la trachée.

C'est lui qui chez le veau est désigné sous le nom de *ris*.

CHAPITRE VII

APPAREIL DE LA CIRCULATION

Toutes les parties qui constituent l'organisme, os, muscles, viscères, glandes, etc., sont parcourues d'une

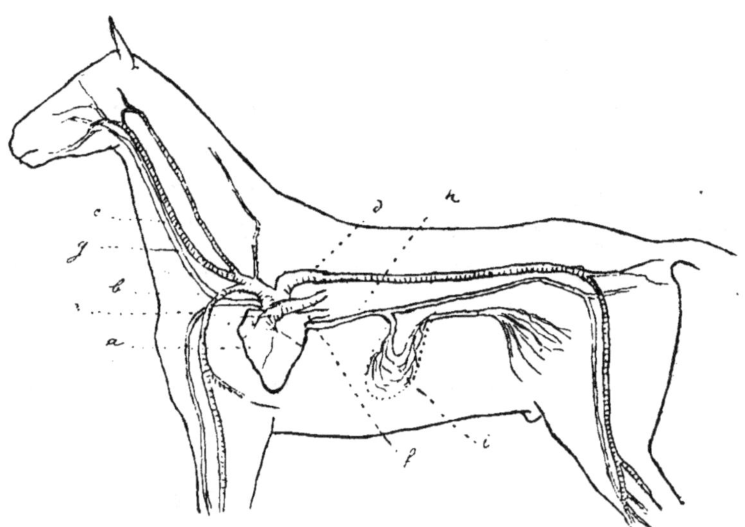

Fig. 21. — Appareil de la circulation.

a. Cœur. — *b.* Aorte antérieure. — *c.* Artère carotide. — *d.* Aorte postérieure. — *e.* Artère pulmonaire. — *f.* Veine pulmonaire. — *g.* Veine jugulaire. — *h.* Veine cave postérieure. — *i.* Système de la veine porte.

façon incessante par deux fluides, le *sang* et la *lymphe*.

Le *sang* est un liquide rouge clair ou brun, dans lequel

tous les tissus puisent, non seulement les matériaux nécessaires à leur nutrition et à leur fonctionnement, mais encore le principe excitateur qui vivifie la substance organique.

Le sang est de deux sortes :

Le sang rouge ou artériel ;

Le sang noir ou veineux.

La *lymphe* est un liquide transparent, de couleur citrine. Elle provient de l'appareil intestinal qui la fabrique avec la partie des aliments rendue assimilable par la digestion. On lui donne à ce moment le nom de *chyle* ; son aspect est lactescent. C'est la lymphe qui fournit au sang les matériaux de constitution des tissus.

Le sang et la lymphe sont transportés dans des tubes ou *vaisseaux* continus les uns aux autres.

En s'ajustant bout à bout, ces vaisseaux donnent naissance à trois systèmes de canaux :

1° L'un de ces systèmes s'étend des poumons et du cœur dans toutes les parties du corps ; il est parcouru par du sang rouge ; c'est le *système artériel* ;

2° Le second s'étend de toutes les parties du corps dans les poumons ; il est parcouru par du sang noir. C'est le *système veineux* ;

3° Le troisième se porte de la plupart des organes vers le canal à sang noir dans lequel il se termine ; il est parcouru par le sang blanc ou lymphe. C'est le *système lymphatique*.

Les *veines* et les *artères* se terminent par d'innombrables ramifications au moyen desquelles ces vaisseaux s'abouchent et se confondent. Ces ramifications sont les *vaisseaux capillaires*. Il résulte de cette disposition que le sang passe des artères dans les veines et se meut ainsi dans une direction constante et circulaire.

L'ensemble de tous ces vaisseaux forme l'appareil de

la circulation qui se compose des organes suivants :

1° Le *cœur*, organe central préposé à l'impulsion du sang ;

2° Les *artères*, vaisseaux qui partent du cœur et portent le sang dans tous les organes ;

3° Les *veines* qui ramènent le sang des organes ;

4° Les *lymphatiques* qui apportent la lymphe dans le cercle vasculaire sanguin.

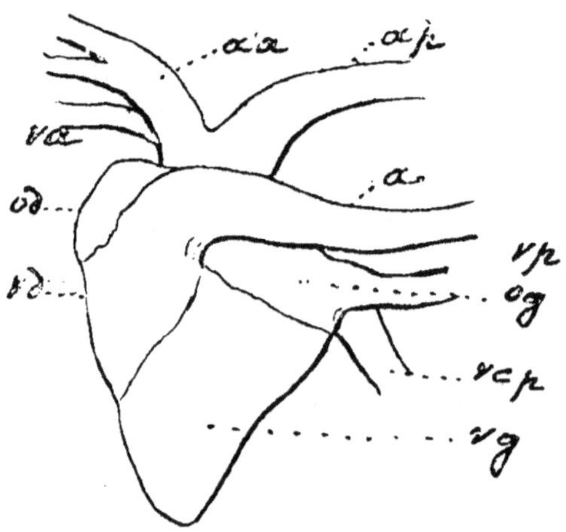

Fig. 22. — Cœur.

od. Oreillette droite. — *og*. Oreillette gauche. — *vd*. Ventricule droit. — *vg*. Ventricule gauche. — *aa*. Aorte antérieure. — *ap*. Aorte postérieure. — *a*. Aorte pulmonaire. — *vp*. Veine pulmonaire. — *va*. Veine cave antérieure. — *vcp*. Veine cave postérieure.

Cœur. — Le cœur (fig. 22) est un muscle creux dont la cavité est divisée par une cloison verticale épaisse en deux poches absolument indépendantes. L'une des poches est placée sur le trajet du sang noir (veineux) qu'elle pousse dans les poumons ; l'autre est placée sur le trajet du sang rouge (artériel) qu'elle chasse dans toutes les parties du corps.

Chacune de ces poches est subdivisée en deux compartiments superposés. Ces compartiments sont séparés par des soupapes membraneuses, les *valvules* qui sont fixées en dedans du cœur, au niveau de l'étranglement qui existe extérieurement dans la partie supérieure de l'organe.

Le compartiment supérieur est *l'oreillette*, le compartiment inférieur, le *ventricule*.

Ces cavités se distinguent en *droites* ou *antérieures*, et *gauches* ou *postérieures* à cause de la position du cœur dans la cavité thoracique.

Il y a donc :

Une oreillette et un ventricule droits ;

Une oreillette et un ventricule gauches.

L'oreillette et le ventricule droits sont les deux poches à sang veineux.

L'oreillette et le ventricule gauches sont les deux poches à sang artériel.

Le cœur est renfermé dans un sac fibreux désigné sous le nom de *péricarde*. Il est placé dans la poitrine en regard des troisièmes, quatrièmes, cinquièmes et sixièmes côtes, au-dessus du sternum, entre les deux poumons. Il ressemble à un cône renversé dont la pointe s'appuierait sur le sternum, un peu à gauche.

Sa capacité moyenne chez le cheval est de six à sept décilitres ; son poids de 3 kilogr. environ.

Le cœur est constitué par un muscle rouge possédant une grande puissance de contraction ; cette puissance lui est nécessaire pour chasser le sang dans toutes les directions.

Intérieurement le cœur présente la cloison verticale qui sépare le cœur droit du cœur gauche ; et dans chaque moitié, les valvules qui séparent l'oreillette du ventricule. Cette surface interne, très irrégulière et anfractueuse est tapissée par une membrane séreuse nommée *endocarde*.

Fonctions du cœur. — Le cœur a pour fonction d'entretenir par ses contractions régulières, le mouvement circulatoire.

La poche droite envoie au poumon le fluide sanguin qui revient ensuite dans la poche gauche ; celle-ci lance le sang dans tout le corps, par les artères, d'où il revient par les veines au cœur droit.

Le cœur agit à la façon d'une pompe ; il se contracte pour chasser le sang et se dilate pour recevoir ce dernier. On nomme *systole* la contraction des cavités du cœur, et *diastole* le repos ou relâchement du muscle.

Artères. — Les artères sont les vaisseaux *centrifuges* qui partent du cœur pour porter le sang à la périphérie.

Ces vaisseaux constituent, à leur naissance sur le cœur, deux troncs indépendants : l'un qui conduit au poumon le sang noir : c'est l'*artère pulmonaire* ; elle seule transporte du sang veineux qui va dans le poumon se charger d'oxygène. Ses extrémités terminales, ramifiées à l'infini (capillaires), pénètrent dans les parois de chaque vésicule pulmonaire. — Le deuxième tronc, destiné exclusivement au transport du sang artériel, est l'*artère aorte*. Cette artère se divise en deux gros troncs, l'*aorte antérieure* et l'*aorte postérieure*, qui se subdivisent à leur tour pour donner naissance à toutes les artères du corps, tronc et membres.

Veines. — Les veines sont les vaisseaux *centripètes* qui ramènent le sang de la périphérie au cœur.

Les unes reviennent du poumon et charrient du sang rouge ; ce sont les *veines pulmonaires*, les seules qui transportent du sang chargé d'oxygène.

Les autres, la plus grande partie, sortent des organes : leurs capillaires succèdent aux capillaires du système artériel ; elles ramènent dans l'oreillette droite le sang qui a abandonné dans les tissus son oxygène.

Elles suivent, en général, le même parcours que les artères dont elles restent à peu près constamment voisines.

Il faut signaler les *veines jugulaires* qui, comme les *artères carotides*, passent dans la gouttière de l'encolure, au-dessus et en arrière de la trachée. La jugulaire est le lieu d'élection pour l'opération de la saignée.

Veine porte. — Ce vaisseau est spécial à l'appareil digestif ; ses capillaires sont répartis à la surface des viscères intestinaux partout où il y a absorption des substances alimentaires digérées. Il aboutit au foie, et du foie va dans la veine cave postérieure qui se termine au cœur droit.

Système lymphatique. — Les vaisseaux lymphatiques sont préposés à l'absorption et au transport du chyle et de la lymphe ; ils prennent naissance au sein des organes par de fines ramifications, et accompagnent généralement les vaisseaux veineux.

Ils traversent un grand nombre de renflements ovoïdes ou sphériques qu'on nomme *ganglions lymphatiques*. Ceux qui viennent des parties postérieures du corps aboutissent à un réservoir nommé réservoir *sous-lombaire* en raison de sa situation. Au réservoir sous-lombaire succède un tube, le *canal thoracique*, qui est le confluent général de tous les lymphatiques du corps, sauf ceux du membre antérieur droit, de la moitié droite de la tête, du cou et du thorax.

Ce canal suit la colonne vertébrale et aboutit dans la veine cave antérieure où la lymphe qu'il contient se mêle au sang noir.

Les vaisseaux lymphatiques de la tête, du cou et du membre antérieur, après avoir traversé des ganglions, aboutissent à la *grande veine lymphatique* longue seulement de trois à cinq centimètres et qui se jette dans les veines jugulaires à leur jonction.

Caractères distinctifs des vaisseaux. — *Artères*. —

Les artères ont une forme régulièrement cylindrique ; quel que soit leur volume, leur ouverture est toujours béante, parce que les parois sont fermes et élastiques. Cette élasticité aide à la progression du sang. Les artères vides de sang ne s'affaissent pas.

Les mouvements de contraction du cœur se font sentir dans toutes les artères : c'est le *pouls*.

Veines. — Les parois des veines sont minces, transparentes : elles s'affaissent quand elles sont vides de sang.

A leur intérieur, les veines présentent des replis ou *valvules* qui ont pour but de favoriser le cours du sang en s'opposant à son reflux vers les organes. Seules, les veines pulmonaires sont dépourvues de valvules.

Lymphatiques. — La forme des vaisseaux lymphatiques est noueuse ; leur enveloppe externe est pourvue de fibres musculaires ; l'interne, de nombreuses valvules qui correspondent aux nodosités.

Mécanisme de la circulation. — Pour expliquer le mécanisme de la circulation, nous allons supposer que les deux cavités du cœur sont pleines et que l'organe est prêt à fonctionner.

Le ventricule droit se contracte ; le sang est poussé en haut ; dans ce mouvement il soulève la valvule et obstrue ainsi la communication avec l'oreillette ; il ne peut donc sortir du ventricule que par l'orifice de l'artère pulmonaire ; ce vaisseau le conduit jusqu'aux vésicules pulmonaires ; là il entre en contact avec l'air inspiré, se charge d'oxygène et devient du sang artériel. Cette transformation s'appelle l'*hématose*.

Voici maintenant ce qui se passe dans le cœur gauche :

Le sang artériel qui y était renfermé rencontre pour sortir, quand la poche se contracte, la même difficulté que le sang du cœur droit ; il s'engage donc dans l'artère aorte et se répand dans l'organisme.

La contraction des deux ventricules ayant cessé, le cœur entre dans une période de repos (diastole). Le sang contenu dans les oreillettes descend dans les ventricules en abaissant la valvule correspondante ; et les oreillettes sont remplies à nouveau, la droite par le sang qui vient des veines caves, la gauche par celui qui vient des veines pulmonaires, et le même mouvement recommence par la contraction (systole) des ventricules.

L'évolution complète de la circulation s'effectue, en moyenne, dans l'espace de trente secondes : cela veut dire que le sang qui part du ventricule gauche par les aortes et qui revient au ventricule droit par les veines caves, qui repart ensuite dans les poumons et en revient, met trente secondes à accomplir ce trajet.

Les phénomènes de la respiration et de la circulation amènent dans l'organisme des échanges et des combustions qui sont la source de la chaleur animale. Cette chaleur varie un peu avec les espèces :

Température moyenne du cheval, 38°.

—   —   du bœuf et du mouton, 38° à 39°.

—   —   des oiseaux, 42° à 44°.

Composition du sang. — Le sang est un liquide légèrement alcalin, d'une couleur rouge plus ou moins foncée, d'une saveur un peu salée.

Il est constitué par deux parties différentes :

L'une est liquide, transparente ; c'est le *plasma*.

L'autre est formée par une multitude de petites molécules microscopiques, les *globules*. Les globules nagent dans le plasma et sont entraînés avec lui dans le torrent de la circulation.

Le *plasma* contient une matière incolore, dissoute dans

le sang vivant, et qui est la *fibrine*. Cette matière se coagule spontanément quand le sang est extrait des vaisseaux, et elle emprisonne les globules ; cette coagulation donne le *caillot*.

Le caillot se sépare de la partie liquide et non coagulable du plasma que l'on appelle le *sérum*.

Les *globules* sont de deux sortes : les globules rouges, les globules blancs.

Les *globules rouges* sont de petits disques aplatis. Ces disques sont recouverts d'une enveloppe colorée ; leur contenu est un liquide visqueux composé de matières albuminoïdes. La matière qui donne la couleur rouge aux globules est l'*hémoglobine* ; c'est sur elle que se fixe l'oxygène dans l'hématose, elle renferme une certaine quantité de sesquioxyde de fer.

Les *globules blancs* sont sphériques et incolores ; ils sont d'un diamètre plus grand que les globules rouges ; leur nombre est beaucoup moins considérable.

Le sang renferme une grande quantité d'eau qui tient en dissolution tous les matériaux solubles du sang. On y trouve des sels de soude, de potasse, de chaux, de magnésie ; de l'oxyde de fer, de l'acide phosphorique, de l'acide sulfurique, etc.

Enfin le sang charrie également des *gaz* : de l'oxygène, de l'acide carbonique et de l'azote.

Le sang veineux et le sang artériel diffèrent absolument au point de vue des proportions de ces gaz qu'ils renferment : le premier est chargé d'acide carbonique et le second d'oxygène, de là leur couleur différente.

CHAPITRE VIII

APPAREIL GÉNITO-URINAIRE

§ 1er. — APPAREIL DE LA DÉPURATION URINAIRE

L'appareil de la dépuration urinaire est chargé d'éliminer du sang les produits de déchet qui proviennent du mouvement et de l'usure de l'organisme, et en même temps quelques produits accessoires ainsi que l'excédent d'eau.

L'urine, dans laquelle se retrouvent ces substances excrémentitielles, est excrétée par les *reins*, transportée au moyen de canaux, les *uretères*, dans un réservoir, la *vessie*, où elle s'accumule avant d'être expulsée au dehors par le canal de l'*urèthre*.

Reins. — Les reins sont deux organes situés dans la cavité abdominale, à droite et à gauche de la région sous-lombaire. Leur position n'est pas rigoureusement symétrique : le rein droit est situé un peu plus en avant que le gauche et s'avance jusqu'au-dessous des deux dernières côtes, tandis que le gauche ne dépasse guère la dernière.

Sous le rapport de la conformation extérieure, les reins du cheval ressemblent à un haricot, ou mieux à un cœur de carte à jouer. Ils sont aplatis de dessus en dessous.

Leur *face supérieure* est lisse. La *face inférieure* présente un grand nombre de sillons dans lesquels rampent des vaisseaux artériels : le rein droit possède un sillon constant.dans lequel est logé le canal de l'uretère.

Le bord interne est profondément échancré; cette échancrure forme la *scissure* ou *hile* du rein. Le *hile* loge les vaisseaux et les nerfs ainsi que l'origine de l'uretère.

Au point de vue de la structure, les reins présentent à étudier :

1º Une tunique d'enveloppe ;

2º Le tissu propre qui constitue les glandes ;

3º Des vaisseaux et des nerfs.

La *tunique d'enveloppe* est une membrane de nature fibreuse.

Le *tissu propre* présente extérieurement une couleur rouge brun. Privé de sa tunique d'enveloppe, il est très friable.

Quand on incise un rein par le milieu et à plat, on constate que le tissu glanduleux n'est pas homogène dans tous les points. Il est très foncé à la périphérie et forme ce qu'on appelle la *couche corticale*.

A partir du milieu jusqu'au bassinet rénal, le tissu du rein prend une teinte couleur lie de vin ; cette partie est nommée *couche médullaire*.

Examiné à l'œil nu, le tissu du rein semble formé par des fibres qui partent de tous les points de la surface extérieure de l'organe pour venir converger vers le bord du bassinet, cavité centrale d'où l'urine passe dans l'uretère. L'examen microscopique montre que ces fibres sont creuses intérieurement, qu'elles sont de véritables canaux, dits *tubes urinifères*.

Au niveau de la couche corticale et au milieu des tubes urinifères, se trouvent de petits corps rougeâtres formés par des vésicules et qu'on appelle les *corpuscules de Malpighi*.

Chaque rein possède une artère et une veine qui sont remarquables par leur volume. Il possède également des nerfs.

Les reins sont les organes de sécrétion de l'urine. De quelle manière s'opère cette sécrétion ? On est d'accord pour croire que la sécrétion urinaire est une simple filtration du sérum sanguin, dans lequel sont renfermés les éléments de l'urine, à travers les parois des vaisseaux des glomérules.

Capsules surrénales. — Ce sont de petits corps appliqués sur la face inférieure des reins. Leur rôle est inconnu.

Uretères. — L'uretère est un canal membraneux du diamètre d'une grosse plume à écrire et qui conduit l'urine du bassinet rénal dans la vessie. Chaque rein a son uretère. Ils partent de chaque bassinet en décrivant une courbe, puis ils suivent une ligne à peu près horizontale sous les muscles des lombes et pénètrent dans le bassin où ils viennent aboutir dans la vessie de la façon suivante :

Ces deux canaux ne s'ouvrent pas directement dans la vessie en traversant d'une seule fois et perpendiculairement les deux membranes qui forment cet organe. L'uretère perce d'abord la membrane externe ou musculaire, parcourt entre celle-ci et la muqueuse (membrane interne) un trajet de deux ou trois centimètres, et il finit par s'ouvrir à la surface interne. Cette disposition a pour but d'empêcher l'urine de refluer lors des efforts d'expulsion.

Le conduit appelé uretère est constitué par trois tuniques :

1° Une *tunique interne* ou *muqueuse* ;

2° Une couche moyenne ou *musculeuse* qui permet au canal de se contracter pour faciliter le transfert de l'urine ;

3° Une tunique externe formée par du tissu conjonctif et des fibres élastiques.

Vessie. — La vessie est un réservoir membraneux logé dans le bassin, où il occupe plus ou moins de place suivant la quantité d'urine qu'il contient. Quand cet organe est trop plein, il déborde le pubis et avance dans la cavité abdominale.

La vessie ressemble à un ovoïde dont la grosse extrémité, tournée en avant, forme un cul-de-sac.

L'autre extrémité se termine en arrière par un rétrécissement fortement prononcé, qu'on appelle le *col de la vessie* et qui donne naissance au canal de l'urèthre. Deux membranes composent la paroi de ce réservoir :

L'*interne* est une muqueuse ;

L'*externe* est de nature charnue.

Le rôle de la vessie est d'une incontestable utilité. C'est un réservoir qui permet l'accumulation de l'urine et l'expulsion intermittente de ce liquide excrémentitiel ; ainsi est évitée aux animaux la position désagréable dans laquelle ils se fussent trouvés si le liquide sécrété par les reins eût coulé au dehors d'une manière continue, au fur et à mesure de sa production.

Canal de l'urèthre. — Le canal de l'urèthre est un conduit à parois membraneuses et érectiles, commençant au col de la vessie et se terminant à l'extrémité de la verge chez le mâle et dans le vagin chez la femelle.

Chez le mâle, en faisant suite au col de la vessie, le trajet du canal de l'urèthre est horizontal. A sa sortie du bassin, il contourne l'ischium, se loge dans le corps caverneux de la verge et arrive à la tête du pénis où il se termine en formant un petit prolongement désigné sous le nom de *tube uréthral*. Nous l'étudierons plus complètement avec les organes de la génération.

Le canal de l'urèthre chez la femelle est excessivement court. Il s'engage sous le muscle sphincter antérieur de la vulve et après un trajet de quelques centimètres dans l'épaisseur de la paroi inférieure du vagin, s'ouvre à l'intérieur de la cavité vulvaire par un orifice recouvert d'une large valvule, le *méat urinaire*.

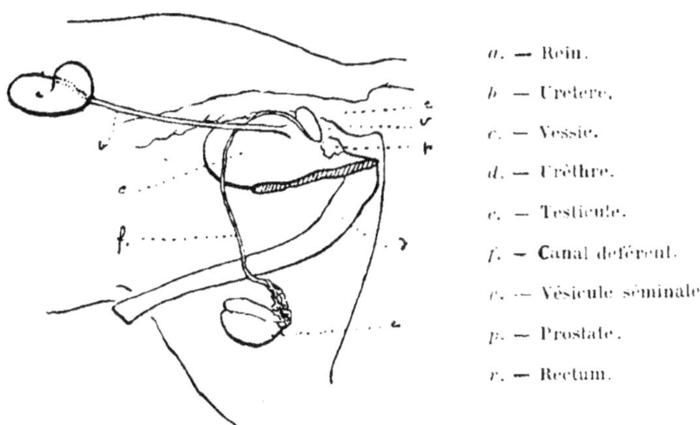

Fig. 23. — Appareil génito-urinaire du mâle (cheval).

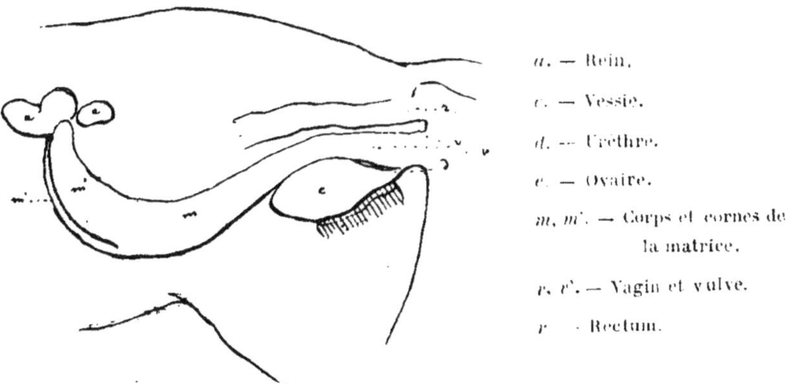

Fig. 24. — Appareil génito-urinaire de la femelle (jument).

§ 2. — APPAREIL DE LA GÉNÉRATION

Dans les règnes organiques, les individus possèdent la faculté de se reproduire et de propager ainsi l'espèce à laquelle ils appartiennent. Chez les animaux domestiques, la *génération* d'un nouvel être exige le concours de deux individus, l'un *mâle*, l'autre *femelle*, qui s'accouplent dans certaines circonstances déterminées. La femelle fournit l'*ovule* et le mâle une liqueur fécondante, le *sperme*, renfermant les *spermatozoïdes*. Ce sont ces spermatozoïdes qui animent le germe femelle et le rendent apte à se développer.

Organes génitaux du mâle.

Les organes génitaux du mâle comprennent : les *testicules*, les *canaux déférents* et le *pénis*.

Testicules. — Les testicules sont deux glandes suspendues de chaque côté de la verge, dans le pli de l'aine, où elles occupent une poche séreuse particulière, la *gaîne vaginale*.

Chaque testicule est de forme ovoïde. Il est logé dans le cul-de-sac de la gaîne vaginale.

La glande testiculaire comporte deux faces, l'*interne* et l'*externe* ; deux bords, un *inférieur* convexe et libre, un *supérieur* qui est droit et se trouve en rapport avec l'épididyme ; deux extrémités, une *antérieure* et une *postérieure*, toutes deux obtuses.

Le testicule, qui est libre dans la gaîne vaginale, est suspendu par son *bord supérieur* au *cordon testiculaire* ; ce cordon est formé par l'accolement des vaisseaux spermatiques avec le canal déférent. Il est contenu lui-même dans la cavité vaginale par un frein qui établit la continuité entre les deux feuillets de la gaîne vaginale.

Il entre dans la *structure* du testicule :

1° Une membrane fibreuse ;

2° Un tissu propre (glande) ;

3° Des vaisseaux et des nerfs.

La *membrane fibreuse* forme une coque épaisse autour du testicule. On la nomme *tunique albuginée*. Elle envoie des prolongements dans le tissu propre.

Le *tissu propre* est constitué par des lobules résultant du pelotonnement de deux ou trois tubes filiformes, ayant jusqu'à un à deux mètres de long. Ces tubes sont appelés *vaisseaux* ou *canalicules séminifères*.

Vaisseaux et nerfs. — Le sang est apporté au testicule par l'artère grande testiculaire. Les veines de cet organe sont très volumineuses.

Les nerfs forment un plexus particulier.

Fonctions. — Les testicules sécrètent le sperme. Le sperme renferme de petits corps longs ayant une tête aplatie, ou lancéolée, et une queue filiforme terminée en pointe. Ce sont les spermatozoïdes qui dans la fécondation jouent le rôle actif.

Enveloppes. — Le testicule est logé, comme nous l'avons dit, dans la cavité vaginale, sorte de cul-de-sac qui provient du péritoine. Mais cette enveloppe n'est pas la seule.

La gaine est entourée d'un *muscle* appelé *crémaster* qui par sa contraction permet au testicule de remonter.

Le muscle crémaster est revêtu d'une calotte de tissu élastique qu'on nomme le *dartos*. Enfin le dartos est recouvert par la peau, qui est très fine dans cette région et qui constitue le *scrotum*.

Appareil d'excrétion du sperme. — L'*épididyme* est le commencement du canal qui est chargé de sécréter le sperme ; c'est un corps allongé d'avant en arrière, appliqué contre le bord supérieur du testicule. Les deux extrémités sont renflées et adhèrent à la glande.

L'épididyme est constitué par un long conduit replié un grand nombre de fois sur lui-même, qui se termine au lobe postérieur par un canal nommé *canal déférent*.

Canal déférent. — Ce canal d'abord flexueux devient rectiligne. Il est alors de la grosseur d'une plume à écrire : il s'accole aux vaisseaux spermatiques, pénètre l'abdomen, gagne l'entrée du bassin où il croise obliquement la direction de l'uretère. Puis il s'infléchit en arrière, se place au-dessus de la vessie, se renfle et se prolonge jusqu'au col de cet organe où il se termine ; après avoir pénétré en se rétrécissant sous la glande *prostate* et avoir reçu la vésicule séminale, le canal déférent se continue par les canaux *éjaculateurs*.

Les *vésicules séminales* sont deux poches ovoïdes placées dans la cavité pelvienne au dessus de la vessie et du canal déférent où elles aboutissent par leur extrémité postérieure.

Le *canal éjaculateur* est un conduit très court qui succède à la vésicule séminale après que celle-ci s'est abouchée avec le canal déférent ; ces deux canaux vont s'ouvrir dans l'intérieur de l'urèthre.

L'*urèthre* est un canal membraneux qui est logé dans une gouttière formée par le *pénis* ou la verge. Ce canal sert également à l'expulsion de l'urine et du sperme.

Pénis. — Le pénis ou verge, organe de copulation du mâle, résulte de l'accolement du corps caverneux et de la portion spongieuse du canal de l'urèthre.

Corps caverneux. — C'est une tige *érectile* formée par une enveloppe blanche fibreuse élastique, contenant de nombreuses aréoles veineuses qui, par l'apport du sang, lui permettent de se gonfler (érection).

La verge commence au niveau de l'arcade ischiale, descend entre les cuisses, passe entre les deux testicules et se prolonge sous le ventre où elle se termine par une extrémité libre appelée tête du pénis.

Le derme qui recouvre la tête de la verge est riche en nerfs.

La verge est logée dans le fourreau.

Le *fourreau* est une cavité formée par un repli de la peau abdominale.

Chez le taureau, la verge décrit au niveau du pubis deux courbures successives qu'on nomme l'S pénienne. La pointe de l'organe est fortement effilée.

Organes génitaux de la femelle.

Ces organes rappellent ceux du mâle par leur disposition générale. Ainsi on trouve chez la femelle :

1° Deux organes sécréteurs analogues aux testicules. Ce sont les *ovaires* ;

2° La *trompe utérine*, disposée comme l'épididyme et le canal déférent en un tube flexueux dans lequel s'engage l'ovule à sa sortie de l'ovaire ;

3° L'*utérus*, réservoir formé de deux moitiés accolées et où séjourne le germe pour y prendre son développement ;

4° Le *vagin*, canal membraneux analogue à l'urèthre qui reçoit le pénis pendant l'accouplement. L'ouverture extérieure du vagin s'appelle vulve ;

5° Enfin les femelles présentent des glandes particulières qui existent chez beaucoup de mâles à l'état de vestige. Ce sont les *mamelles*.

Ovaires. — Les ovaires sont deux corps ovoïdes, plus petits que les testicules, mais de même forme ; ils sont renfermés dans la cavité abdominale et suspendus à la région sous-lombaire un peu en arrière des reins. L'organisation des ovaires comprend une *tunique fibreuse* exactement semblable à celle qui revêt les testicules ; un *tissu propre*, grisâtre, plus ou moins marbré, qui renferme dans son sein, surtout à la périphérie, des vésicules qui, arrivées à leur maturité, sont remplies d'un liquide transparent. A l'époque de leur maturité, ces vésicules, dites *vésicules de de Graaf*, font saillie sous la tunique des ovaires; elles crèvent au moment des chaleurs ou du rut en laissant échapper l'ovule qui peut alors être fécondé par le sperme du mâle au moment de l'accouplement.

L'ablation des ovaires constitue ce qu'on nomme la castration des femelles. Elle se pratique chez la truie pour la facilité de l'engraissement; chez la vache pour conserver la production du lait sans fécondation ; chez la jument et chez les mâles pour modifier leur caractère lorsque ces femelles sont devenues méchantes ou agressives.

Trompes utérines. — Chaque ovaire possède une trompe, petit canal flexueux qui part de l'ovaire et aboutit à la corne de l'utérus.

La trompe utérine saisit l'ovule et le transporte dans la matrice.

Utérus. — L'utérus est un sac membraneux dans lequel arrive l'ovule et où il se développe après fécondation.

L'utérus est situé dans la cavité abdominale à l'entrée du bassin, où son extrémité postérieure est engagée. Il est suspendu à la région lombaire par de larges replis qu'on désigne sous le nom de *ligaments larges.*

Dans sa moitié postérieure, la matrice représente un réservoir cylindrique nommé *corps de l'utérus.* L'autre moitié de l'organe, l'antérieure, est bifide, c'est-à-dire divisée en deux cornes recourbées en haut. C'est dans l'extrémité de chaque corne qu'aboutit la *trompe utérine.*

Dans la matrice se développe l'embryon. C'est sur la membrane interne de cet organe (membrane muqueuse) que l'œuf se greffe par son appareil placentaire, pour puiser indirectement dans le sang de la mère les matériaux nécessaires à son développement.

Vagin. — Le vagin est un canal membraneux faisant suite à l'utérus et se terminant en arrière à la *vulve*.

Il est séparé de l'utérus par une saillie du col utérin, le *museau de tanche*, formée par des replis transversaux de la muqueuse

Deux couches membraneuses le forment : une interne muqueuse et une externe musculaire.

Le vagin reçoit l'organe mâle pendant l'accouplement et livre passage au fœtus à l'époque de l'accouchement.

Vulve. — La *vulve* est l'orifice extérieur du vagin ; elle se trouve située immédiatement au-dessous de l'anus.

C'est une fente allongée verticalement, qui présente deux lèvres et deux commissures. La face externe des lèvres est recouverte d'une peau fine. L'interne est tapissée par une muqueuse.

En dedans de la commissure inférieure se trouve le *clitoris*, sorte de pénis rudimentaire qui est érectile au moment de l'accouplement.

Mamelles. — Les mamelles sont des organes glanduleux chargés de sécréter le liquide qui doit nourrir le jeune sujet dans les premiers mois qui suivent la naissance. Les mamelles prennent un grand développement vers la fin de la gestation et elles entrent en sécrétion après la mise bas ; elles se tarissent et diminuent de volume quand la période d'allaitement est terminée.

Les glandes mammaires sont constituées par :

1° Une enveloppe cutanée très fine ;

2° Une enveloppe fibreuse jaune ;

3° Un tissu glandulaire :

4° Des sinus ou réservoirs galactophores ;

5° Des canaux excréteurs proprement dits ou les conduits du mamelon.

C'est le tissu glandulaire qui présente le plus grand intérêt. Ce tissu se décompose en grains ou *acinis* rassemblés en grappes sur les canaux lactifères.

Les canaux lactifères se jettent les uns dans les autres et finissent par constituer un certain nombre de canaux principaux qui aboutissent à un réservoir qui porte le nom de *sinus galactophore*.

Placés à la base du mamelon, les sinus galactophores sont généralement au nombre de deux principaux, quelquefois trois et même quatre, communiquant ensemble presque toujours et prolongés dans les mamelons par un nombre égal de canaux excréteurs par lesquels s'échappe le lait.

Les mamelles sont très abondamment irriguées. Aussi les vaisseaux qui y arrivent sont-ils très volumineux, surtout quand les glandes sont dans leur période de sécrétion.

La jument et l'ânesse ont *deux* mamelles inguinales ;

La vache, *quatre* ;

La brebis et la chèvre, *deux* ;

La truie et la chienne, de *dix à quatorze* mamelles, disposées latéralement depuis la région pubienne jusqu'au thorax.

Fécondation. — L'ovule, enfermé dans la vésicule de de Graaf, contient une cellule dite *germinative* et un vitellus nutritif qui est appelé à fournir les premiers matériaux de son développement. Cette cellule germinative est le véritable germe du nouvel individu. Mais ce germe ne peut se développer que s'il est fécondé par les spermatozoïdes du mâle qui s'avancent à sa rencontre en cheminant dans le liquide qui baigne les parois de l'utérus.

§ 3. — DÉVELOPPEMENT DU FŒTUS. — ENVELOPPES FŒTALES

L'ovule, fécondé par les spermatozoïdes, se fixe sur la muqueuse de l'utérus ; vers le dixième jour, il mesure, chez la jument, de 7 à 9 millimètres de diamètre et se compose de trois feuillets emboîtés l'un dans l'autre, le feuillet supérieur, le feuillet moyen et le feuillet inférieur.

Le *feuillet supérieur* ou *séreux* fournira les éléments nécessaires au développement du système nerveux, des yeux, des oreilles, des os, des cartilages, des ligaments, des muscles rouges, de la peau et d'une enveloppe du fœtus, l'*amnios*.

Le *feuillet moyen* ou *vasculaire* préside à la formation de l'appareil vasculaire (cœur, artères, veines, vaisseaux lymphatiques).

Le *feuillet inférieur* ou *muqueux* concourt à la formation des appareils digestif et respiratoire, ainsi qu'à celle d'une enveloppe fœtale, l'*allantoïde*.

Au milieu de ces feuillets existe une raie étroite qui est le *germe*, ou *cellule germinative*. A l'une des extrémités de cette raie se trouve la tête, à l'autre la queue de l'embryon. Peu à peu, toutes les parties constituantes du corps se forment et s'accroissent aux dépens des éléments nutritifs fournis par le sang de la mère. Ces matériaux arrivent par le mécanisme suivant :

Chez tous les mammifères, le fœtus est entouré par deux membranes formant deux sacs complets contenus l'un dans l'autre ; l'externe est le *chorion*, l'interne, l'*amnios*. Tous deux, le premier surtout, soutiennent le cordon vasculaire par lequel le fœtus est mis en rapport avec sa mère.

Le *chorion* porte à sa surface externe de nombreuses productions vasculaires disposées précisément dans ce but ; la muqueuse utérine en présente d'analogues et c'est par le contact de ces deux systèmes capillaires que l'arrivée du sang s'effectue.

Chez les *ruminants,* les appendices de la muqueuse utérine sont épais et supportés par un pédoncule. Ces *cotylédons,* peu développés chez les femelles qui ne sont pas pleines, atteignent pendant la gestation des dimensions relativement grandes, parfois trois à quatre centimètres de diamètre. C'est avec ces cotylédons que le chorion fait corps d'une façon intime avec la matrice et, grâce à cette adhérence, le sang de la mère parvient au fœtus par l'intermédiaire des vaisseaux du cordon ombilical.

Souvent, il arrive après l'accouchement que les enveloppes ne sont pas expulsées avec le fœtus ; cela tient à ce que le chorion reste encore adhérent aux cotylédons. Cet accident peut entraîner parfois la mort de l'animal, si le vétérinaire n'intervient pas pour enlever le *délivre* ou pour faire pratiquer des injections antiseptiques dans la matrice.

Chez la *jument,* la face externe du chorion est entièrement recouverte de papilles courtes qui adhèrent à la muqueuse utérine. Cette adhérence est faible, aussi les cas de non-délivrance sont-ils beaucoup plus rares et moins graves que chez la vache.

L'*amnios* forme un deuxième sac complet autour du fœtus. Celui-ci flotte dans ce sac au sein d'un liquide dont l'abondance varie avec l'époque de la vie fœtale. Ce liquide amniotique est sécrété par la paroi même du sac.

Entre le chorion et l'amnios se développent deux poches, l'*allantoïde* et la *vésicule ombilicale.*

L'*allantoïde* est en communication directe avec la vessie du fœtus au moyen d'un canal dit de *l'ouraque,* lequel fait partie du cordon ombilical. On voit quelquefois chez les jeunes veaux l'ouverture de l'ouraque persister à l'ombilic et l'urine continuer à s'écouler par cette voie.

La *vésicule ombilicale* existe dans les premiers temps de la vie du fœtus, et disparaît au fur et à mesure que l'allantoïde se développe.

Cordon ombilical. — On désigne sous le nom de cordon ombilical l'ensemble des vaisseaux qui établissent les rapports du fœtus avec ses enveloppes et la matrice elle-même. Ce cordon contient en outre le canal de l'ouraque, qui vient de la vessie du fœtus, et va, entre le chorion et l'amnios, former l'allantoïde.

CHAPITRE IX

APPAREIL DE L'INNERVATION

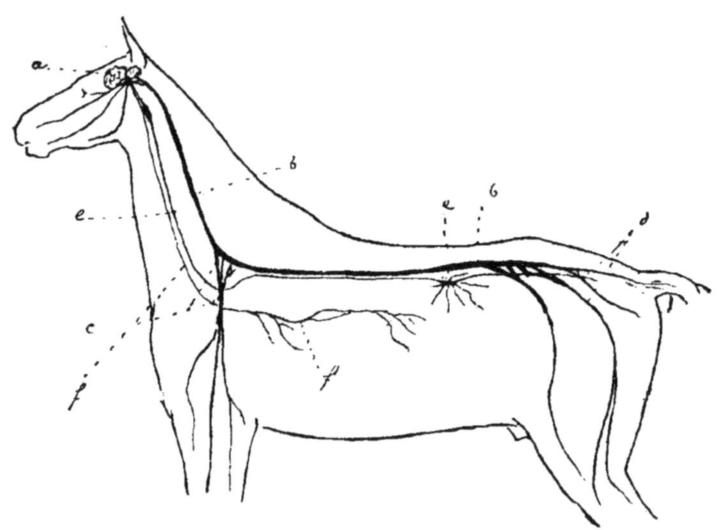

Fig. 25.

a. Cerveau et cervelet. — *b.* Moelle épinière. — *c.* Nerfs des membres antérieurs. — *d.* Nerfs des membres postérieurs. — *e.* Grand sympathique. — *f.* Pneumo-gastrique.

Il faut, pour que toutes les fonctions précédentes puissent s'accomplir, qu'une excitation vienne, mette en jeu les organes, en coordonne les mouvements dans chaque appareil, et les règle même dans tout l'organisme. Cette excitation, cette régulation sont fournies par le *système nerveux*.

§ 1ᵉʳ. — ANATOMIE DU SYSTÈME NERVEUX

L'appareil de l'innervation comprend une partie centrale et une partie périphérique.

La partie centrale représente une tige très allongée, logée dans le canal rachidien de la colonne vertébrale ; elle est renflée à son extrémité antérieure (cerveau) qui occupe la cavité cranienne. On lui donne le nom d'*axe cérébro-spinal*.

La partie périphérique comprend une double séri symétrique de branches qui s'échappent latéralemen de l'axe cérébro-spinal. Ces branches et leurs rameau constituent les *nerfs*.

Cerveau. — Le cerveau est logé dans la boite cranienne cavité irrégulièrement ovoïde dont les parois sont formées par le frontal, le pariétal, l'occipital, l'ethmoïde, le sphénoïde et le temporal.

Le cerveau représente une masse également ovoïde, allongée d'avant en arrière et légèrement déprimée de dessus en dessous.

L'ensemble du cerveau ou *encéphale* comprend :

a) Le cerveau proprement dit ;

b) Le cervelet ;

c) L'isthme de l'encéphale.

a) Le *cerveau proprement dit* est divisé par une scissure médiane en deux lobes, ayant chacun deux faces, l'une supérieure, l'autre inférieure, et deux extrémités, l'une antérieure, l'autre postérieure ; l'extrémité postérieure répond au cervelet.

On donne le nom de *circonvolutions cérébrales* à des saillies arrondies, formées par la couche externe du cerveau : ces saillies sont séparées par des sillons.

Sur une coupe, on constate que deux substances entrent dans la composition du cerveau :

Une substance grise qui forme la couche externe, corticale :

Une substance blanche qui constitue le reste de l'organe.

Les hémisphères cérébraux sont le siège de l'intelligence.

b Le *cervelet* constitue le renflement postérieur de l'encéphale ; c'est une masse impaire qui est séparée du cerveau par une cloison transversale, la *tente du cervelet*. Il est logé dans le compartiment postérieur de la boîte cranienne.

Comme le cerveau, le cervelet est constitué à sa périphérie par de la substance grise et à son centre par de la substance blanche.

c On désigne sous le nom d'*isthme* un prolongement prismatique qui part des hémisphères cérébraux, supporte le cervelet et se continue par le *bulbe rachidien*, épais cordon de couleur blanche qui marque le commencement de la moelle épinière.

L'encéphale, ainsi que tout l'axe cérébro-spinal, est renfermé dans *trois* enveloppes ou *méninges* qui le séparent des parois de sa boîte osseuse.

On distingue ces enveloppes en méninge externe ou dure-mère, méninge moyenne ou arachnoïde, méninge interne ou pie-mère.

La *dure-mère*, la plus externe des enveloppes, tapisse les parois de la cavité cranienne et du canal rachidien ; c'est un étui protecteur.

Elle se prolonge entre les deux hémisphères cérébraux, dans la scissure médiane.

L'*arachnoïde* est une membrane séreuse analogue aux plèvres ; elle est composée de deux feuillets, entre lesquels se trouve le liquide *céphalo-rachidien*.

La *pie-mère* est l'enveloppe propre du cerveau et de tout l'axe cérébro-spinal; c'est une membrane très mince et très vasculaire.

Moelle épinière. — La moelle épinière est la portion des centres nerveux qui occupe le canal rachidien : elle fait suite au bulbe. C'est un gros cordon blanc, commençant au niveau du trou occipital et se terminant un peu en arrière de la région sacrée des vertèbres.

De chaque côté, elle donne naissance, sur tout son trajet, aux nerfs qui se distribuent dans le corps ; ces nerfs sortent du canal rachidien par les trous de conjugaison des vertèbres.

La moelle est recouverte et protégée par les mêmes enveloppes que l'encéphale.

Sur sa longueur, la moelle épinière présente deux renflements qui méritent d'attirer l'attention : le premier compris entre la cinquième vertèbre cervicale et la deuxième vertèbre dorsale est désigné sous le nom de *bulbe* ou *renflement brachial* ; c'est de là que partent les nerfs se distribuant aux membres antérieurs.

Le second, situé dans la région lombaire, donne naissance aux nerfs des membres postérieurs.

Quand on sectionne transversalement la moelle, on voit qu'elle est pourvue d'une cavité intérieure. Cette cavité est le *canal central*.

L'axe spinal est divisé en deux cordons latéraux qui sont chacun le prolongement de l'hémisphère cérébral correspondant. La partie extérieure de chaque cordon est constituée à l'inverse du cerveau et du cervelet, par de la substance blanche; celle-ci est divisée en trois faisceaux : un *supérieur* d'où partent les racines supérieures des nerfs ; ce faisceau est *sensitif ;* un *médian* et un *inférieur* qui donnent naissance aux racines nerveuses inférieures, *motrices.* La substance grise est centrale ; son rôle est de faire parvenir à l'encéphale les impressions perçues par les nerfs sensitifs.

Nerfs. — Les nerfs représentent la portion périphérique du système nerveux. Ce sont des cordons fins et déliés, ramifiés dans toutes les parties du corps et prenant leur origine sur l'axe cérébro-spinal, dans l'encéphale, ou le long de la moelle épinière.

Chaque nerf est formé par un assemblage de tubes, entre lesquels cheminent des vaisseaux et que réunit du tissu conjonctif.

En égard à la fonction qu'ils accomplissent, les nerfs se partagent en deux groupes :

1° Les nerfs cérébro-spinaux ou de la vie de relation ;

2° Les nerfs ganglionnaires ou de la vie organique.

Les nerfs *cérébro-spinaux* émanent directement de l'axe médullaire ; et d'après leur point d'émergence, on les distingue en nerfs *crâniens* ou *encéphaliques* et en nerfs *spinaux* ou *rachidiens.*

Les nerfs olfactifs, optiques, acoustiques, pharyngiens, etc., sont des nerfs encéphaliques ; les membres et le tronc reçoivent la sensibilité et le mouvement des nerfs spinaux.

Les nerfs *ganglionnaires* ou de la vie organique émergent du *grand sympathique.*

L'appareil nerveux constitué par le grand sympathique a pour base deux longs cordons qui s'étendent de la tête à la queue, sous la colonne vertébrale, à droite et à gauche du corps des vertèbres. Chaque cordon présente sur sa longueur de nombreux petits renflements, ou ganglions, ce qui lui donne l'aspect d'une chaine. Ces ganglions correspondent avec les troncs nerveux sortant de l'axe cérébro-spinal et les filets qui en partent se rendent à tous les organes de la vie organique : poumons, cœur, intestin, vessie, etc.

§ 2. — FONCTION DE L'INNERVATION

Le système nerveux, tel que nous venons d'en esquisser les dispositions fondamentales, est l'agent déterminant des mouvements volontaires et involontaires (grand sympathique), le siège de la sensibilité générale, de la perception sensorielle, des facultés intellectuelles : il tient également en partie sous sa dépendance la fonction de nutrition.

Les nerfs servent d'agents de transmission à deux sortes de courants : les uns qui vont de la périphérie aux centres nerveux ; les autres qui vont des centres nerveux à la périphérie. Les premiers sont *centripètes*, les seconds *centrifuges*.

C'est par les courants centripètes que les sensations éprouvées à la surface sont transmises aux centres nerveux, qui, par les courants centrifuges, président aux mouvements que cette sensation détermine.

Exemple : lorsque l'on approche son doigt trop près du feu et qu'on le retire pour éviter une brûlure, l'impression de chaleur déterminée à la surface de la peau chemine par les nerfs, jusqu'aux centres nerveux où elle est perçue ; puis le centre nerveux impressionné réagit, envoie une excitation aux muscles du bras qui se contractent pour retirer la main ; c'est une excitation motrice centrifuge venue des racines inférieures des nerfs.

On donne le nom d'*action réflexe* au phénomène nerveux, par lequel des *mouvements* succèdent à des *impres-*

sions sans que celles-ci aient été senties ou perçues.

Exemple : le cheminement des matières alimentaires, depuis l'œsophage jusqu'au rectum, est déterminé par une action réflexe. L'aliment impressionne les nerfs sensitifs de l'appareil digestif et la couche musculaire de cet appareil entre en contraction. C'est de même par action réflexe que la vessie aide à l'expulsion de l'urine. Ces actions sont sous la dépendance du grand sympathique.

CHAPITRE X

APPAREILS DES SENS

L'on vient de voir que les nerfs sensitifs conduisent à l'encéphale les excitations qu'ils perçoivent à l'extérieur (courant centripète). Or, ces excitations, ces sensations sont perçues par des organes d'une nature particulière, répartis en différents points du corps, ou groupés dans des points spéciaux et dont l'ensemble constitue les appareils des sens.

Ces appareils sont au nombre de cinq :

Le toucher,

Le goût,

L'odorat,

La vision,

L'ouïe.

Appareil du toucher. — Le sens du toucher est préposé à l'appréciation des sensations tactiles, et, d'une façon moins directe, à celle des variations de température.

Cet appareil est formé par les terminaisons des nerfs sensitifs, dispersées dans le tégument externe, la *peau*. Celle-ci représente donc dans son ensemble l'organe du toucher, mais elle offre certaines régions privilégiées dans lesquelles la sensibilité est plus exaltée qu'ailleurs, les extrémités des membres et les lèvres, particulièrement chez l'homme.

Nous allons étudier sommairement la peau et ses différents appendices ou *phanères* : poils et productions cornées.

Peau. — La peau se compose de deux parties, le *derme* et l'*épiderme*.

Le *derme* forme presque toute l'épaisseur de la membrane. Sa face interne adhère d'une façon plus ou moins intime aux parties sous-jacentes par l'intermédiaire du tissu *cellulaire* ou *conjonctif*. La face externe est recouverte par l'épiderme ; elle est percée de trous qui livrent passage aux poils ainsi qu'aux canaux d'excrétion des glandes *sudoripares* et *sébacées*. Cette face externe présente en outre une multitude de petites élevures, désignées sous le nom de *papilles* et dans lesquelles aboutissent les extrémités nerveuses, et des vaisseaux capillaires.

Le derme n'a pas, en tous ses points, une égale épaisseur ; il est beaucoup plus mince dans les points déjà protégés par leur situation même, que dans ceux qui sont en rapport incessant avec les agents extérieurs d'excitation ; ainsi le dessous du ventre, la face interne des cuisses ; il est encore très mince au pourtour des ouvertures naturelles, naseaux, anus, vulve, où il se confond insensiblement avec la membrane muqueuse qui tapisse les cavités correspondantes ; de cette façon, aussi, les orifices peuvent acquérir, dans leur dilatation et leur resserrement, la flexibilité nécessaire.

Les *papilles* du derme se distinguent en papilles vasculaires et en papilles nerveuses ; ces dernières abondent dans les points où s'exerce surtout l'acte du toucher.

La peau possède deux sortes de *glandes* : les *glandes sudoripares* et les *glandes sébacées*.

Les *glandes sudoripares* sont situées dans la couche profonde du derme et dans le tissu conjonctif sous-cutané : leur canal excréteur traverse la peau et conduit à la surface la *sueur* excrétée.

Les *glandes sébacées* sont accolées à la base des poils : chaque poil en possède deux ; elles sécrètent une matière grasse, onctueuse, de nature complexe, dont le *suint* du mouton peut être pris comme type.

L'*épiderme* est une mince pellicule qui recouvre la face superficielle du derme : cette pellicule est privée de nerfs et de vaisseaux ; elle est formée de cellules aplaties en lamelles ; elle loge les papilles et s'enfonce dans les canaux excréteurs des glandes de la peau.

La *couche profonde* de l'épiderme, ou *corps muqueux de Malpighi*, se compose de cellules molles renfermant des granulations pigmentaires qui donnent à la peau sa coloration. Quand elles font défaut, la peau prend une teinte rose pâle (taches de ladre.) La couche *superficielle* ou *couche cornée* est constituée par des cellules dures, aplaties.

Poils. — Les poils sont des filaments déliés qui forment par leur ensemble le revêtement extérieur de la peau des animaux. Chez le cheval, on doit distinguer les *crins* des poils proprement dits.

Les *poils* sont fins et courts, surtout dans les régions où la peau est mince ; ils sont appliqués les uns sur les autres et répandus sur toute la surface du corps en une couche continue d'égale épaisseur.

Les *crins* sont durs, longs et flottants ; ils occupent le sommet de la tête (toupet), le bord supérieur de l'encolure (crinière), la partie postérieure du boulet (fanon), ils enveloppent l'appendice caudal (queue). Ceux du bord libre des paupières sont les *cils* ; autour des lèvres, ils deviennent des organes de tact, ce sont les *tentacules*.

La *laine* est un poil fin, long et onduleux ; les *soies* sont des poils durs et rigides (sanglier, porc).

Les poils sont implantés dans l'épaisseur du derme et quelquefois même dans les tissus sous-cutanés. Ils sont enveloppés à leur base dans une cavité, le *follicule pileux*, au fond duquel arrivent les éléments nécessaires à la nutrition et l'accroissement du poil. La partie logée dans le follicule est la *racine*; renflée à sa base, elle forme le *bulbe du poil* qui recouvre au fond du follicule la *papille* ou *germe du poil*.

Le poil est constitué par trois couches superposées : l'*épiderme*, la *substance corticale* et la *substance médullaire*.

La *substance médullaire* remplit une étroite cavité qui occupe la partie centrale du poil depuis le bulbe jusqu'à la pointe.

Deux *glandes sébacées* et un *faisceau musculaire lisse* sont annexés au follicule pileux. Quand les faisceaux musculaires se contractent, le poil se hérisse, la peau se soulève à sa base (chair de poule).

Les poils et les crins des animaux sont de couleurs variées : c'est à l'ensemble de ces couleurs que l'on donne le nom de *robes* ou *pelages* (V. *Extérieur*).

Appendices cornés. — Les tissus cornés forment plusieurs groupes :

Le premier comprend les cornes frontales des ruminants ;

Le second, les châtaignes des solipèdes ;

Le troisième, l'enveloppe protectrice de l'extrémité des doigts, c'est-à-dire les ongles des carnassiers et des rongeurs, les onglons du porc et des ruminants, les sabots du cheval, de l'âne, du mulet, etc.

Les sabots des solipèdes et les onglons du bœuf offrent un très grand intérêt à cause de leur importance dans la locomotion ; nous les retrouverons en Extérieur.

Appareil du goût. — Le sens du goût est celui qui préside à l'appréciation de la saveur, des propriétés sapides des corps.

La muqueuse de la langue, dans laquelle se terminent des nerfs spéciaux, représente l'organe du goût.

Les papilles de la langue, où s'effectuent les terminaisons nerveuses, sont le siège immédiat du sens gustatif.

Appareil de l'odorat. — Le sens de l'odorat permet aux animaux de percevoir les odeurs.

Son siège réside dans la *membrane pituitaire* qui tapisse les fosses nasales.

Appareil de la vision. — L'appareil de la vision a pour siège le *globe de l'œil* à la partie postérieure duquel vient se terminer le *nerf optique* qui s'épanouit en une mince membrane, la *rétine*.

L'ensemble de l'œil est constitué par des *membranes* et des substances fluides ou *milieux de l'œil*.

Membranes. — 1° La *sclérotique* blanche, très solide, qui forme les quatre cinquièmes de la coque extérieure de l'œil ;

2° La *cornée transparente* formant la partie antérieure ou *vitre* de l'œil et permettant la pénétration dans celui-ci des rayons lumineux. Elle est maintenue dans la sclérotique dont l'ouverture est, à cet effet, taillée en biseau ;

3° La *choroïde*, membrane de couleur foncée qui tapisse intérieurement la sclérotique. Par sa face interne elle répond à la rétine ;

4° L'*iris*, membrane placée en avant du cristallin et percée à son centre d'une ouverture elliptique, la *pupille*, qui peut se resserrer ou se dilater suivant l'intensité des rayons lumineux ;

5° La *rétine* ou expansion terminale du nerf optique,

qui recouvre la face interne de la choroïde. C'est elle qui perçoit les impressions lumineuses que le nerf optique transmet aux centres nerveux.

Milieux. — 1° Le *cristallin* qui représente une lentille transparente, moins convexe sur la face antérieure que sur la postérieure ;

2° Le *corps vitré* ou *humeur vitrée*, sorte de gelée transparente qui occupe la cavité comprise en arrière du cristallin :

3° L'*humeur aqueuse* qui est renfermée dans la partie de l'œil située en avant du cristallin.

Le globe oculaire est mû dans la *cavité orbitaire* par des *muscles* spéciaux et protégé par les *paupières* qui portent les *cils*. Le *corps clignotant*, qui fait saillie quand l'œil s'enfonce dans l'orbite, a pour but d'entretenir la propreté de la cornée transparente.

Sont annexés, en outre, au globe oculaire les *glandes lacrymales* et les *canaux lacrymaux*. Ces derniers se terminent sur la surface cutanée de l'entrée de la narine.

Appareil de l'audition. — Les agents essentiels du sens de l'ouïe sont les *nerfs acoustiques*. Leurs ramifications terminales aboutissent dans l'*oreille interne*, système de cavités mises en communication avec l'extérieur par l'*oreille moyenne* et l'*oreille externe*.

L'*oreille interne* comprend le *vestibule*, les *canaux demi-circulaires* et le *limaçon* qui forment le *labyrinthe osseux* et auxquels correspondent trois parties analogues formant le *labyrinthe* membraneux.

Chacun de ces labyrinthes renferme un liquide spécial.

La partie la plus intéressante de l'*oreille moyenne* est constituée par la *caisse du tympan* qui renferme la chaîne des petits osselets de l'oreille : *marteau, enclume, lenticu-*

laire et *étrier*, et que ferme extérieurement la *membrane du tympan*.

Les *trompes d'Eustache* mettent cette cavité en communication avec le pharynx.

Chez les solipèdes, aux trompes d'Eustache sont adjoints deux vastes sacs membraneux, les *poches gutturales*.

L'oreille externe comprend le *conduit auditif externe* à l'intérieur duquel est sécrété le *cérumen* ; et la *conque* ou *pavillon* que des muscles particuliers rendent plus ou moins mobile suivant les espèces, et que tapissent intérieurement des poils fins et serrés.

DEUXIÈME PARTIE

EXTÉRIEUR DES ANIMAUX DOMESTIQUES

GÉNÉRALITÉS

L'étude de l'*Extérieur* comprend l'ensemble des connaissances qui permettent de reconnaître par l'examen d'un animal ses bonnes ou mauvaises qualités et les particularités de conformation qui le rendent apte à tel ou tel service (Lecoq).

Cette étude est basée sur l'ensemble des faits anatomiques et physiologiques que nous venons d'exposer. Comme elle a pour but de rendre saisissables les différences qui existent entre les animaux de la même espèce, ou de la même race, on peut la définir « *l'étude des caractères individuels* ».

Dans le langage de l'extérieur, on emploie souvent les deux mots de *bonté* et de *beauté* que l'on regarde généralement comme synonymes. Ils le sont en effet quand on considère une région isolément ; mais cette synonymie cesse quand il s'agit d'apprécier l'animal de service. On comprend immédiatement, en effet, que la *beauté* du cheval de trait n'est pas celle du cheval de selle, et que bien que très différents ces deux animaux peuvent être

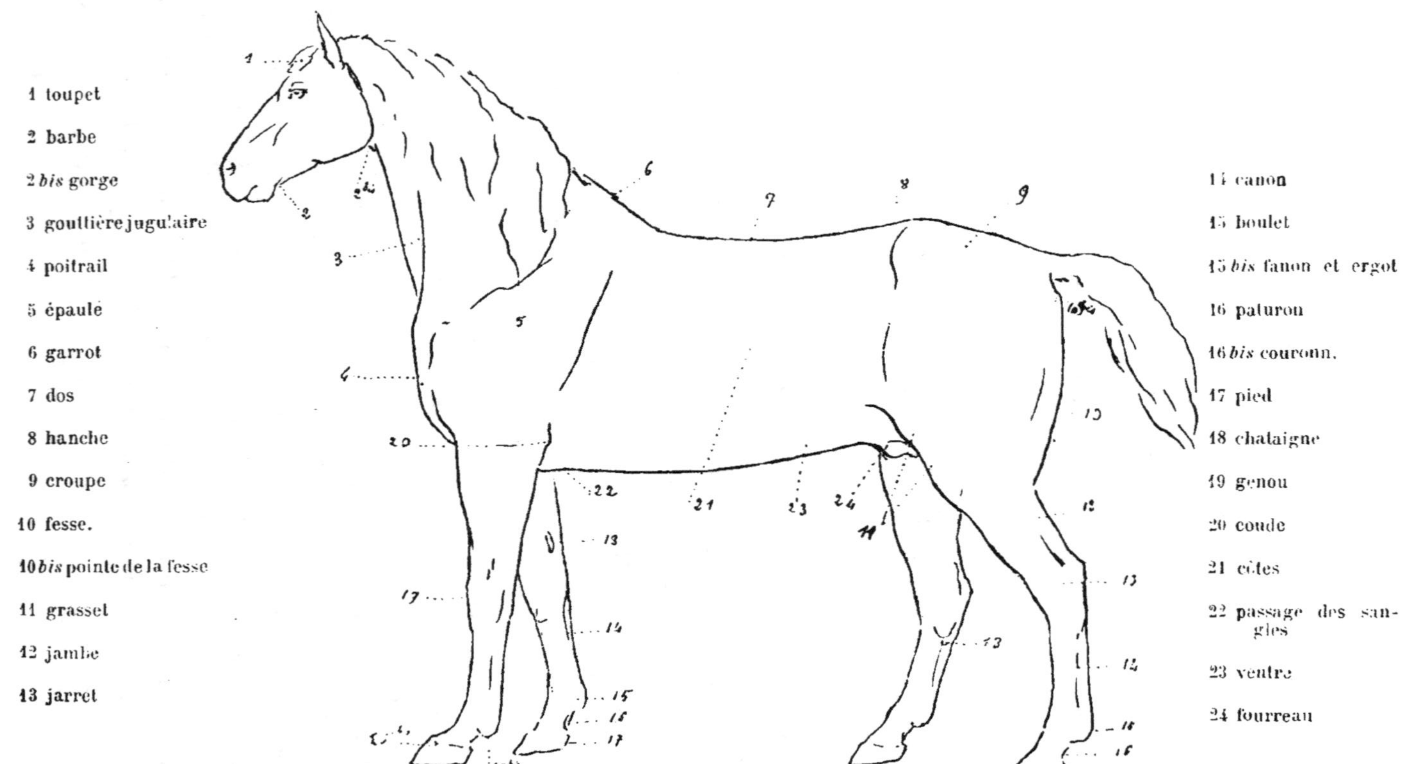

Fig. 26. — Les régions chez le cheval.

également *bons*. La belle conformation du bœuf de travail n'est pas celle du parfait animal de boucherie : un bouledogue à face et poitrail larges et membres courts est aussi beau qu'un grand lévrier mince à museau allongé.

Dans ce cas, *beauté* est synonyme d'*harmonie* : un animal quelconque sera *harmonique* quand toutes ses parties concourront heureusement à lui donner une conformation déterminée, quand aucune de ces parties ne sera en désaccord avec le reste.

Les hippologues ont eu tort de ne considérer chez le cheval qu'un seul type réalisant l'idéal de beauté, celui dont toutes les lignes sont droites et régulières. Une tête concave est aussi belle qu'une tête carrée, pourvu seulement qu'elle soit portée par une encolure également concave fixée sur un tronc arrondi, légèrement ensellé, etc. De même une tête convexe s'harmonise parfaitement avec une encolure convexe, un dos convexe, une croupe oblique, etc. ; et ces conformations ne deviennent vraiment des *défectuosités* que lorsqu'elles sont associées avec d'autres parties d'un aspect différent : une tête courte et concave, au bout d'une longue encolure convexe, etc.

Cette idée, que nous ne faisons qu'indiquer parce que son développement nous entraînerait trop loin, va cependant nous guider dans l'examen que nous allons faire des différentes régions du corps (fig. 26).

Bourgelat, étudiant plutôt le cheval de selle, divise le corps en trois parties : l'*avant-main*, le *corps*, l'*arrière-main*. Nous préférons la division actuelle en *tête*, *tronc* et *membres*, qui a l'avantage de s'appliquer à tous les animaux.

Chacune de ces sections comprend plusieurs régions que nous allons maintenant considérer en détail.

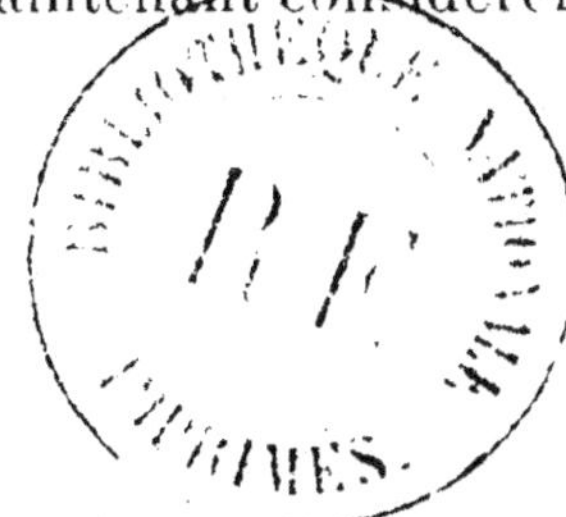

CHAPITRE PREMIER

TÊTE

La tête étant placée à l'extrémité de l'encolure, comme à celle d'un bras de levier, son poids, sa direction, ses mouvements exercent une influence certaine sur la façon dont l'animal se tient immobile et sur celle dont il se comporte pendant les allures.

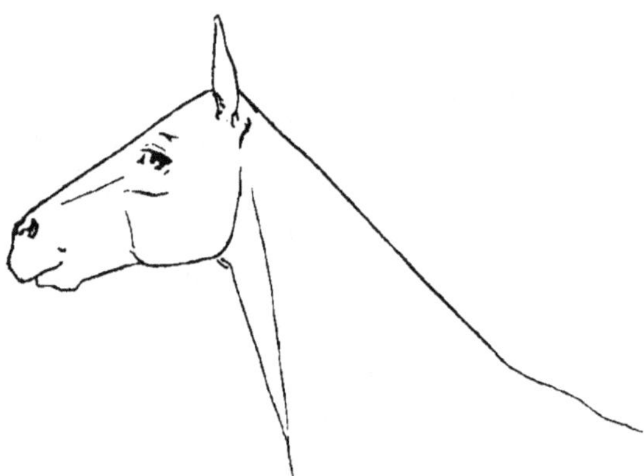

Fig. 27. — Tête et encolure droites.

Sous le rapport de ses dimensions, la tête présente les variations suivantes :

La tête *longue* est en général lourde ; le cheval *pèse à la main* et obéit moins rapidement aux indications de la bride. Quand elle est longue et décharnée, on l'appelle *tête de vieille.*

La tête *courte* met le cheval en l'état d'obéir promptement à l'impression du mors.

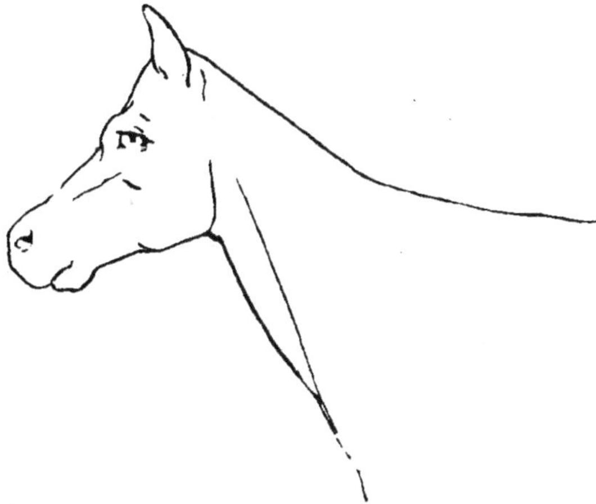

Fig. 28. — Tête et encolure concaves.

La tête *grosse* ou *grasse* présente une augmentation de volume due à celle des parties molles, muscles et tissu

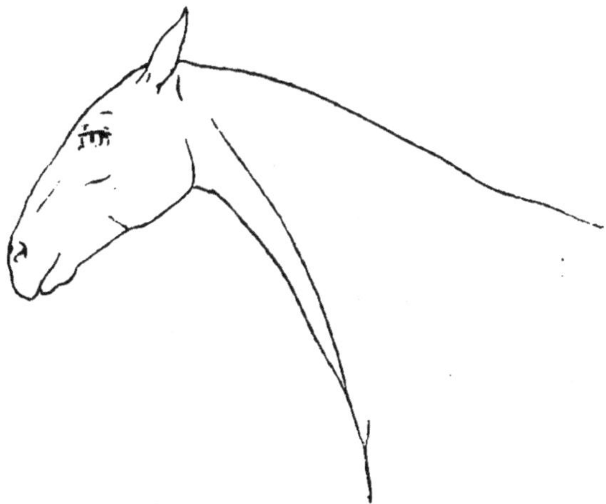

Fig. 29. — Tête et encolure convexes.

conjonctif. Elle est généralement accompagnée d'une encolure courte et épaisse.

La *direction verticale* de la tête est un peu forcée; la position normale est intermédiaire entre la verticale et l'horizontale. On dit d'un cheval qui tient la tête à peu près horizontale qu'il *porte au vent*; et de celui qui la porte en arrière de la verticale, qu'il *s'encapuchonne*: dans les deux cas, le cheval échappe plus ou moins à l'action du mors.

La tête, envisagée dans son profil, présente différentes formes qui ont reçu des noms particuliers.

Quand le profil est *droit*, le front et le chanfrein larges, la tête est dite *carrée* (fig. 27).

Sous les noms de tête *busquée*, tête *moutonnée*, en désigne celle dont le front et le chanfrein décrivent une ligne plus ou moins, mais régulièrement, convexe, comme celle d'un grand nombre de moutons (fig. 29). On la dit *tête de lièvre* lorsque le front surtout est proéminent; la courbe est alors plus prononcée.

La tête *busquée* a l'extrémité inférieure amincie, les naseaux resserrés, les lèvres petites; les orbites sont effacées et l'œil calme.

La conformation opposée est désignée sous le nom de *tête camuse* (fig. 28). Dans celle-ci, le front et le chanfrein sont déprimés; le profil de la tête est *concave* dans toute sa longueur. La partie inférieure s'élargit; les naseaux se dilatent; les orbites sont saillantes et l'œil vif.

On appelle tête de *rhinocéros* celle dont la dépression existe seulement sur le chanfrein, là où passe la muserolle.

Ces différences dans le profil de la tête existent également chez le bœuf, et moins marquées dans les autres espèces domestiques. Le bœuf de Salers est remarquable par sa tête busquée; la vache cotentine par son profil concave, tandis que la bretonne a le profil droit. C'est dire que nous trouverons là un caractère fondamental pour la distinction des races.

Sous le rapport de ses attaches avec l'encolure, on dit que la tête est *plaquée* quand elle semble se continuer sans interruption avec cette région. Elle est *décousue* quand un sillon profond la sépare d'une encolure longue et grêle.

Dans l'*espèce bovine*, la tête varie beaucoup suivant le sexe ; celle du taureau est forte et large ; celle du bœuf plus allongée, et celle de la vache laitière a toutes ses dimensions moins grandes.

Dans l'*espèce ovine* la forme et les dimensions varient essentiellement suivant les races, de même dans l'espèce *canine* où les variations ont même une amplitude considérable depuis le boule-dogue jusqu'au lévrier.

La tête, dans l'*espèce porcine*, est généralement camuse ou droite.

Nous allons maintenant décrire les différentes régions de la tête.

Nuque. — La *nuque* est la partie postérieure de la tête, au point où elle s'unit avec le bord supérieur de l'encolure. C'est sur elle que passe la têtière du licol ou de la bride.

Chez le bœuf, la nuque est très large et située en arrière du chignon ; c'est sur elle que repose le joug.

Le *toupet* est un bouquet de crins situé à la base de la nuque, entre les deux oreilles, et retombant sur le front et le chanfrein.

Front. — Le front fait suite à la nuque et se trouve borné par le chanfrein, les yeux, les salières et les tempes. Sa forme participe de la forme générale de la tête ; il peut être droit, concave ou convexe.

Le front du bœuf se termine en haut par une ligne saillante appelée *chignon* et qui porte les *cornes*.

Ces appendices sont éminemment variables dans leur

insertion, leur direction, leurs formes et leurs dimensions ; cependant ces éléments entretiennent entre eux certains rapports qui permettent de se servir du cornage comme d'un bon caractère ethnique : les races à profil concave ont les cornes insérées en avant et enroulées en *couronne* au-devant de la tête, ou relevées en *crochet* à leur extrémité. Les races à profil droit ont les cornes en *lyre*; les races à profil convexe ont les cornes insérées en arrière, généralement aplaties et plus ou moins enroulées en *hélice*, en *tire-bouchon*.

Les cornes portent des anneaux dont le nombre s'accroît quand l'animal vieillit et dont on a voulu se servir pour la détermination de l'âge.

Chez le *mouton*, le front généralement convexe porte dans certaines races des cornes dirigées en arrière en formant à la base un angle à ouverture variable (droit, aigu, obtus). Ces cornes, contournées en spirale, portent des stries nombreuses dont la finesse est en corrélation avec celle de la laine. Les brebis n'ont pas de cornes ou des cornes rudimentaires.

La *chèvre* a des cornes relevées, quelquefois très longues.

La conformation du *chanfrein* est liée, comme celle du front, à la forme générale de la tête.

Le *bout du nez* est l'espace compris entre les deux naseaux; il est très sensible et très mobile chez le cheval.

Dans le *bœuf*, il est remplacé par le *mufle* dont la peau mince est toujours humide chez l'animal bien portant.

Le bout du nez du *porc* est large et prend le nom de *groin*.

Les *naseaux* sont les ouvertures externes des narines. Ils présentent deux ailes réunies par deux commissures; la commissure supérieure forme la *fausse narine*, cul-de-sac membraneux qui pénètre dans l'intérieur du nez.

Les naseaux larges indiquent une respiration ample ; quand ils sont dilatés d'une façon constante et forcée, ils dénoncent dans la fonction respiratoire une gêne causée par une affection quelconque.

Lorsque les quelques gouttes limpides qui coulent normalement des naseaux se transforment en un écoulement plus ou moins abondant, on dit que l'animal a du *jetage* ; c'est le symptôme d'un état maladif local ou d'une affection des voies respiratoires.

Les naseaux du *bœuf*, plus petits et à lèvres moins mobiles que ceux du cheval, sont percés dans l'épaisseur du mufle.

Les *oreilles* sont la partie extérieure de l'appareil de l'audition ; elles ont pour base la conque auriculaire. La façon dont elles sont portées influence l'expression de la tête.

Quand le cheval est méchant, chatouilleux, qu'il veut mordre ou ruer, il couche les oreilles en arrière.

Les oreilles longues, désagréables à l'œil, le sont encore plus quand elles sont *pendantes* ; on les nomme *oreilles de cochon*.

Elles sont très longues chez l'âne et le mulet ; larges et pendantes chez le *bœuf* ; quelquefois chez le *porc*, courtes et dressées suivant les races. Chez le chien elles varient beaucoup ; certaines races (chiens courants, bassets) les ont larges et tombantes, d'autres (chien de berger) relevées et pointues. On les ampute fréquemment dans certaines autres (dogues).

La saillie osseuse des *tempes* est formée par l'arcade temporale et l'articulation maxillaire. C'est à cet endroit qu'apparaissent les premiers poils blancs sur les chevaux âgés.

Les *salières* sont des cavités situées dans la partie antérieure de la fosse temporale. Elles sont plus ou moins profondes suivant l'âge de l'animal et son état d'embonpoint. Les salières creuses sont regardées comme un signe de vieillesse.

Les *joues* forment les côtés de la tête ; elles sont divisées en deux parties ; la supérieure, qui a pour base le muscle masséter, est large et plate ; l'inférieure, formée par les parois de la bouche, est plus étroite et moins tendue. Quand cette partie forme une saillie marquée, c'est que l'animal conserve des aliments dans sa bouche ; on dit qu'il *fait magasin*.

Les *ganaches* ont pour base le bord des branches de l'os de la mâchoire inférieure. Elles sont *légères* ou *empâtées*. L'épaisseur des branches osseuses diminue au fur et à mesure que l'animal avance en âge.

L'*auge* est une cavité circonscrite par les ganaches et correspondant à la base de la langue.

On dit que les chevaux sont *glandés* lorsque l'on trouve dans l'auge un engorgement des ganglions, symptôme d'une affection des premières voies respiratoires.

La *barbe* correspond au point de réunion des branches du maxillaire ; c'est sur cette région que s'appuie la gourmette. Quand la barbe est sensible, à cause de la disposition tranchante de l'os, il faut adoucir l'action de la gourmette en la garnissant de feutre ou de laine.

Bouche. — La bouche occupe la partie inférieure de la tête ; c'est l'ouverture d'entrée du canal digestif ; c'est elle qui reçoit le mors et qui, à cause de cela, mérite d'être étudiée en extérieur.

On appelle *bonne bouche*, *belle bouche* celle qui reçoit du mors une impression modérée suffisante à maintenir et diriger le cheval ; bouche *tendre, sensible* celle où la moindre impression est douloureuse ; elle est *égarée* quand cette sensibilité est extrême ; la bouche *dure* est celle qui présente peu de sensibilité.

Les différentes parties de la bouche sont : les lèvres, les barres, la langue, les gencives, le palais, les dents.

Les *lèvres* circonscrivent l'ouverture de la bouche ; la lèvre supérieure se confond avec le bout du nez ; l'inférieure porte la *houppe du menton* ; elles sont réunies par deux commissures plus ou moins reportées en arrière ; cette disposition influe sur la position du mors dans la bouche.

Les lèvres épaisses diminuent l'action du mors ; quand elles sont trop minces, elles le font agir trop directement sur les barres.

Chez les chevaux vieux et usés, la lèvre inférieure est quelquefois pendante.

Les lèvres du *bœuf* sont épaisses et peu mobiles.

Elles sont très fendues, au contraire, chez le chien, et même dans certaines races (boule-dogue) le bord de l'inférieure se renverse.

Les *barres* ont pour base le bord du maxillaire compris entre le crochet et la première molaire chez le cheval et la dernière incisive (coin) et cette molaire chez la jument. C'est sur elles que se fait l'appui du mors.

La sensibilité de la région varie suivant la conformation de cette base osseuse ; les barres *arrondies* sont beaucoup moins sensibles que les barres *tranchantes* chez lesquelles la sensibilité peut même devenir exagérée. Il faut tenir compte de ces différences et modifier en conséquence la disposition du mors et le serrage de la gourmette.

La *langue* est logée dans la bouche ; elle contribue au soutien du mors ; son épaisseur fait varier l'effet de celui-ci. La langue *grosse* diminue l'impression sur les barres ; la langue *mince* rend celles-ci plus sensibles.

La langue est quelquefois *pendante* ; on la dit *serpentine* quand le cheval la fait sortir et rentrer à chaque instant.

La langue du *bœuf*, longue et rude, porte à sa surface des papilles nombreuses dirigées en arrière.

La langue du *chien* est longue et douce ; elle lui sert à *laper* ses boissons.

Le *palais* forme la paroi supérieure de la bouche.

Les *gencives* enserrent les dents à la base ; quand l'animal vieillit, leur épaisseur diminue ; les dents se *déchaussent*.

Les *dents* sont intéressantes pour la détermination de l'âge (V. plus loin). Nous allons seulement présenter ici leurs variations numériques :

Incisives :	Cheval...	6 supérieures ; 6 inférieures.
—	Bœuf.....	8 inférieures.
—	Mouton..	—
—	Porc......	6 supérieures ; 6 inférieures.
—	Chien.....	— —
Canines :	Cheval ...	4 (la jument n'en possède pas).
—	Bœuf.....	0.
—	Mouton..	0.
—	Chèvre...	0.
—	Porc... ..	4.
—	Chien.....	4.
Molaires :	Cheval....	24.
—	Bœuf	24.
—	Mouton...	24.
—	Porc.......	28.
—	Chien.....	26 ; 12 supérieures et 14 inférieures.

Œil. — L'œil est l'organe duquel on doit exiger l'intégrité la plus parfaite.

L'œil grand, bien ouvert, vif, donne de l'expression à la tête qui le porte.

Il est *petit* ou *gras* quand il manque de volume ou que l'ouverture des paupières manque de largeur.

Quand il est gros, il paraît sortir de l'orbite ; la cornée est très convexe ; on le nomme *œil de bœuf*.

L'œil *cerclé* laisse voir autour de la cornée un cercle blanc. L'œil *vairon* est celui dans lequel l'iris a une coloration gris-perle.

L'*inégalité* des yeux, quand elle n'est pas congénitale, tient à la présence sur l'œil plus petit d'une affection grave, la fluxion périodique, qui peut entraîner la perte complète de l'organe de la vision.

Les maladies de l'œil sont nombreuses ; c'est pourquoi il faut toujours examiner cet organe avec soin. Les principales sont : la fluxion périodique, la cataracte, l'amaurose, le nuage, la taie, la conjonctivite, etc.

Les paupières peuvent également être enflammées ou être le siège de plaies qui s'aggravent facilement quand l'inflammation gagne la conjonctive ou l'œil lui-même.

Pour se rendre compte de l'intégrité du sens de la vision, on se place en face du sujet ; on frappe légèrement celui-ci sur le naseau en relevant ensuite la main à la hauteur de l'œil correspondant ; le battement des paupières indique que l'œil a vu le mouvement de la main et qu'il a peur d'être frappé ; on recommence de l'autre côté en évitant de produire une agitation de l'air qui pourrait induire en erreur.

Pour reconnaître l'état de la conjonctive, on relève avec l'index la paupière supérieure et on appuie le pouce sur l'inférieure ; en exerçant une légère pression, on fait rentrer le globe au fond de l'orbite et apparaître le corps clignotant avec la conjonctive qui le recouvre. La couleur rose de cette membrane est considérée comme un indice de santé. Les modifications de couleur qu'elle subit sont variables avec les maladies.

CHAPITRE II

LE TRONC

ENCOLURE

L'encolure est une région impaire ayant pour base les vertèbres cervicales, des muscles très développés, et le *ligament cervical ;* celui-ci est un puissant lien élastique qui part de la partie postérieure du crâne et vient se fixer sur les apophyses épineuses des premières vertèbres dorsales ; de haut en bas, sur son trajet, il envoie des épanouissements sur les vertèbres cervicales ; il contribue à soutenir l'encolure et partage en deux couches les muscles de la partie supérieure de cette région.

L'encolure soutient la tête, et l bras de levier qu'elle forme, par sa longueur, sa direction et ses oscillations, influe notablement sur les aplombs et les allures de l'animal.

On peut décrire ici : l'encolure proprement dite, la gorge, la crinière.

Encolure proprement dite. — Cette partie, aplatie d'un côté à l'autre, présente, sur ses faces latérales, dans toute la longueur, une saillie formée par les vertèbres cervicales; au-dessous de cette ligne saillante existe une dépression, sorte de canal que l'on nomme la *gouttière de l'encolure*, la *gouttière jugulaire*; elle correspond exactement à l'œsophage, l'artère carotide et la veine jugulaire : c'est à cette veine que l'on pratique le plus souvent l'opération de la saignée.

Le *bord inférieur* épais et arrondi a pour base la trachée. La largeur de ce bord est une qualité à rechercher, parce qu'elle indique un tube trachéal bien développé, et par conséquent des poumons en harmonie avec ce développement.

Le *bord supérieur* est généralement mince et tranchant : il a pour base le ligament cervical et supporte la crinière. Dans quelques cas, chez l'âne et certains chevaux entiers, cette région s'infiltre de graisse, devient épaisse et lourde, et entraîne la partie supérieure de l'encolure, à droite ou à gauche; c'est le *cou gras* ou l'*encolure penchée*; cela correspond chez les bœufs très gras, ou chez le taureau, au maniement du *collier*.

Les lignes qui accusent les limites supérieure et inférieure de l'encolure et qui constituent les *attaches* présentent quelques particularités qu'il est bon d'examiner :

Dans une tête *bien attachée*, il existe un léger sillon sur les parotides; celles-ci, ainsi que la nuque et la gorge, forment un léger étranglement qui indique la parfaite mobilité de la tête sur l'axe de l'encolure.

Quand, au contraire, l'encolure et la tête ne semblent faire qu'un, quand rien ne les délimite, la tête est dite *plaquée, mal attachée*.

Les *attaches inférieures* de l'encolure sont belles quand le bord antérieur des épaules forme un léger relief de chaque côté de la base de l'encolure; quand ce relief est trop prononcé, ce qui est le fait des encolures maigres et décharnées, on dit que l'encolure est *fichée dans le thorax*.

Formes de l'encolure. — L'*encolure courte* est généralement épaisse, peu mobile; convenable pour un cheval de trait, elle doit être rejetée quand il s'agit d'un cheval de selle ou d'attelage qui, dans ce cas, manquerait de souplesse.

L'*encolure longue* rend le cheval pesant à la main et lui donne un aspect désagréable, surtout si elle est grêle et supporte une tête pesante.

L'*encolure moyenne* est celle qui convient le mieux pour le service de la selle ou du trait léger.

Direction de l'encolure. — Il est des chevaux chez lesquels l'encolure présente une direction *horizontale;* les animaux portent la tête basse, leurs allures deviennent lourdes et difficiles, ils sont exposés à buter.

L'encolure *droite* et *dirigée obliquement* donne au contraire à l'animal de la légèreté et de la grâce.

L'encolure est dite *rouée* quand elle décrit une courbe plus ou moins prononcée dans toute la longueur de son bord supérieur. Le cheval à encolure rouée porte la tête *encapuchonnée;* il se meut avec grâce, mais ne peut être vite; c'est généralement un grand, beau cheval, aux allures solennelles.

On nomme *encolure de cygne* une encolure ordinairement longue et grêle, rouée seulement dans sa partie supérieure.

La tête peut facilement prendre ici la position verticale. On rencontre assez fréquemment cette particularité chez les chevaux hollandais.

L'*encolure de cerf* ou *renversée* est la forme opposée à l'encolure rouée : le bord supérieur est concave dans toute son étendue; elle contraint l'animal à *porter au vent;* on la rencontre chez les chevaux à allures rapides. Quelquefois on l'appelle encore *cou de chèvre.*

L'*encolure penchée* s'observe, avons-nous dit, quand le

bord supérieur prend un développement extrême et entraîne les masses musculaires.

L'encolure droite, l'encolure de cerf et l'encolure rouée sont harmoniques avec la tête carrée, la tête camuse et la tête busquée (fig. 27, 28, 29).

Crinière. — La crinière se développe sur le bord supérieur de l'encolure ; elle s'étend depuis le toupet jusque vers le milieu du garrot.

Elle est dite *double* quand les crins très gros et très abondants retombent de chaque côté de l'encolure.

Quelquefois, surtout chez les poneys, la crinière est coupée presque au ras de l'encolure ; elle est dite *en brosse* ou *à la hussarde*.

Différences. — Chez l'*âne* et le *mulet*, l'encolure est généralement droite ; la crinière est peu fournie, de crins fins et courts.

Dans l'*espèce bovine*, l'encolure présente à son bord inférieur un repli de la peau, le *fanon*, qui s'étend jusqu'entre les membres antérieurs.

Chez le taureau, l'accumulation de la graisse rend le bord supérieur très épais ; avec cela, la région est généralement courte, ce qui contribue à donner au train antérieur du mâle l'aspect large et trapu que l'on recherche.

L'encolure du bœuf est beaucoup plus réduite, et d'autant plus que l'animal a été castré plus jeune. Pour un bœuf de travail, on doit rechercher une encolure courte, cette conformation étant un indice de vigueur.

La bonne vache laitière a une encolure fine, un fanon mince et peu développé.

Gorge. — On donne ce nom à la région qui a pour base la partie supérieure de la trachée et qui s'engage dans l'auge lors des mouvements de flexion de la tête.

La gorge doit être large ; ce qui indique, en effet, que l'acte de la respiration s'accomplit dans des conditions absolument favorables.

GARROT

Le *garrot* fait immédiatement suite au bord antérieur de l'encolure ; il a pour base osseuse les apophyses épineuses des cinq ou six vertèbres dorsales qui suivent la première. Diverses couches musculaires, à directions variées, se groupent sur cette charpente ; et s'ajoute encore le bord supérieur du cartilage de l'os de l'épaule.

La condition essentielle à rechercher dans le garrot, c'est son *élévation*. Un garrot *élevé* donne plus de hauteur à la partie antérieure du tronc (poitrine) ; il entraîne nécessairement une épaule longue ; enfin le point d'attache du ligament cervical se trouvant plus élevé, ce lien élastique est dans une disposition plus favorable pour le soutien de la tête. Les muscles qui meuvent l'épaule sont aussi plus longs et partant commandent des mouvements plus étendus.

Le *garrot bas* présente la disposition absolument opposée ; enfoncées entre les épaules, les apophyses épineuses n'apparaissent pas à l'extérieur et l'encolure épaisse, généralement, semble descendre sur le dos. Le poids du corps fait tomber entre les membres antérieurs, qui s'écartent, une poitrine ronde et lourde ; tandis que dans la conformation précédente, le thorax semble pressé par les épaules qui le font saillir.

Le cheval à garrot bas est dit encore *bas du devant ;* c'est une conformation que l'on rencontre chez les chevaux communs et un grand nombre de juments.

Le garrot sec et élevé est moins facilement blessé par la selle ou la sellette que le garrot bas, lequel est fré-

quemment le siège d'affections toujours longues à guérir.

Différences. — Chez l'*âne* et le *mulet*, le garrot est peu
ou point saillant ; l'encolure semble s'implanter immédiatement sur la région dorsale.

Le garrot du *bœuf* est épais et large ; certains bovins
présentent dans cette région une loupe graisseuse ou
bosse (zébu, bison).

DOS

La région du dos fait suite à celle du garrot ; elle a pour
base les douze dernières vertèbres dorsales recouvertes
par un muscle puissant, l'ilio-spinal.

Un dos *bien conformé* doit présenter dans sa longueur
une concavité très légère (fig. 30).

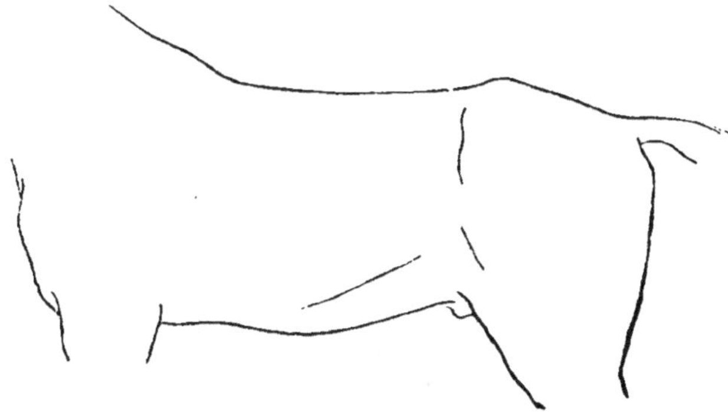

Fig. 30. — Dos droit.

Lorsque cette concavité est exagérée, le dos est dit
ensellé (fig. 32). Cette disposition donne à la région une
certaine souplesse, mais aux dépens de la force. Ici, le
garrot peut paraître élevé ; mais cette élévation n'est que

relative, puisqu'elle résulte de l'abaissement de la région dorsale.

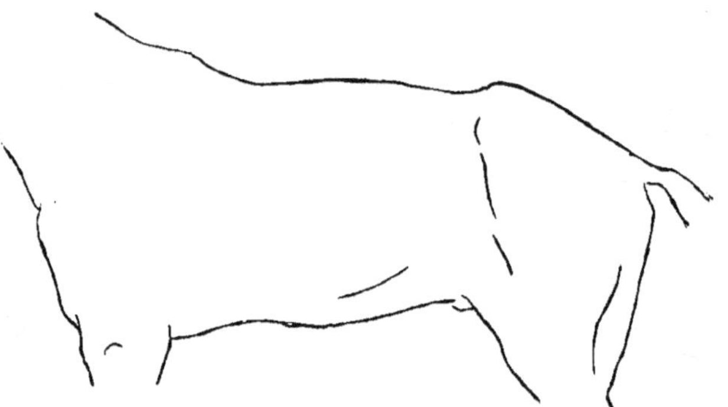

Fig. 31. — Dos de mulet.

Lorsque le dos, au lieu d'être légèrement concave, est plus ou moins convexe, on le désigne par le terme de *dos de mulet* ou *dos de carpe* (fig. 31). Le cheval ainsi conformé a

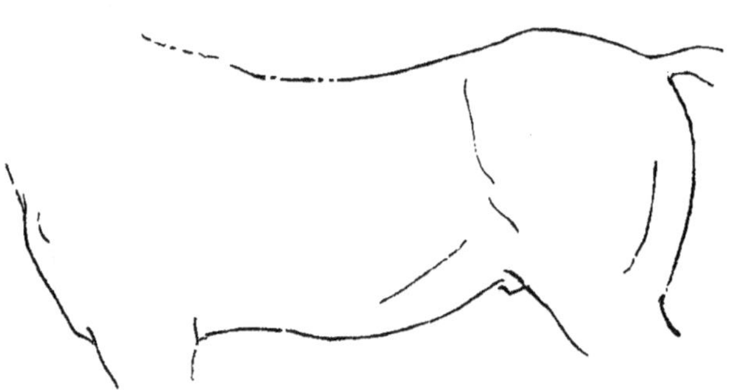

Fig. 32. — Dos ensellé.

les réactions très dures ; par contre il possède, dans la région, une grande résistance ; il est parfaitement adapté au service du bât. C'est le cas, d'ailleurs, pour l'âne et le mulet qui ont le dos convexe et qui font un excellent service comme bêtes de somme.

Le dos ensellé est souvent *long*; l'animal a des réactions douces. Le dos *court*, plus résistant, indique aussi plus de force.

Autant que possible, il faut rechercher un *dos large*, car cette largeur indique un grand développement musculaire et une poitrine ample. Chez quelques chevaux à dos large, il existe au niveau de l'épine dorsale un sillon qui semble séparer les deux moitiés du corps.

La selle ou la sellette produisent, sur le dos, des contusions analogues à celles que nous avons signalées sur le garrot.

REINS

Les reins continuent le dos : ils ont pour base les vertèbres lombaires recouvertes par d'épaisses couches musculaires. Le cheval possède en général six vertèbres lombaires ; dans quelques races orientales on rencontre un certain nombre de sujets n'en possédant que cinq, comme les Asiniens, et dont Sanson veut, à cause de cela, faire un groupe marquant la transition entre les chevaux et les ânes.

La direction des reins participe de celle du dos ; comme lui, aussi, ils sont *longs* ou *courts*, *creux*, *droits* ou *convexes*. De même leur largeur est un indice de force. Quelquefois les masses musculaires surmontent de chaque côté l'épine lombaire, en laissant entre elles un sillon ; on dit que les reins sont *doubles* ; certains chevaux de gros trait, les boulonnais notamment, présentent cette conformation

Différences. — En raison de l'existence seulement de cinq vertèbres lombaires, les reins du mulet et de l'âne sont *courts*.

Chez le bœuf, au contraire, le rein est très long et très mobile, parce que les vertèbres lombaires sont séparées par d'épais fibro-cartilages.

La sensibilité extrême, au pincement, de la région des reins, dénote, surtout sur les bovins, un état morbide inquiétant.

CROUPE

La croupe a pour base les os coxaux et le sacrum ; elle est située, par conséquent, entre les reins et la queue ; elle est limitée à droite et à gauche par les cuisses et la partie supérieure des fesses. Des masses musculaires énormes, les fessiers, recouvrent les os du bassin et meuvent les membres postérieurs, qui entretiennent de ce fait avec la croupe des rapports intimes.

La région importante que nous décrivons a reçu des dénominations diverses dépendant de l'épaisseur des muscles et de la direction des os qui en sont la base.

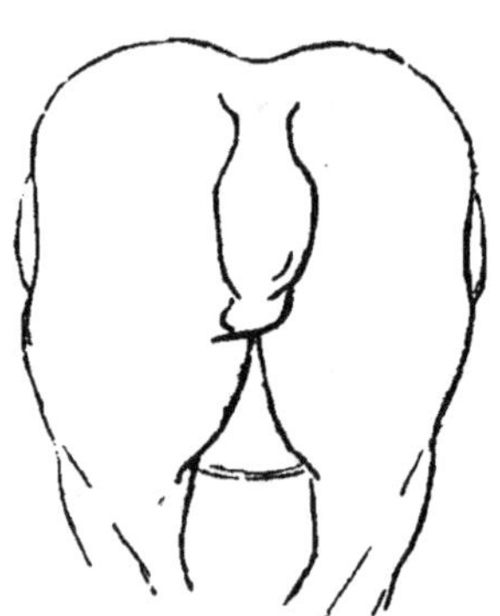
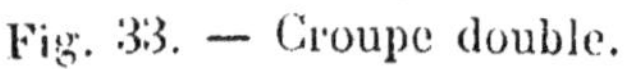
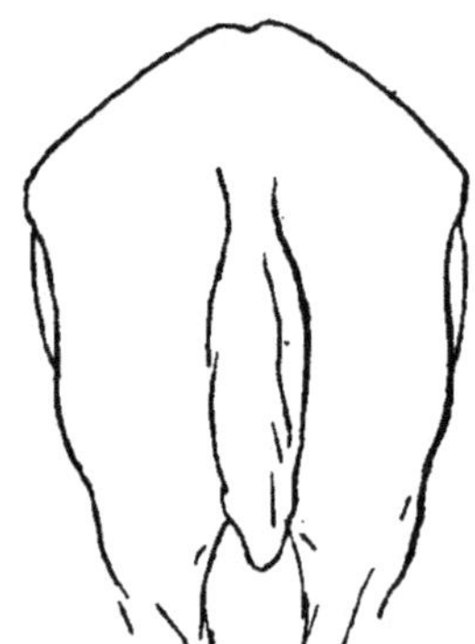

Fig. 33. — Croupe double.   Fig. 34. — Croupe tranchante ou de mulet.

Parfois les muscles de la croupe sont très rebondis et le sillon qui sépare les deux moitiés continue celui des reins et du dos ; c'est la *croupe double* (fig. 33) qui est en

même temps *large*. La largeur seule se rencontre particulièrement chez les juments qui ont les os du bassin très
développés.

La *croupe tranchante* ou *de mulet* (fig. 34) est celle dans
laquelle la partie médiane est saillante et les parties latérales disposées en plan incliné. Cette forme désagréable
à l'œil n'est cependant point une défectuosité.

La *croupe horizontale* suit à peu près la ligne des reins.
Les hanches sont alors basses et peu saillantes. C'est
évidemment là une belle conformation.

Quand la croupe va en s'abaissant de sa partie antérieure à sa partie postérieure, on la dit *avalée*. On la dit
coupée quand l'avalure est exagérée.

La croupe horizontale convient aux chevaux utilisés
aux allures rapides ; pour les chevaux de trait proprement
dits, la direction n'a qu'une influence secondaire ; cependant une croupe légèrement oblique est préférable à une
croupe avalée ou coupée.

Différences. — Dans l'espèce bovine, la croupe est très
relevée à sa partie médiane, surtout chez certaines races ;
aussi paraît-elle tranchante. Son développement en
largeur et en longueur est à rechercher chez les bovins
mâles et femelles, car la viande fournie par cette région
est d'excellente qualité.

HANCHE

Les hanches, formées par la saillie de l'angle externe
de l'ilium, se confondent, pour ainsi dire, avec la croupe.

Effacées dans la croupe horizontale et sur des animaux
en bon état, elles sont saillantes sur les sujets maigres et
ceux dont la croupe est avalée.

Très saillante chez les bovins, elle est exposée aux
fractures, surtout quand les animaux se pressent aux
portes trop étroites des étables.

QUEUE

La queue termine la partie postérieure du tronc ; elle a pour base les vertèbres coccygiennes et les muscles coccygiens.

Elle présente à considérer : l'attache du tronçon qui la forme, et les crins qui la garnissent.

Une queue est *bien attachée*, *bien portée*, quand elle part de haut, sur la croupe, comme avec la croupe horizontale, par exemple.

Elle est *mal attachée*, *mal portée*, quand son insertion est basse, comme avec la croupe avalée ou coupée.

Chez les chevaux énergiques soumis à des exercices rapides, la queue est parfois relevée en panache, ce qui est un signe de vigueur.

Les *crins* qui recouvrent la queue doivent la garnir dans toute son étendue. Quand ils sont entiers et le tronçon intact, le cheval est *à tous crins*. Le plus souvent, soit dans le but de sacrifier à la mode, soit dans celui de faciliter le retroussement de ces crins, on ampute le tronçon ; le cheval est *écourté*.

Lorsque, dans ce cas, les crins n'ont pas été touchés, la queue est dite *en balai*.

Quand le tronçon est en partie dénudé, on l'appelle *queue de rat*. Les noms de *queue en sifflet*, de *queue en brosse* sont donnés d'après la façon dont les crins sont taillés.

On pratiquait autrefois l'opération de la *queue à l'anglaise*, c'est-à-dire la section des muscles abaisseurs de l'organe, qui se tenait de cette façon toujours relevé. Elle est maintenant abandonnée.

Différences. — Chez l'âne, la queue n'est couverte de poils qu'à son extrémité. Sous ce rapport le mulet tient le milieu entre ses deux ascendants.

Dans l'espèce bovine l'insertion de la queue varie suivant les races; elle s'effectue plus ou moins haut et cette différence peut même constituer un intéressant caractère distinctif, ainsi qu'on peut en juger par les figures 35 et 36. Le bouquet de crins qui termine l'organe se nomme ici le *toupillon*.

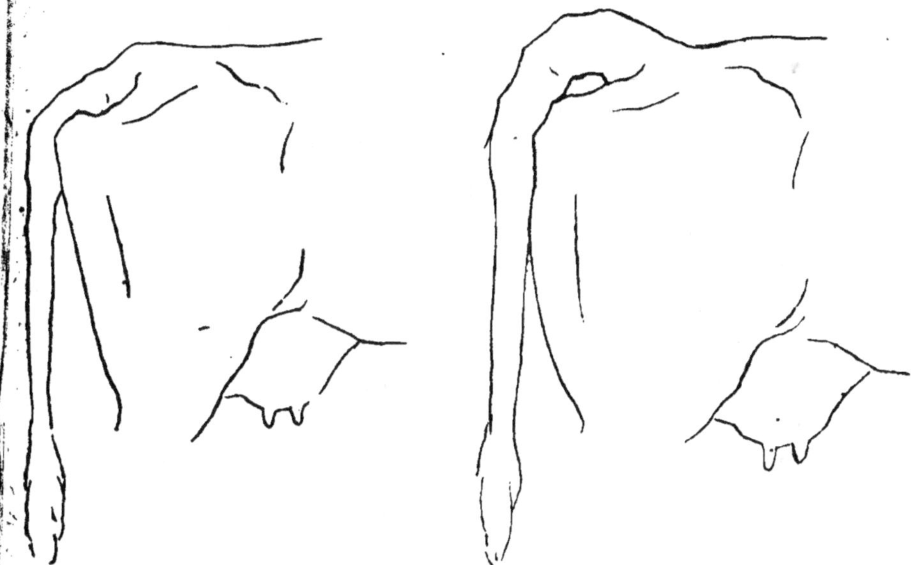

Fig. 35. — Croupe de vache cotentine.   Fig. 36. — Croupe de vache fribourgeoise.

Dans l'espèce ovine, on coupe la queue des femelles dans le but de faciliter l'accouplement. Le mouton persan et le mouton barbarin ont une queue longue et épaisse portant à la base une loupe graisseuse qui envahit parfois tout l'organe, lequel prend dans ce cas un développement considérable, quasi monstrueux.

La chèvre a la queue courte et relevée.

Chez le chien, la disposition et le port de la queue ou *fouet* varient beaucoup suivant les races.

POITRAIL

Le poitrail est situé immédiatement au-dessous du bord inférieur de l'encolure, entre les angles antérieurs des épaules. Il a pour base anatomique la pointe du sternum et les muscles qui s'insèrent d'une part sur cet os, de l'autre sur les membres antérieurs.

Sa largeur est en raison directe de celle de la poitrine. Un poitrail *large* indique une grande capacité thoracique, et par conséquent une ample respiration. C'est un indice de force, et comme cette conformation entraîne un écartement des membres, on la rencontre chez les animaux trapus, chez ceux qui peuvent facilement démarrer de lourds fardeaux. Pour nos chevaux de culture, un poitrail large est une qualité à rechercher.

Pour un cheval destiné à être utilisé aux allures vives, il est nécessaire que le poitrail s'amincisse, pour que toutes les régions voisines acquièrent la sveltesse indispensable; il faut alors que la poitrine regagne en hauteur et en profondeur ce qu'elle perd en largeur; il faut que le garrot soit élevé.

Cependant dans tous les cas on rejettera le poitrail *étroit*, c'est-à-dire celui qui a si peu de largeur que les épaules semblent se rejoindre.

On trouve quelquefois au poitrail des traces de sétons; ces cicatrices sont sans importance.

Différences. — L'âne et le mulet ont le poitrail étroit.

Le bœuf et la vache l'ont très développé et projeté en avant des membres antérieurs; il supporte la partie postérieure du fanon.

ARS

L'ars est la région qui sépare le poitrail de l'avant-bras, le point d'union du membre antérieur avec le tronc. La peau présente en cet endroit des plis nombreux pour se prêter aux mouvements étendus dont la région est le siège.

A la suite d'un exercice prolongé, pendant les chaleurs, il arrive que les chevaux gras surtout présentent, là, des excoriations; on les dit *frayés aux ars*.

Sous le nom d'*interars* on désigne l'espace situé entre les deux ars, et qui est la continuation du poitrail.

PASSAGE DES SANGLES

C'est la région située en arrière de l'interars et des coudes, à la partie inférieure de la poitrine.

Elle est fréquemment le siège de plaies ou de grosseurs produites par les sangles du harnais.

Les bœufs qui présentent une dépression dans cette région sont dits *sanglés*; et on les considère comme peu propres à l'engraissement.

POITRINE ET CÔTE

La côte, ou la région des côtes, correspond à ceux de ces os qui ne sont point cachés par l'épaule; elle est limitée, en outre, par le dos, le flanc et le ventre. Ses variations entraînent celles de la poitrine qu'elle circonscrit extérieurement.

La côte du cheval doit offrir une convexité assez prononcée qui indique de l'ampleur dans la cavité thoracique.

Lorsque cette convexité manque, on dit que la côte est plate. Ce défaut ne peut être racheté que par un grand développement du garrot. Les chevaux qui ont la côte plate et le ventre très développé sont dans de mauvaises conditions vis-à-vis du bon fonctionnement de leur appareil respiratoire.

La région des côtes présente assez souvent, sur les points où portent la selle et la sellette, des *cors* plus ou moins volumineux, ou des cals résultant de fractures dues à des coups de pied, ou enfin des traces de vésicatoires.

Différences. — Dans l'espèce bovine la côte est généralement plate; la graisse de couverture qui se dépose dans la région et particulièrement autour des dernières côtes forme, pour les bouchers, un précieux *maniement*.

VENTRE

Le ventre a pour base les muscles et les tuniques fibreuses des parties inférieures et latérales de l'abdomen.

Son développement ne doit point être trop considérable. Lorsqu'il est trop volumineux, on le dit *avalé*; à un degré plus extrême, on le dit *ventre de vache*. L'ensellure du dos entraîne l'avalure du ventre en raison de l'affaissement de la ligne dorsale; nous venons de dire que les chevaux à côte plate ont également le ventre volumineux. Enfin les chevaux gros mangeurs nourris avec beaucoup de fourrage et de paille et peu d'avoine ont le ventre avalé, le ventre de vache; de même pour les juments qui ont pouliné plusieurs fois. Dans tous ces cas, l'acte respiratoire ne s'accomplit pas avec toute son ampleur et les animaux sont exposés à devenir poussifs.

Le cheval est *étroit de boyaux* quand le ventre est peu développé; il est *levretté*, *retroussé*, quand les intestins semblent resserrés dans le flanc; souvent, avec cette conformation, le cheval se nourrit mal.

D'ailleurs le genre de nourriture influe beaucoup sur le plus ou moins de développement de la région abdominale. Le cheval de trait qui consomme du fourrage depuis son jeune âge a un ventre volumineux; le cheval de course; nourri presque exclusivement d'aliments concentrés, de grains, et soumis à la pratique de l'entraînement. est étroit de boyaux ; il ne faut cependant pas confondre cette conformation, pour ainsi dire normale, avec l'état analogue d'un cheval qui ne se nourrit pas.

Chez les bovins, le ventre est toujours très développé par suite de la grande capacité du rumen. Chez la vache laitière existent à sa partie inférieure deux gros cordons flexueux formés par les veines qui viennent du pis (veines mammaires) et dont la grosseur est en relation directe avec le bon fonctionnement de cette glande.

FLANC

Le flanc est situé en arrière des côtes et en avant de la hanche, de la cuisse et du grasset. On peut y considérer trois parties :

L'une médiane, oblique, saillante, désignée sous le nom de *corde du flanc* ;

La seconde, située au-dessus de celle-ci, forme le *creux du flanc* ;

La troisième, la plus inférieure, se confond insensiblement avec le ventre et forme le *fuyant du flanc*.

Chez les chevaux engraissés, le flanc est parfaitement uni ; dans les chevaux maigres, très fatigués, ou convalescents d'une maladie grave, cette région est enfoncée ; la corde est très saillante ; l'animal a le *flanc creux*, le *flanc cordé*.

Les chevaux longs ont généralement l'abdomen peu développé; en même temps que le ventre levretté, ils ont le *flanc retroussé*.

La longueur du flanc se mesure de la dernière côte à l'angle de la hanche ; elle est en raison directe de celle des reins et donne lieu aux mêmes considérations.

Mouvements du flanc. — Il faut attacher une très grande importance aux mouvements du flanc, par lesquels on reconnaît l'état des organes respiratoires.

Lorsque l'animal est en bonne santé, et depuis quelque temps au repos, le flanc exécute des mouvements égaux et réguliers d'élévation et d'abaissement qui correspondent à l'inspiration et à l'expiration pulmonaires.

Ces mouvements s'accélèrent en raison de la vitesse et de la longueur de l'exercice auquel le cheval est soumis. Les chevaux à poitrine étroite, à côte plate, à ventre gros s'essoufflent facilement; on les dit *souffleurs* ou *courts d'haleine*. Par contre, la respiration est plus ample chez ceux qui ont le garrot élevé, le poitrail large, la côte ronde.

Les mouvements du flanc sont altérés, entrecoupés dans toutes les maladies aiguës ou chroniques des organes contenus dans la cavité thoracique ; l'altération qui dénote la *pousse* doit particulièrement attirer l'attention :

Sur le cheval poussif, le mouvement d'affaissement ou d'expiration se fait en deux temps, c'est-à-dire qu'il est interrompu par un léger mouvement d'élévation qui constitue le *soubresaut*. Ce soubresaut, ou *coup de fouet*, est regardé comme un des symptômes essentiels de la pousse. Cette affection est admise au nombre des vices rédhibitoires, mais il faut qu'elle soit le résultat de l'*emphysème pulmonaire*; il y a en conséquence un grand nombre de chevaux poussifs qui ne donnent pas lieu à l'action rédhibitoire ; aussi ne saurait-on trop recommander de s'abstenir d'acheter un animal présentant une altération quelconque des mouvements du flanc.

Différences. — Le flanc du bœuf est long, comme son rein, et toujours un peu creux et cordé lorsque l'animal n'est pas engraissé.

Après le repas, le flanc gauche est rempli par la saillie du rumen; c'est en son milieu que l'on introduit le trocart dans le cas de météorisation des bovins et des ovins.

On peut reconnaître, par l'exploration du flanc droit, l'état de gestation d'une vache arrivée à mi-terme.

ANUS

L'examen de l'anus présente une réelle importance ; il permet de reconnaître l'état de vigueur et de santé des animaux.

Chez le cheval jeune, vigoureux et en bonne santé, l'anus est saillant et bordé d'un bourrelet résistant formé par son sphincter. Lorsque l'animal est vieux ou épuisé par le travail, l'anus s'enfonce, devient flasque et quelquefois même béant ; le sujet n'a plus d'énergie.

Cette région peut être le siège de plaies fistuleuses, ou de tumeurs mélaniques (hémorroïdes) dont le développement peut gêner l'acte de la défécation.

PÉRINÉE ET RAPHÉ

Le périnée correspond à l'espace compris entre les cuisses, depuis l'anus jusqu'aux organes génitaux ; il se réduit donc à une très petite région, chez la femelle ; mais on peut désigner aussi sous ce nom la surface qui s'étend de la vulve aux mamelles.

Le raphé est la ligne saillante qui forme la partie médiane du périnée.

On peut rencontrer dans cette région chez le mâle des cicatrices indiquant que l'animal a été opéré de la gravelle.

ORGANES GÉNITAUX DU MALE

Testicules. — Les testicules sont placés dans la région inguinale, en avant du pubis, et renfermés dans une poche cutanée, qu'on nomme les *bourses*.

L'étalon doit avoir les testicules bien développés et réguliers ; mais chez les chevaux entiers destinés à un service quelconque, l'examen de la région testiculaire présente également une réelle utilité :

Des testicules bien développés annoncent la force et l'énergie ; s'ils sont longs et pendants, le cheval est souvent mou, et en tout cas exposé à un accident très grave, la *hernie inguinale*.

Quand un testicule prend un développement considérable, le cheval est atteint d'un *sarcocèle* qui dénote souvent un commencement de morve.

D'autres fois les testicules sont atrophiés et adhèrent à leurs enveloppes ; il faut rejeter un cheval atteint de cette infirmité.

Certains chevaux entiers n'ont pas de testicules apparents ; on dit qu'ils sont *anorchides* ou mieux *cryptorchides*, ou vulgairement *pifs*. Ces organes sont demeurés dans la cavité abdominale, où il est très difficile d'aller les chercher pour pratiquer la castration, alors que très souvent les chevaux pifs deviennent méchants.

Sous le nom de *monorchides*, on désigne ceux qui n'ont qu'un testicule apparent.

Chez le *taureau* et le *bélier*, les testicules sont très longs et les bourses développées en proportion. Chez le bœuf, cette région constitue un maniement ; il ne faut cependant pas confondre avec un dépôt de graisse les testicules atrophiés qui restent dans les bourses après l'opération du *bistournage*.

Fourreau. — Le fourreau est le repli de la peau dans lequel se trouve logée la verge à son état de relâchement Cette peau est toujours fine et glabre ; elle porte de nombreuses glandes qui sécrètent une matière sébacée, laquelle en s'accumulant peut gêner la miction ou déterminer une inflammation.

Le fourreau des ruminants est étroit et allongé ; il se termine sous le ventre par un petit prolongement obtus, à ouverture étroite, que la verge franchit seulement à l'état d'érection ; ce prolongement est terminé chez le bœuf et le taureau par un bouquet de poils longs et rudes.

Verge. — L'état de la verge mérite d'attirer l'attention, surtout lorsqu'il s'agit du choix d'un étalon ; elle doit posséder alors toute son intégrité.

Chez quelques chevaux hongres, elle peut être le siège de verrues ou d'ulcères. Quelquefois elle est paralysée et pend continuellement en dehors du fourreau.

ORGANES GÉNITAUX DE LA FEMELLE

Vulve. — La vulve est l'orifice externe de l'appareil génital et urinaire de la femelle. C'est une fente verticale séparée de l'anus par le véritable périnée.

La commissure inférieure est arrondie ; en écartant les lèvres qui la forment, on aperçoit le clitoris.

Sur le bord des lèvres peuvent croître des verrues ou poireaux. Des traces de plaies, chez la vache, indiquent que des sutures ont été faites à la suite d'un renversement du vagin ou de la matrice.

Mamelles. — Les mamelles sont situées dans la région inguinale. A peine perceptibles chez la jument qui n'a pas encore pouliné, ce n'est que pendant la lactation qu'elles atteignent tout leur développement.

Elles forment chez la *jument* deux éminences séparées par un sillon et terminées chacune par un mamelon aplati.

Chez les *ruminants*, les mamelles portent le nom de *pis*. Sur la vache laitière elles sont au nombre de quatre et forment une masse volumineuse ; le développement du pis et sa régularité de conformation sont toujours l'indice d'une sécrétion lactée abondante (V. *Choix de la vache laitière*).

La brebis et la chèvre, comme la jument, n'ont que deux mamelles.

Chez la chienne et la truie les mamelles sont multiples ; elles sont disposées de chaque côté du ventre, sur une ligne s'étendant de l'interars à l'aine.

CHAPITRE III

LES MEMBRES

Les membres sont destinés à soutenir le tronc dans la station et à transporter l'animal.

Ils sont divisés en :

1° Membres *antérieurs* ou *thoraciques* ;

2° Membres *postérieurs* ou *abdominaux* ou *pelviens*.

Les premiers sont plutôt des organes de soutien ; les seconds, des agents de propulsion.

Ainsi que nous l'avons déjà vu en étudiant les os, les muscles et les articulations, chaque membre est formé d'une suite de rayons qui s'étendent et se fléchissent les uns sur les autres presque tous en sens inverse.

On désigne sous le nom de *bipède* l'ensemble de deux membres envisagés simultanément :

Le *bipède antérieur* est formé par la réunion des deux membres thoraciques ;

Le *bipède postérieur* par celle des deux membres abdominaux ;

Un *bipède latéral* comprend les deux membres du même côté : bipède latéral gauche ; bipède latéral droit ;

Un *bipède diagonal* se compose d'un membre antérieur et d'un membre postérieur opposés en diagonale ; c'est le membre antérieur qui sert à désigner le bipède : bipède diagonal gauche se composant du membre antérieur gauche et du membre postérieur droit ; et *vice versa*.

Ces désignations sont indispensables à connaître pour l'étude des allures et des signalements.

§ 1er. — MEMBRES ANTÉRIEURS

Épaule et Bras. — Ces deux régions, ordinairement confondues ensemble, font masse avec le tronc.

Elles ont pour base le scapulum et l'humérus: l'angle que forme l'articulation de ces deux os prend le nom d'*angle* ou de *pointe de l'épaule*.

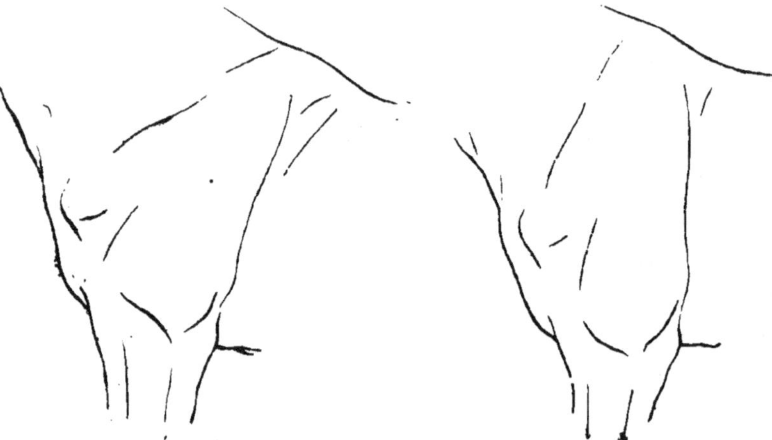

Fig. 37. — Épaule oblique.   Fig. 38. — Épaule droite.

Chez les chevaux destinés aux allures rapides, on recherche une épaule longue, oblique et sèche (fig. 37). Même chez les chevaux de trait, la longueur de l'épaule est une qualité à rechercher, car elle entraîne une grande puissance musculaire.

On nomme épaule *couverte*, *charnue*, *épaisse*, *plaquée*, celle qui est revêtue par des muscles épais et saillants.

On dit que l'épaule est *coulée* lorsque les muscles qui la forment ont subi une émaciation considérable. C'est un accident fréquent dans les fermes. On l'observe sur des chevaux ardents et jeunes auxquels on a mis un collier à la fois trop lourd et trop large. Il se produit dans ces conditions une compression des nerfs suivie d'une paralysie locale entraînant l'émaciation des muscles du plat de l'épaule.

Cette région est souvent le siège de contusions occasionnées par le collier ; les plus graves sont celles qui sont situées autour de la pointe de l'épaule ; le cheval tire difficilement et devient même inutilisable.

L'épaule du *bœuf* est longue et saillante ; elle se recouvre pendant l'engraissement d'une couche de graisse qui la rend large et constitue à son bord postérieur un maniement important à consulter, le paleron.

Chez le chien et le chat, le bras est en grande partie distinct de l'épaule et détaché du tronc (Lecoq).

Avant-bras. — L'avant-bras est formé, chez le cheval, par le radius et le cubitus ; ces deux os sont recouverts, en arrière et en dehors, par les extenseurs et les fléchisseurs du canon et du pied. La face interne est dépourvue de muscles.

On recherche avec raison l'avant-bras long et musclé, ce qui indique une région puissante et permet à l'animal d'embrasser à chaque pas un espace plus considérable. La longueur du canon est inverse de celle de l'avant-bras ; un avant-bras long entraîne un canon court, et réciproquement. On demande un avant-bras court et un long canon aux chevaux de luxe brillants et piaffeurs.

L'avant-bras est *grêle* quand les os qui le forment sont peu développés et les muscles peu saillants ; cette conformation est presque toujours associée à un poitrail étroit.

L'avant-bras du *mulet* et de l'*âne* est grêle, comparativement à celui du cheval.

Celui du *bœuf* est toujours court, mais volumineux.

Châtaigne. — L'avant-bras de tous les solipèdes porte, au tiers inférieur de sa face interne, une plaque cornée, irrégulière, rugueuse, peu développée dans les races fines, formant au contraire un véritable ergot chez les chevaux communs et que l'on nomme la *châtaigne*.

Elle existe également aux membres postérieurs du cheval, à la face interne et supérieure du canon ; elle manque aux membres postérieurs de l'âne, et quelquefois aussi chez le mulet.

On la considère comme représentant le rudiment du doigt interne des ancêtres fossiles du cheval. (Voir *Zootech. gén., Origines du cheval.*)

Coude. — Le coude a pour base l'olécrâne, c'est-à-dire la partie supérieure du cubitus. Il forme une saillie peu marquée quand le pied repose sur le sol, mais qui devient très apparente avec le mouvement du membre.

Le coude peut être porté en dedans ou en dehors, et cette déviation entraîne une modification correspondante dans la direction du membre.

La pointe du coude est parfois le siège d'une tumeur volumineuse, nommée *éponge* ; elle se produit chez les chevaux qui se *couchent en vache*, parce que dans cette sorte de décubitus l'éponge du fer porte sur l'olécrâne, le contusionne et fait se développer la tumeur.

Le coude du bœuf est plus saillant et plus écarté du thorax que celui du cheval.

Genou. — Le genou a pour base les osselets (os carpiens) qui réunissent le radius et le métacarpe. C'est une articulation très complexe et très importante ; il convient donc de s'assurer de son intégrité quand on achète un cheval ou un bœuf.

On y considère une face antérieure, plane, et une postérieure, ou *pli du genou*, au bord externe de laquelle on remarque une saillie formée par l'os crochu (sus-carpien).

Le genou *droit*, qui continue la ligne de l'avant-bras, peut être, de face et de profil, dévié dans quatre directions : en avant, en arrière ; en dedans, en dehors.

Lorsque le genou est porté *en avant*, le cheval est *arqué ;* cette conformation peut être le résultat de l'usure, mais elle est aussi naturelle ; alors le cheval est dit *brassicourt*.

La conformation opposée, le *genou en arrière*, est rare chez le cheval ; elle n'est jamais due à l'usure ; nous verrons même qu'elle est plus qu'un caractère individuel. On appelle le genou ainsi disposé : *genou effacé*, *genou de mouton*, *genou creux*.

Lorsque le genou est reporté en dehors, ce qui se rencontre rarement, on dit qu'il est *cambré*.

Le genou reporté en dedans ou *genou de bœuf* est encore une conformation naturelle. Elle n'est cependant pas, ainsi que les autres, sans nuire plus ou moins à la solidité des membres.

Les *tares* et les maladies du genou sont nombreuses ; la plupart d'entre elles nuisent à l'intégrité du fonctionnement de cette importante articulation.

1° *Tumeurs osseuses :* on les nomme *osselets* si elles sont séparées et circonscrites. Si elles entourent l'articulation, le genou est *cerclé*. Ces exostoses sont le résultat de violents tiraillements de la jointure ; elles en gênent les mouvements.

2° *Vessigon :* cette tumeur molle, due à la dilatation des gaînes articulaires, se développe à la partie supérieure et externe, mais peut aussi se répercuter à la face interne. Elle est grave, car sa guérison est difficile.

3° On constate souvent sur la face antérieure du genou des cicatrices plus ou moins profondes, ou des dénudations causées par la chute sur le sol; le cheval est *couronné*.

Cette tare fait perdre à l'animal une grande partie de sa valeur marchande, car elle indique, dans la plupart des cas, la faiblesse des membres antérieurs.

Le pli du genou est quelquefois le siège de crevasses très difficiles à guérir, et que l'on nomme *malandres*; elles sont très fréquentes chez l'âne.

Dans l'espèce bovine, le genou est large et développé; il est le plus souvent fortement dévié en dedans.

Les régions situées au-dessous du genou et du jarret ayant entre elles la plus grande ressemblance, nous donnerons leur description après celle des membres postérieurs.

§ 2. — MEMBRES POSTÉRIEURS

Nous avons étudié, avec le tronc, la croupe et la hanche qui correspondent à l'épaule et forment en réalité le premier rayon du membre abdominal; nous devons examiner la *cuisse*, la *fesse*, le *grasset*, la *jambe* et le *jarret*.

Cuisse. — Chez nos grands animaux domestiques, cette région n'est pas nettement circonscrite; on la distingue à peine, en dessous de la croupe, entre la fesse, le flanc et le grasset. Elle a pour base le fémur et les muscles qui l'entourent.

Sa *face externe* est arrondie; elle est quelquefois *plate*, et cette conformation n'est pas défectueuse quand elle se rattache à une disposition tranchante de la croupe.

Sa *face interne* ou *plat de la cuisse* commence supérieurement au pli de l'aine ; elle est coupée dans sa longueur par la veine saphène où se pratique quelquefois la saignée.

Son bord antérieur est délimité par le flanc et le grasset; postérieurement elle se confond avec la fesse.

La cuisse est plate chez l'âne et le mulet, ainsi que chez le bœuf; elle fournit chez ce dernier une viande d'excellente qualité.

Fesse. — La fesse a pour base principale les muscles ischio-tibiaux qui vont de l'extrémité supérieure du tibia à la pointe de l'ischium. Celle-ci prend le nom d'*angle de la fesse*. C'est de ce point à l'angle de l'épaule que se mesure la longueur du tronc, dite longueur *scapulo-ischiale*.

La fesse doit être bien musclée ; la longueur variable des muscles qui la forment permet de distinguer une fesse *courte* (fig. 40), comme chez les chevaux espagnols, et une

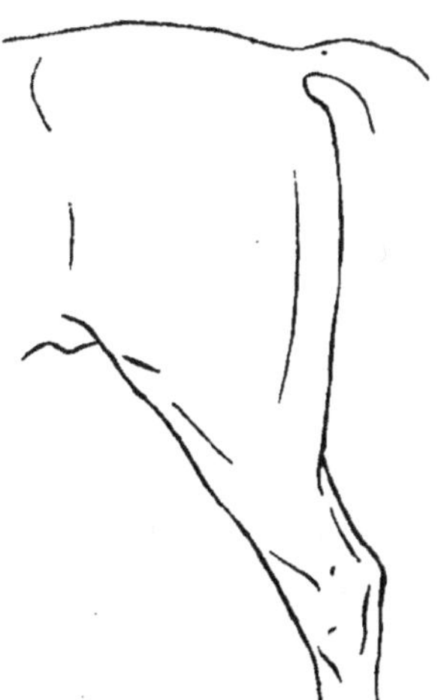

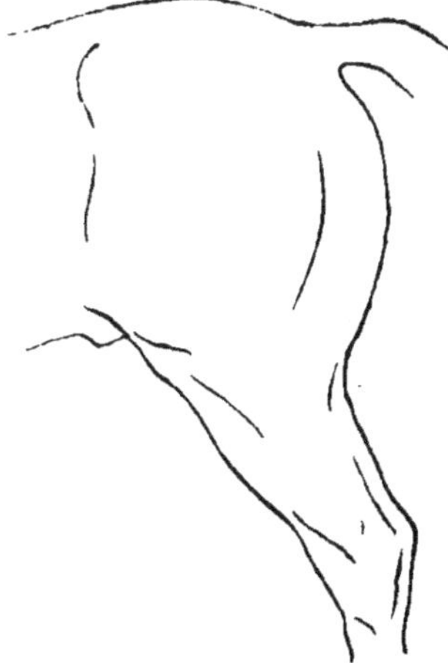

Fig. 39. — Fesse longue.   Fig. 40. — Fesse courte.

fesse *longue, bien descendue* (fig 39.), qui indique de la force dans le train postérieur.

Chez le bœuf bien conformé, la fesse doit être longue et bien descendue ; elle prend ici le nom de *culotte*. Souvent elle est rebondie ; les Charolais, par exemple, ont la fesse ronde, la culotte développée, aussi sont-ils très estimés par la boucherie française qui trouve dans cette région une viande de choix. Les Durhams, au contraire, ont la fesse droite ; ce caractère permet, dans une certaine mesure, de reconnaître leurs métis.

Au point de réunion de la fesse et de la croupe, à la base de la queue, se développe un maniement très facile à consulter (les abords).

Grasset. — Cette région correspond à l'articulation fémoro-tibio-rotulienne. Elle est prolongée par un repli cutané qui semble relier le membre postérieur à l'abdomen et qu'on nomme le *pli du grasset*.

Au point de vue des tares que l'on peut y rencontrer, le grasset mérite d'être examiné attentivement, aussi bien chez le bœuf ou la vache que chez le cheval.

Ce sont surtout des vessigons qui, chez les bovins, sont presque toujours de nature rhumatismale. La vache qui porte un vessigon rotulien est dite *goutteuse* ; il ne faut point l'acquérir ou la livrer au boucher si on la possède.

Le pli du grasset est aussi un maniement commode (la hampe) qui indique la graisse intérieure, le suif.

Jambe. — La jambe est le premier rayon du membre postérieur qui se détache complètement du tronc. On lui donne à tort le nom de cuisse. Elle a pour base le tibia et le péroné, entourés en arrière et en dehors par les muscles extenseurs et fléchisseurs du canon et du pied.

La jambe est recouverte en grande partie à sa face postérieure par les muscles de la fesse, qui descendent au-dessus de la naissance de la corde du jarret. Ces deux régions se confondent donc en arrière; celle qui nous occupe n'est nettement apparente qu'en avant.

Chez tous les sujets, la saillie antérieure des muscles jambiers doit être bien développée ; on dit alors qu'ils sont *bien gigottés*. La disposition inverse constitue la jambe *grêle*.

La longueur de la région est également à considérer :

Lorsque la jambe est *courte*, mais recouverte par des muscles puissants et rebondis (type trapu), c'est un indice de force, mais non de vitesse. La jambe *longue* à la fois et musclée est excellente pour le cheval de selle ou le bidet.

Les coups de pied sur la face interne de la jambe sont toujours graves, parce qu'ils déterminent à peu près sûrement une fêlure du tibia.

La jambe est courte et forte chez le bœuf; elle doit être fine et bien délimitée chez la bonne vache laitière.

Jarret. — Comme le genou, et encore plus que le genou, le jarret est une région qu'il importe d'étudier à cause de son importance en raison des mouvements étendus et répétés dont il est le siège.

Le jarret (fig. 41, 42 et 43) a pour base les osselets du tarse, l'extrémité inférieure du tibia, l'extrémité supérieure des métatarses (canon) et les fortes cordes tendineuses des muscles extenseurs et fléchisseurs des rayons inférieurs du membre.

On y distingue quatre faces : une antérieure, une postérieure et deux latérales.

La face antérieure forme le *pli du jarret*; on y rencontre chez certains chevaux des crevasses ou *solandres* longues à guérir.

La face postérieure, anguleuse, a pour base le calcanéum. Elle est constituée par la corde du jarret qui résulte de l'union des tendons des muscles jumeaux (extenseurs du canon) et du perforé (fléchisseur du pied).

Cette corde sépare les deux faces latérales ; entre elle et l'extrémité inférieure du tibia existe un évidement que l'on appelle le *creux du jarret*.

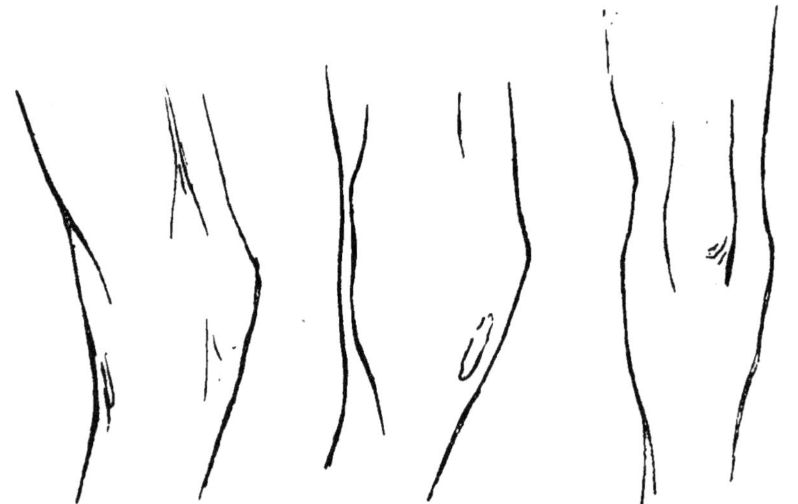

Fig. 41. — Jarret normal : face externe. Fig. 42. — Jarret normal : face interne. Fig. 43. — Jarret : face postérieure.

Indépendamment de l'absence de tares, la *netteté* du jarret consiste dans la finesse de la peau et le peu d'abondance du tissu cellulaire sous-cutané. Dans un jarret net et bien évidé, les éminences osseuses qui concourent à sa formation sont fortement accusées ; la corde est bien dessinée et le creux bien profond.

Lorsque la peau est épaisse, infiltrée, le jarret est empâté.

Le jarret *net* est l'apanage des chevaux fins.

La largeur qui se mesure d'une face latérale à l'autre doit être la plus grande possible. Quant à l'épaisseur, on la prend du pli à la pointe de la région ; il ne faut évidemment pas que la grande épaisseur soit due à une mauvaise conformation (jarret coudé).

L'angle que forme le jarret peut être plus ou moins ouvert ; sous le rapport de sa direction le jarret peut donc être *droit* ou *coudé*.

Le jarret *droit* (fig. 70, p. 166) est toujours relativement moins épais que le jarret *coudé*. Dans cette disposition, le tibia vient s'appuyer presque perpendiculairement sur l'astragale. S'il est à la fois droit et *étroit*, le cheval ne pourra résister à la fatigue qu'entraîne la propulsion.

Dans le jarret *coudé* (fig. 71, p. 167), la disposition est telle que l'extrémité inférieure du tibia s'appuie très obliquement sur l'astragale. Ce jarret, qui semble épais, possède une grande force de projection, mais une partie de cette force est employée à soulever le tronc. Le jarret fortement coudé porte le pied sous le corps, et expose les membres aux glissades et aux efforts.

La direction du jarret peut varier relativement à l'axe du corps :

Le cheval *crochu* ou *clos du derrière* a les calcanéums fortement reportés en dedans ; il a, dit-on encore, *les jambes en pied de banc*.

Lorsque les deux pointes du jarret s'écartent en dehors, on dit que le cheval est *ouvert du derrière*.

Nous reviendrons, à propos des aplombs, sur ces deux modes de conformation qui influent sur la direction du reste du membre.

Maladies et tares. — Le jarret étant le centre principal des mouvements du membre postérieur, est exposé, surtout chez les chevaux de service, à des altérations graves et nombreuses qu'il est utile de connaître. Ces tares sont des exostoses, des vessigons, etc. (fig. 44).

1° *Exostoses* : on nomme *éparvin* une exostose qui survient à la partie interne et supérieure du canon, à son point de jonction avec la rangée inférieure des os du tarse. Cette tumeur, quelquefois très volumineuse, n'a rien de commun avec le défaut connu sous le nom d'*éparvin sec*.

La *jarde* ou le *jardon* se développe à la face externe de la base du jarret, au même niveau que l'éparvin.

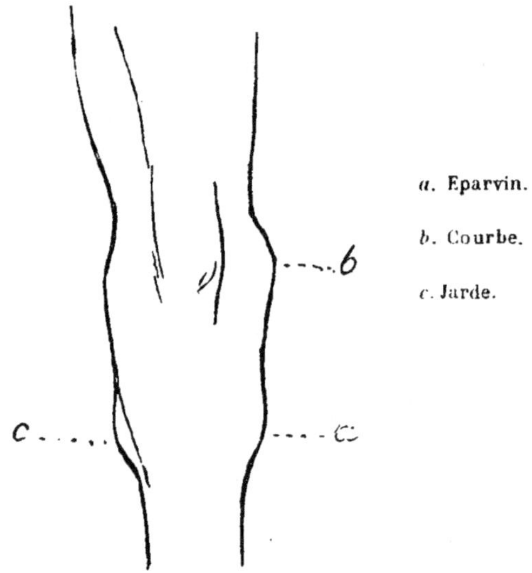

Fig. 44. — Tares du jarret.

Sous le nom de *courbe* on désigne un développement anormal de la tubérosité inférieure et interne du tibia; cette tumeur osseuse est par conséquent située au-dessus de l'éparvin.

On dit qu'un jarret est *cerclé* lorsque les exostoses l'entourent à peu près en entier; dans ce cas les mouvements de l'articulation sont limités et douloureux.

De toutes ces exostoses, la plus grave est certainement l'éparvin.

2° *Tumeurs synoviales :* les tumeurs synoviales ou *vessigons* sont encore plus fréquentes que les exostoses.

Le *vessigon tendineux* se développe dans le creux du

jarret, soit à sa face externe, soit à sa face interne ; quand il est double, on le dit *chevillé*.

Le *vessigon articulaire* apparaît à la face antérieure du jarret. Il est très difficile à guérir. Au même point la veine saphène est quelquefois le siège d'une varice.

La pointe du jarret porte sur certains chevaux une tumeur désignée sous le nom de *capelet* ou *passe-campane*.

Nous avons cité les *solandres* qui correspondent aux malandres du pli du genou.

Différences. — Chez le bœuf, le jarret est développé en raison de la grandeur du calcanéum et de la forme coudée de l'articulation. Dans certaines races le jarret est droit ; l'examen de cette conformation n'est intéressant que pour le choix des bœufs de travail.

Le jarret du bœuf, comme celui du cheval, peut présenter des vessigons et des capelets.

§ 3. — PARTIES INFÉRIEURES DES MEMBRES

Pour compléter l'étude des membres, il nous reste à étudier les parties à peu près identiques des bipèdes antérieur et postérieur, c'est-à-dire le *canon*, le *tendon*, le *boulet*, le *fanon*, l'*ergot*, le *paturon*, la *couronne* et le *sabot*.

Canon. — Cette région (fig. 45) a pour base les trois métacarpiens (1 principal et 2 rudimentaires) au membre antérieur, et les trois métatarsiens (*idem*) au membre postérieur.

Sur la face antérieure de l'os principal du canon glisse le tendon extenseur du pied, et sur sa face postérieure la corde tendineuse des fléchisseurs, ainsi que le ligament suspenseur du boulet qu'elle recouvre. Cette corde tendineuse est la base d'une région distincte, le *tendon*.

La longueur du canon varie, mais toujours en sens inverse de celle de l'avant-bras. Son épaisseur doit être en harmonie avec la corpulence de l'animal ; un cheval étoffé porté sur des canons grêles n'offre aucune garantie de solidité.

On rencontre souvent sur le canon des tumeurs osseuses que l'on désigne sous le nom de *suros*. Ils sont *simples* quand ils n'existent que d'un seul côté ; *chevillés* quand on les constate des deux côtés ; en *fusée* quand plusieurs se succèdent le long de la région.

Les suros gênent le fonctionnement des articulations (boulet, genou) ou des tendons, d'autant plus qu'ils en sont plus voisins. Relativement fréquents aux membres antérieurs, ils sont très rares aux postérieurs. Il ne faut pas confondre avec eux la saillie formée par les rudimen-

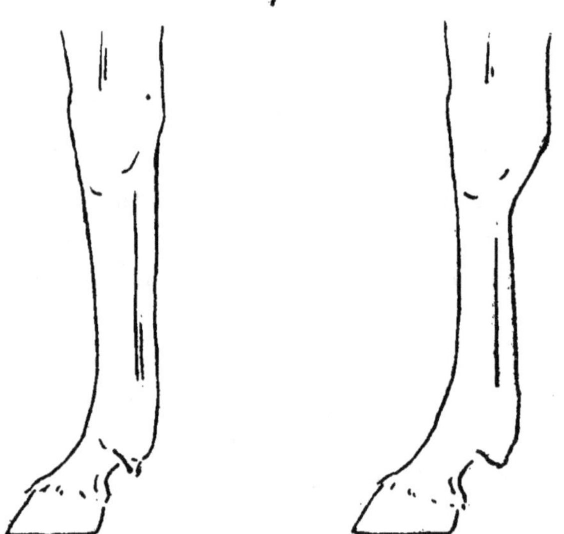

Fig. 45. — Tendon normal.   Fig. 46. — Tendon failli.

taires métacarpiens latéraux, surtout à leur extrémité inférieure ; quand ces os sont développés, on dit que le cheval a des *baguettes*.

Le canon du bœuf est très court ; il s'élargit près du boulet où le membre se divise en deux doigts.

Tendon. — Le tendon est une corde épaisse et forte située en arrière du canon et formée par la réunion des deux tendons des fléchisseurs du pied.

Le tendon *sec* et *ferme* est un indice de vigueur ; il n'en est pas de même du tendon *mou*.

Le tendon est dit *bien détaché* quand il est séparé nettement du canon, ainsi que du genou à sa partie supérieure (fig. 45). Lorsqu'il est collé au canon, l'os crochu devient très saillant ; le tendon est dit *failli* (fig. 46).

Cette région est exposée à des altérations graves qui déterminent des boiteries plus ou moins intenses. L'*engorgement* est la plus fréquente. Si une affection chronique a laissé sur sa longueur des nodosités, le tendon est dit *noueux*.

Boulet. — Cette région (fig. 45) est formée par l'articulation de l'os du canon avec la première phalange et les deux grands sésamoïdes.

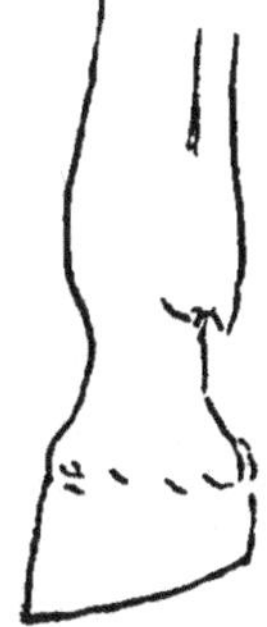

Fig. 47. — Bouleté.

Le boulet, qui tire son nom de sa forme arrondie, doit présenter un grand développement. Les tiraillements exercés sur les tendons par les efforts que nécessite un travail pénible, déterminent souvent le raccourcissement des cordes tendineuses ; le boulet se porte alors en avant ; le cheval est dit *droit sur ses boulets, boulé* ou *bouleté* (fig. 47). La *bouleture* est un signe d'usure ou de fatigue.

Comme le genou, le boulet peut être couronné ; des blessures ou l'absence de poils à sa face interne indiquent que l'animal *se coupe, se taille, s'atteint* avec l'autre membre. Mais on y rencontre le plus fréquemment des tumeurs synoviales ou *molettes* qui, lorsqu'elles sont *indurées*, déterminent une boiterie. Sur la face antérieure peut se développer une tumeur molle, plus ou moins volumineuse, produite par des chocs ou des frottements dans la région ; c'est l'*hygroma* du boulet.

Le boulet du bœuf est toujours large à cause de la bifurcation du canon qui s'articule avec les deux phalanges.

Fanon et ergot. — En arrière du boulet se trouve un bouquet de gros poils que l'on nomme *fanon*. L'abondance et la longueur de ces crins varie avec la race du sujet considéré.

L'*ergot* est un petit tubercule corné qui émerge de la peau du fanon et qui se développe aussi plus ou moins suivant les races.

Les bovins n'ont pas de fanon ; mais chez eux l'ergot est double et volumineux ; il a pour base deux osselets qui sont les rudiments des troisième et quatrième doigts ; de même, chez le cheval, cette petite production cornée représente les anciennes phalanges atrophiées.

Paturon. — Cette région a pour base la première phalange entourée des tendons extenseurs et fléchisseurs.

Il importe surtout d'en considérer la longueur et la direction.

La direction normale du paturon est à peu près celle

d'une ligne oblique à 45°. Quand cette direction se rapproche de la verticale, la région est en même temps raccourcie, et le cheval dit *court-jointé* (fig. 48). Quand le paturon est long, il tend à se rapprocher de l'horizontale et le cheval

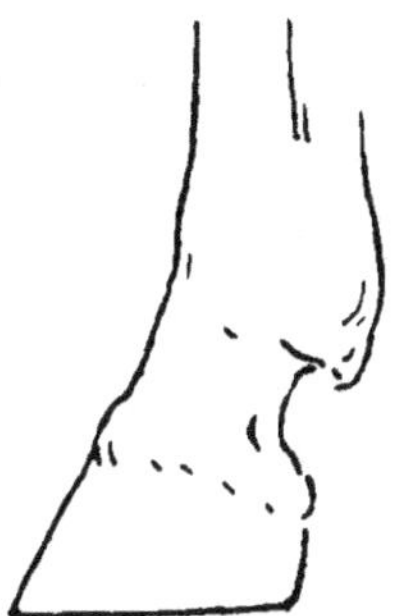

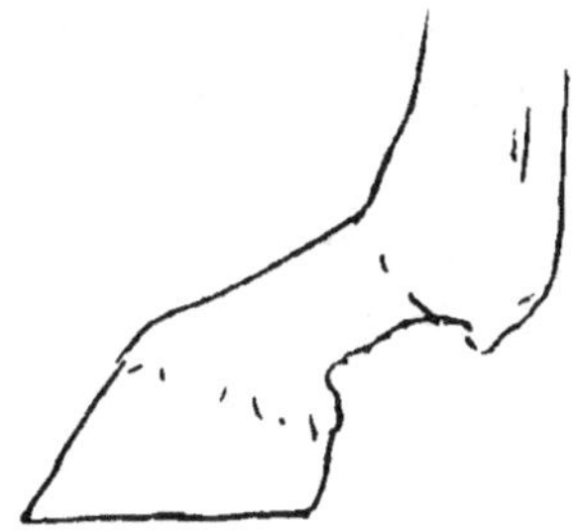

Fig. 48. — Court-jointé.   Fig. 49. — Long-jointé.

est dit *bas* ou *long-jointé* (fig. 49). Les chevaux long-jointés manquent de solidité ; leurs réactions (ch. de selle) sont très douces.

Le paturon peut être atteint d'exostoses, les *formes phalangiennes*, qui gênent les tendons, les ligaments et font boiter l'animal.

La partie postérieure ou *pli* du paturon est souvent le siège de crevasses ; enfin à la partie inférieure du canon, au boulet et au paturon, peuvent se rencontrer les *eaux aux jambes* ou la *gale*.

Couronne. — Cette région n'est, à proprement parler, que la partie inférieure du paturon, ou la bordure qui « couronne » le bord supérieur du sabot.

Elle a pour base la partie de la deuxième phalange située en dehors du sabot et le bord supérieur des *fibrocartilages* latéraux de l'os du pied.

La couronne ne doit déborder que très peu le bord du sabot ; si elle est saillante, il y a lieu de l'explorer attentivement.

Trop souvent on y constate la présence de *formes*, affection toujours grave ; soit qu'elles se développent sur l'os de la couronne (deuxième phalange), soit sur les cartilages latéraux, elles gênent les articulations et compriment les tissus.

La *crapaudine* est un ulcère de la partie antérieure de la couronne, qui nuit à la croissance régulière de la corne ; fréquente chez l'âne et le mulet, la crapaudine est assez rare chez le cheval.

La couronne du bœuf est divisée en deux parties par le sillon qui sépare les doigts.

Chez le mouton, au centre du sillon interdigité existe un orifice aboutissant dans un cul-de-sac ou *canal biflexe* et qui donne issue à de la matière sébacée. L'inflammation de ce canal porte le nom de *fourchet*, qu'il ne faut pas confondre avec le *piétin*.

Pied. — Extérieurement, le pied se compose des parties suivantes :

1° La *paroi* ou *muraille* (fig. 50) qui a la forme générale d'un tronc de cône coupé obliquement à sa partie supérieure.

La face interne de la paroi est garnie de nombreux feuillets parallèles et intercalés avec les feuillets de chair qui garnissent la troisième phalange.

On distingue dans la paroi : la *pince*, qui forme la région antérieure; les *mamelles*, de chaque côté de la pince ; les *quartiers* qui forment les côtés du sabot; les *arcs-boutants* ou *barres*, situés sous le pied, entre la sole et la fourchette.

2° La *sole* (fig. 51), en forme de croissant et formant la face inférieure du sabot. Sa face supérieure est en rapport avec le tissu velouté de l'intérieur du pied ; sa face externe est concave et écailleuse.

3° La *fourchette* (fig. 51), coin de corne molle qui occupe l'intervalle des barres et recouvre une masse élastique placée entre elle et la troisième phalange, le *coussinet plantaire*.

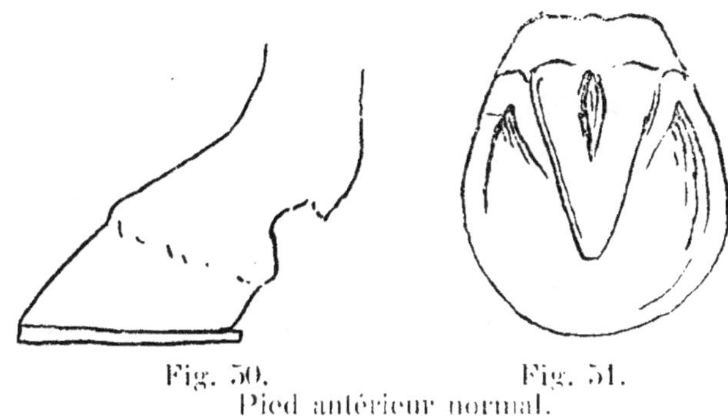

Fig. 50.   Fig. 51.
Pied antérieur normal.

La fourchette porte en son milieu une dépression, la *lacune médiane*, et est séparée de la sole par les *lacunes latérales*.

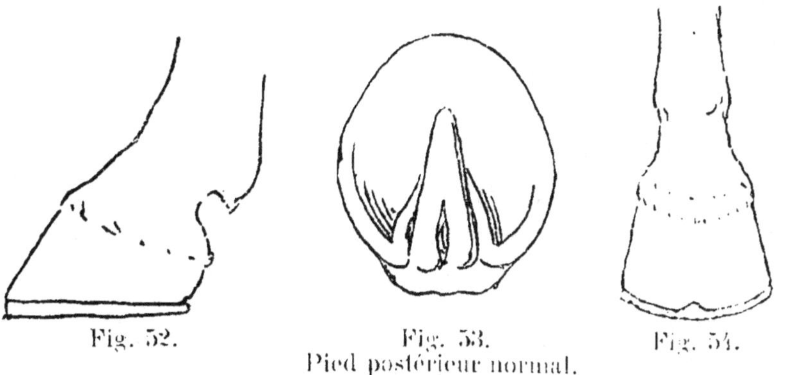

Fig. 52.   Fig. 53.   Fig. 54.
Pied postérieur normal.

Le *périople* est une bande de corne souple qui part de la partie postérieure de la fourchette (glômes) et contourne le haut du sabot sur lequel elle forme une couche mince, protectrice comme un vernis.

Dans un pied *normalement conformé*, la *paroi* doit être lisse, unie, sans enfoncements ni fissures, luisante, et laisser voir la direction des fibres qui la composent. Son inclinaison en pince est voisine de 45° et diminue graduellement vers les talons.

La *sole* s'élève en regagnant la fourchette de façon à former à la face inférieure du pied une voûte suffisamment prononcée.

La *fourchette* est assez volumineuse ; elle s'élargit postérieurement et porte sur le sol lorsque le pied pose à terre ; la *lacune médiane* ne se prolonge pas entre les talons.

La corne noire ou grise, de consistance moyenne, est celle qui se présente dans les meilleures conditions pour supporter la ferrure ; la corne blanche est peu solide, les clous y tiennent mal.

Les pieds antérieurs, principalement destinés à soutenir le poids du corps, sont plus évasés, ont les talons plus bas, la fourchette plus volumineuse, la face inférieure de la sole moins concave que les pieds postérieurs (fig. 52, 53), destinés au contraire à aider à la propulsion, et dont la paroi est plus verticale, le talon plus haut, la sole plus creuse.

Pied grand. — Le volume excessif du sabot nuit à la légèreté du cheval ; celui-ci est maladroit, buteur, exposé à se couper et à se déferrer ; il est impropre aux services rapides. Cette conformation appartient surtout aux races du Nord (Flandre, Belgique).

Pied petit. — Le sabot trop petit se rencontre normalement chez les chevaux de race orientale, mais aussi accidentellement dans d'autres races ; sa paroi est mince ; il devient facilement douloureux, surtout à la suite de l'encastelure.

Pieds inégaux. — La différence de volume que l'on remarque entre les pieds est le résultat de la maladie. Les allures ne sont plus régulières et l'animal ne peut être utilisé qu'au pas ; il boite d'ailleurs le plus souvent.

Pied plat (fig. 55). — Ce défaut se remarque surtout aux membres antérieurs ; la muraille se rapproche de

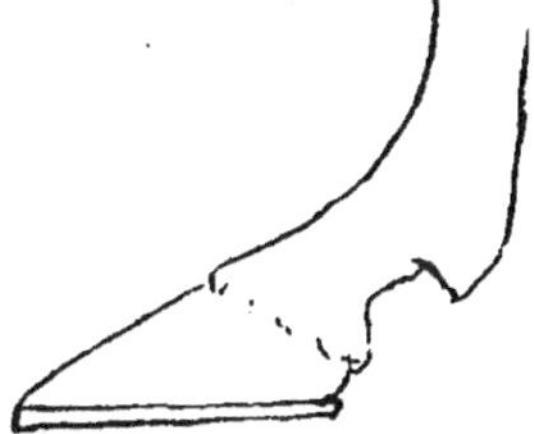

Fig. 55. — Pied plat.

l'horizontale, ce qui donne au pied une grande largeur en même temps que peu de hauteur. La sole est plane ou convexe. Le pied plat expose le cheval à boiter ; il le rend peu propre à un service sur route et exige une ferrure habilement appliquée.

Pied dérobé. — On donne le nom de pied dérobé au sabot auquel manquent des portions de corne par suite d'usure ou d'éclatement.

Pied étroit. — L'étroitesse du pied s'accompagne toujours de l'allongement de la pince ; elle prédispose à l'encastelure ; elle est souvent consécutive à la fourbure.

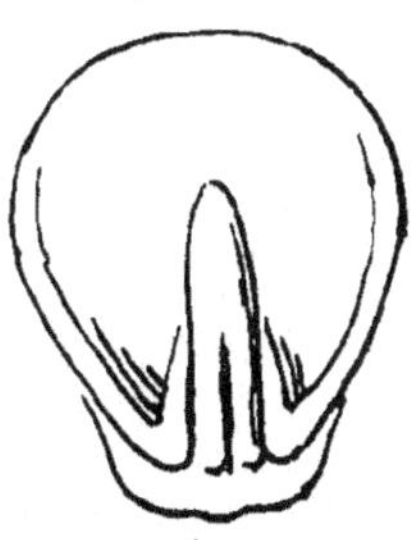

Fig. 56. — Pied à talons serrés.

Pied à talons serrés (fig. 56). — Le resserrement des talons nuit à l'action des parties internes du pied et annule l'élasticité du sabot. La démarche du cheval qui a les talons serrés est hésitante ; on dit qu'il *marche sur des épines*. La fourchette est toujours réduite.

Pied encastelé. — L'encastelure résulte de la conformation précédente portée à son plus haut degré ; toute la partie postérieure est resserrée.

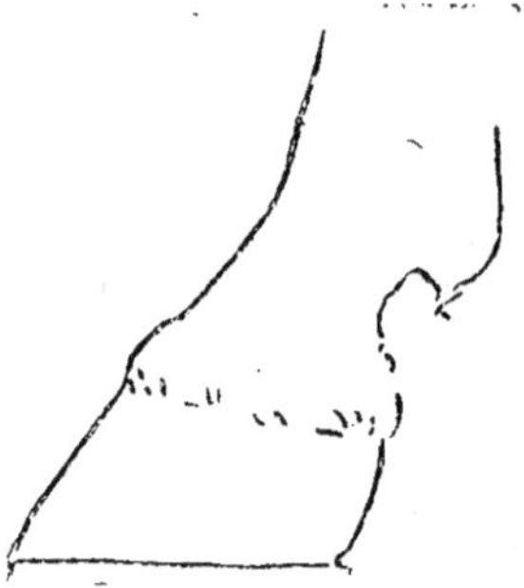

Fig. 57. — Talon haut.

Pied à talons hauts (fig. 57). — La hauteur des talons influe beaucoup sur l'aplomb du pied ; elle redresse le paturon et porte le boulet en avant ; la fourchette ne porte point sur le sol et ne fonctionne pas.

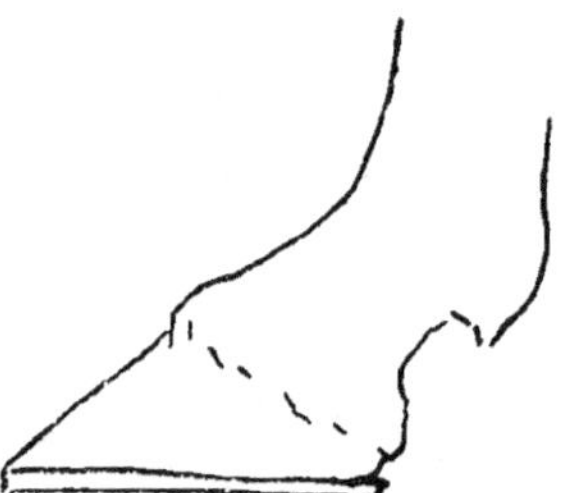

Fig. 58. — Talon bas.

Pied à talons bas (fig. 58). — Lorsque les talons sont trop bas, le poids du corps est reporté sur eux ; ils sont vite foulés et fatigués. Cependant quand la fourchette est bonne, elle soulage les talons et la malformation se trouve atténuée.

La consistance variable de la corne fait reconnaître des

pieds *gras* ou *mous*, et des pieds *secs* ou *maigres* également difficiles à ferrer.

Le *pied panard* est dévié en dehors : l'appui s'effectue sur le quartier interne et expose l'animal à se couper ; cette déviation du pied est la conséquence de celle des parties supérieures du membre.

Dans le *pied cagneux* la déviation a lieu en dedans : l'appui s'effectue sur le quartier externe : le cheval est exposé à se couper avec la mamelle du fer.

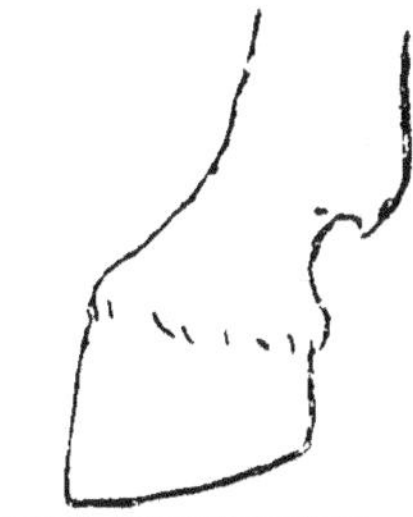

Fig. 59. — Pied pincard.

On emploie indifféremment les termes de *pied pincard* (fig. 59), *pied rampin* pour désigner celui dont l'appui se fait presque exclusivement sur la pince. Ce défaut s'observe surtout aux pieds postérieurs : il est le résultat d'une conformation naturelle ou de l'usure.

Le *pied-bot* est dû à une rétraction des tendons qui porte le boulet en avant, quelquefois même tellement que sa face antérieure touche le sol à chaque appui. Le sabot, en même temps, se déforme et les talons deviennent très élevés.

On désigne sous le nom de *pied plein* celui dont la sole, au lieu d'être concave, est plane ou légèrement convexe. L'exagération de ce défaut donne le *pied comble*.

La *fourchette maigre* se rencontre dans les pieds secs, étroits, encastelés, tandis que la *fourchette grasse*, toujours volumineuse et sujette à s'échauffer, appartient aux talons bas.

Quelques maladies du pied. — On nomme *seime* une fente intéressant la paroi, de son bord supérieur à son bord inférieur. La gravité de cette affection dépend de la profondeur de la lésion.

Les seimes existent tantôt sur la pince, tantôt sur le quartier, plus souvent le quartier interne ; on les nomme, dans le premier cas, *seimes en pince*, dans le second, *seimes quartes*.

Sous le nom peu précis de *mal d'âne*, on désigne une affection qui survient fréquemment à la partie antérieure et supérieure du pied de l'âne et que l'on rencontre de temps à autre sur le cheval : elle est toujours fort longue à guérir.

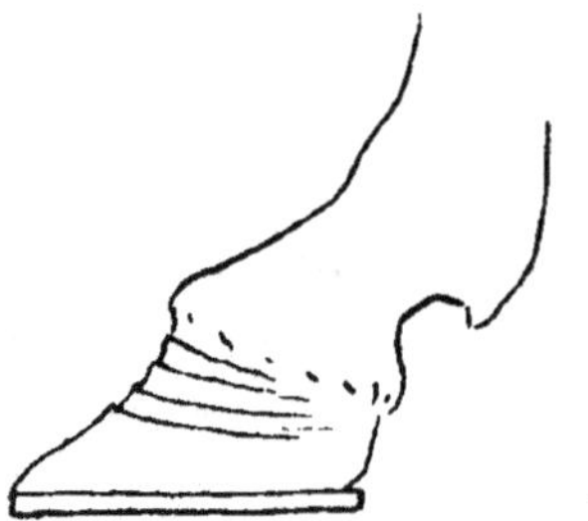

Fig. 60. — Pied cerclé.

On appelle *pied cerclé* (fig. 60) celui qui présente à la surface de sa paroi, de distance en distance, des anneaux renflés séparés par des sillons. Fréquents sur les pieds fourbus, ces cercles indiquent une irrégularité dans la sécrétion cornée.

Lorsque les parties latérales de la paroi sont défectueuses, il y a un *faux quartier ;* celui-ci peut disparaître par la pousse ou *avalure* de la corne, lorsque le bourrelet est intact.

La *bleime* est une contusion de la sole dans sa partie

comprise entre la paroi et la fourchette, ou mieux, entre l'arc-boutant et la paroi. On l'observe aux pieds de devant et plus fréquemment au talon interne. Les pieds à talons serrés, les pieds plats sont exposés aux bleimes. Celles-ci sont dites *sèches, humides, suppurées*, suivant l'état des tissus malades.

On trouve assez souvent à la fourchette, et surtout dans sa lacune médiane, un léger suintement très odorant ; ce suintement, causé par un mauvais entretien du pied, constitue la *fourchette échauffée*.

La *fourchette pourrie* est la conséquence d'une fourchette échauffée mal soignée. L'organe se ramollit et se détache ; c'est un acheminement vers le *crapaud*. Celui-ci peut gagner la sole et la paroi, et il est, le plus souvent, rebelle à tout traitement.

On reconnaît un pied *fourbu* depuis longtemps et sur lequel l'affection est devenue *chronique* à des déformations caractéristiques constituant des défauts très graves.

La paroi s'allonge en pince, se rétrécit vers les quartiers et se bombe à la partie antérieure de la sole ; des cercles apparaissent et une cavité (*fourmilière*) se forme entre la paroi et les parties internes du pied.

Le pied est en outre exposé à d'autres affections aiguës plus ou moins graves dans le détail desquelles nous n'avons point à entrer ici.

Différences. — Les pieds de l'*âne* et du *mulet* sont plus resserrés que ceux du cheval ; la sole est toujours concave et la fourchette toujours petite. Les pieds rampins ne sont pas rares.

Les deux onglons du *bœuf* représentent chacun assez exactement la moitié du sabot du cheval. La paroi est épaisse et contournée en demi-cercle du côté externe ; elle est mince en dedans. La sole est moins épaisse que celle du cheval.

Chez les vaches qui restent à l'étable, la pointe des onglons prend un développement exagéré qui gêne la marche et nuit aux aplombs : il y a lieu de la couper pour faciliter la marche.

Chez le mouton, le bord interne de la paroi peut se décoller et s'ulcérer au niveau du bourrelet ; c'est le *piétin*, affection contagieuse qui nécessite un traitement énergique.

CHAPITRE IV

Nous venons d'étudier isolément les parties qui composent le corps d'un animal : il nous reste à rechercher les rapports qui doivent exister entre ces mêmes parties, pour que, de leur action, résultent des mouvements faciles et sûrs. En somme, l'animal est une machine dont toutes les pièces doivent être convenablement ajustées, c'est-à-dire harmoniquement associées.

Si nous prenons le cheval, il va de soi que les proportions de cet animal doivent varier suivant le service que l'on attend de lui. Elles ne peuvent donc pas être autre chose que le résultat de la parfaite adaptation de toutes les parties du corps au but que l'on poursuit. C'est pourquoi elles n'ont rien d'absolu. Les rapports qu'entretiennent entre elles les différentes régions chez le gros cheval trapu qui démarre des fardeaux énormes, ne sont nullement les mêmes que ceux de l'élégant coursier qui franchit un kilomètre en une minute et demie. Et tous deux diffèrent également, en sens inverse, du type classique choisi par tous les auteurs comme réalisant la beauté absolue des proportions du cheval.

Mais nous réservons à une plume plus compétente que

la nôtre de montrer toute la valeur de cette idée. Nous ne voulons pas, dans un ouvrage de la nature de celui-ci, introduire une réforme radicale ; nous voulons seulement faire pressentir nos convictions afin que, plus tard, on ne nous accuse point d'abandonner brusquement des idées que nous aurions jusqu'alors admises.

Ces réserves faites, nous allons étudier le plus simplement possible la question des proportions.

L'animal, pour être utilisable comme moteur, doit répondre à certaines conditions de *hauteur*, de *longueur* et de *largeur*. Le corps peut d'abord être considéré comme une partie inerte, la partie active étant constituée par les membres.

La *hauteur* d'un animal est l'élévation de son corps au-dessus du sol, les membres étant dans l'attitude qu'ils prennent pendant la station normale. On la mesure du sol au sommet du garrot ou de la croupe. La *taille* proprement dite se mesure du sol au garrot.

Ces deux points de repère, la croupe ou le garrot, peuvent être sur une même ligne horizontale ou à des niveaux différents.

Lorsque le garrot est plus haut que la croupe, on dit que le cheval est *haut du devant*. — Lorsqu'il est plus bas, on dit qu'il est *bas du devant*, conformation qui se rencontre plus fréquemment sur les juments.

Le cheval type des hippologues a une hauteur théorique de deux têtes et demie ; mais le cheval trapu (bréviligne) a une taille moindre ; et le cheval élancé, le lévrier des chevaux (longiligne), a une taille plus grande.

La *longueur* du corps se mesure de la pointe de l'épaule à celle de la fesse, l'animal reposant d'aplomb sur ses quatre membres.

On assure au cheval type une longueur de deux têtes

et demie, égale par conséquent à sa hauteur ; il serait inscriptible dans un carré.

Mais la longueur varie également dans les deux sens : et l'on constate que les chevaux trapus sont plus longs que hauts, et les chevaux élancés plus hauts que longs. Ces chevaux seraient donc inscriptibles dans un rectan-

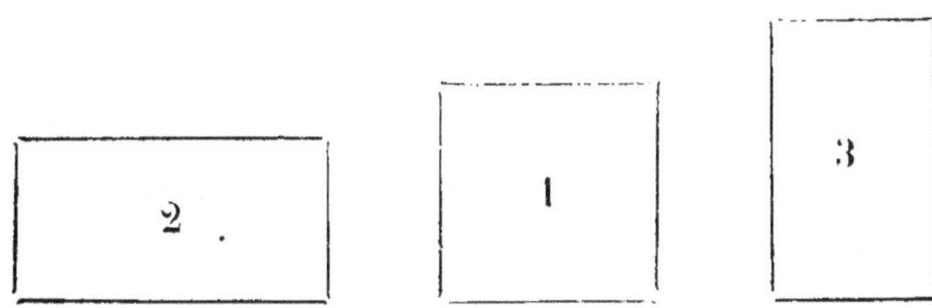

gle, à grande base pour les premiers et à petite base pour les seconds, comme le montre la figure dans laquelle les dimensions relatives ont été, à dessein, exagérées.

Si nous considérons la *largeur*, nous arrivons à des conclusions analogues :

La largeur ou *ampleur* désigne le développement transversal du corps, au niveau du poitrail, de la poitrine et de la croupe. Elle résulte de la conformation squelettique des régions et de la musculature qui les forme ; elle s'apprécie en examinant le cheval de face et de derrière.

On dit qu'un cheval est *étoffé*, qu'il *a du gros*, lorsque l'ampleur est considérable. Cette conformation se dénote par la largeur du poitrail, la saillie et la musculature des épaules, la rondeur des côtes, la largeur de la croupe et le volume des masses musculaires.

Un cheval de trait doit toujours être étoffé. Le cheval trapu, bréviligne, a donc la poitrine ronde, le corps presque régulièrement cylindrique.

Un cheval qui manque d'ampleur est dit étriqué ; cette conformation résulte du peu de développement en largeur du thorax. Les chevaux élancés, longilignes, ont donc la poitrine mince.

Et sous ce rapport tous deux diffèrent encore inversement du cheval moyen ; et cependant ils n'en correspondent pas moins à deux adaptations bien déterminées, à deux fonctions économiques réelles ; ils sont également *beaux*, seulement il faut *évaluer* leur beauté *en fonction* de leur travail.

Les *membres* étant destinés à supporter et à mouvoir le corps, il doit exister une certaine harmonie entre ces deux éléments. — Le corps est désigné vulgairement sous le nom de *dessus*, les membres sous celui de *dessous*.

Les relations qui existent entre le dessus et le dessous varient suivant les types (type moyen, type léger, type lourd).

Il faut qu'il y ait constamment une correspondance parfaite.

Au tronc lourd, trapu, large, arrondi, musclé, seront adjoints des membres forts, épais et courts.

Un tronc léger et mince sera porté sur des membres hauts. De fortes colonnes pour un édifice léger ne seraient pas défectueuses, mais superflues.

Quand le dessous est trop faible pour le dessus, la machine est sans force, sans solidité, sans vitesse ; elle est vouée à une ruine précoce.

C'est seulement l'exagération des conformations harmoniques extrêmes dont nous parlons qui deviendra une défectuosité.

Évidemment si un cheval à poitrine très étroite est juché sur des membres longs, sans musculature, il pourra avoir de la finesse, de la vivacité, mais il n'aura pas de résistance. Les chevaux ainsi conformés sont dits *ficelles*, *haut perchés*, *montés sur des allumettes*. On les reconnaît à la longueur exagérée de leurs membres, à l'étroitesse, la minceur de leurs avant-bras, de leurs jambes, de leurs genoux, de leurs jarrets et de leurs boulets ; à la faiblesse de leurs tendons, au petit volume de leurs muscles.

Le vulgaire exprime parfaitement l'impression que donne un sujet chez lequel les membres ne sont point en harmonie avec le tronc, membres grêles supportant un tronc développé, par exemple, en disant que ce sujet est *décousu*. Et il ne marchande pas son admiration à un boulonnais bien trapu, quoique celui-ci ait moins de deux têtes et demie de haut et plus de deux têtes et demie de long.

Lorsque nous exposerons les principes généraux de l'ethnologie, nous ferons comprendre que le cheval *type* des hippologues est celui qui se trouve à égale distance de toutes les variations extrêmes que l'on rencontre dans l'espèce, sous le rapport du poids (format), de la concavité ou de la convexité des profils, de l'allongement ou du refoulement des lignes. C'est le cheval de poids moyen (430 kilos), à profils rigoureusement rectilignes, inscriptible dans un carré (médioligne) : c'est le cheval arabe du beau pays.

Mais cela n'empêche pas l'harmonie des formes et des proportions d'exister également chez le poney comme chez le gros cheval, chez le bréviligne comme chez le longiligne, chez le concave comme chez le busqué. C'est tout ce que nous voulons dire là-dessus.

§ 2. — LE SANG [1]

La dernière formule en date semble réduire la notion traditionnelle du *sang*, en hippologie, à celle de « fort ren-

1. Communication de M. Baron.

dement mécanique envisagé principalement en mode de vitesse ». Ajoutez à cela les signes extérieurs d'une grande énergie nerveuse et une finesse particulière de tous les téguments, et vous verrez en somme que la nouvelle interprétation se rapproche beaucoup de l'ancienne : le sang, c'est l'origine anglaise, andalouse, barbe, arabe ou syrienne des chevaux que l'on examine. Un cheval a plus ou moins de sang, en proportion des ancêtres anglais, andalous, barbes, etc., qu'on lui connaît ou qu'on lui suppose.

De là, les notations fractionnelles pour exprimer qu'un cheval est plus ou moins près du sang, etc., etc.

Mais on peut, et l'on doit même se demander pourquoi, en dehors des chevaux anglais, andalous, arabes, etc., ou de leurs métis, les conditions particulières du *sang* ne se rencontrent point.

Procédons par élimination.

Pourquoi ne trouvons-nous pas, pourquoi ne concevons-nous même pas un *cheval de sang* de 800 kilogs?

Parce que, sans doute, en dehors du fait empirique de nos constatations quotidiennes, nous comprenons presque mathématiquement l'impossibilité d'une masse chevaline de 800 kilogs animée d'une vitalité assez intense pour nous suggérer l'idée la plus vague du *sang*.

Et pourquoi une masse de 800 kilogs n'aurait-elle pas une vitalité intense ?

Parce que la surface est *trop petite*.

Une objection ne peut manquer de surgir : si les gros chevaux doivent la *hémolisation* de leur vitalité à la rupture positive d'équilibre entre la masse et la surface, les poneys devront être exubérants et pétulants, montés à un haut potentiel ou à un haut diapason... Leur tonalité physiologique devra être *diésée*. Somme toute, ils auront plus de sang que tous les autres chevaux, etc., etc.

Réponse : *Oui.*

Il est certain, en effet, que la notion de sang contient plusieurs facteurs, dont l'un correspond manifestement à l'idée populaire exprimée dans cet adage :

« Petit, mais rageur ! »

Nous aimerions mieux dire au reste : « *Petit*, et par conséquent *rageur...* » Car il y a accord entre les deux choses. — Les petits chevaux sont comme les petits chiens et les petits hommes ; ils présentent une surface énorme pour leur masse ; tout chez eux s'accélère, se précipite, s'échauffe et s'exalte et il n'y a pas l'ombre d'une hésitation à avoir sur la grandeur relative de leur *excédent* d'énergie disponible.

Toutefois le sang implique certaines conditions d'équilibre fonctionnel et d'aptitude à régénérer les autres races chevalines ; conditions que nous ne saurions rencontrer en dehors du groupe que M. Baron et ses disciples ont désigné sous le nom d'*eumétrie* (poids moyen favorable de l'espèce).

A cet égard, on peut dire que si les trop gros animaux (hypermétriques) sont affectés du *bémol*, tout comme les animaux trop petits (ellipométriques) sont affectés du *dièse*, il doit exister un format moyen équidistant du *maximum* et du *minimum*, un poids *optimum* donc, pour lequel l'organisme réalise de la façon la plus heureuse son programme de machine vivante, soit à l'état sauvage, soit à l'état domestique.

Tout concourt à l'affirmation de ce théorème physiologique, zoologique, ethnologique et économique : la racine la plus fondamentale du sang, c'est l'*eumétrie*, c'est la tonalité inaltérée de toutes les fonctions, c'est le *bécarre !*

Voilà pourquoi, dans la classification générale des races, nous plaçons les types anglais, barbes, andalous, syriens... au *zéro-repère* de toutes les variations positives ou négatives des masses et des surfaces, de façon à appliquer au *sang* lui-même l'aphorisme célèbre : « *Ne quid nimis.* »

§ 3. — LE FOND

L'examen extérieur d'un cheval permet de juger de ses proportions, des lignes générales de sa conformation, du plus ou moins de *sang* qu'il possède, mais ne renseigne nullement sur ses qualités intimes qui cependant, on le conçoit, sont un facteur important d'appréciation.

Pour juger de ces qualités latentes, il faut mettre la machine en mouvement, il faut soumettre le sujet à des *épreuves* dont le programme variera nécessairement avec le service auquel le moteur va être astreint.

Par ces épreuves, on appréciera sa *résistance à la fatigue*, quelle que soit la forme sous laquelle la somme de travail ait été fournie : allure lente et violent effort, ou effort insignifiant à une allure très rapide.

C'est cette résistance à la fatigue qui constitue le *fond* et qui semble être une qualité de nature particulière échappant à l'analyse.

Or la fatigue, « ce sentiment douloureux avec difficulté d'agir que cause un travail excessif » (Littré), est amenée par l'accumulation dans le système locomoteur de produits de déchet qui ne s'éliminent pas suffisamment vite et qui viennent *encrasser* les rouages de la machine. Des organes existent qui sont chargés de l'expulsion de ces produits de déchet : les reins, pour ceux qui s'éliminent par l'urine ; les bronches, pour ceux qui s'éliminent par l'appareil respiratoire ; les glandes sudoripares, pour ceux qui s'éliminent par la peau, etc.

Et si les produits d'encrassement s'accumulent, c'est que ces organes ne travaillent pas assez vite. Accélérer leur fonctionnement, c'est retarder l'apparition de la sensation de gène douloureuse qui est la fatigue ; c'est augmenter la durée de la période de travail ; c'est donner du *fond*.

Le *fond* est donc une qualité qui demeure subordonnée à l'intégrité du fonctionnement de tous les appareils de dépuration (émonctoires) ; de là la nécessité de pratiques spéciales connues sous les noms de suées, massages, etc., dont l'ensemble fait partie de l'*entraînement*, et dont nous traiterons ailleurs.

Le cheval *entraîné* se trouve dans d'excellentes conditions pour subir les épreuves de fond auxquelles il doit être soumis ; et ces épreuves sont le moyen le plus rationnel de compléter les indications trop superficielles fournies par l'examen extérieur seul.

On comprend que si le *sang* demeure l'apanage des chevaux de races distinguées (eumétriques), le *fond* peut se rencontrer indistinctement chez tous les chevaux, chez le plus petit comme chez le plus gros, chez l'ellipométrique comme chez l'hypermétrique. Le boulonnais qui traîne lentement une lourde charge doit avoir de l'*endurance* au même titre que le cheval léger qui galope sur le champ de course ; et de même aussi le poney hargneux et trépignant qui tire bravement la grosse voiture sous laquelle on l'écrase.

CHAPITRE V

ATTITUDES ET APLOMBS

§ Ier. — ATTITUDES

Nous examinerons dans ce paragraphe les divers modes de la station.

Station. — La station est la situation dans laquelle se trouvent les quadrupèdes quand ils demeurent immobiles sur leurs membres. La station est *libre* ou *forcée*.

Dans la *station libre*, le poids du corps n'est pas réparti également sur chaque extrémité ; l'animal repose alternativement chacun de ses membres.

Dans la *station forcée*, le poids du corps est réparti également entre les quatre extrémités, qui sont alors disposées aux quatre sommets d'un rectangle. Cette attitude ne peut être longtemps conservée parce que les muscles des membres se fatiguent.

Lorsque les quatre membres sont perpendiculaires à un sol horizontal, on dit que le cheval est *placé*. Il est *campé* quand les membres antérieurs sont portés en avant, et les membres postérieurs en arrière. Cette attitude très fatigante est obtenue par le dressage ; les chevaux de luxe, mis en vente, sont dressés au *camper*.

Le cheval est *rassemblé* quand les quatre membres sont ramenés sous le tronc. C'est cette attitude que le cavalier fait prendre à sa monture avant de la mettre en mouvement.

Dans le *placer* régulier, les membres prennent certaines directions dont l'étude est celle des *aplombs*.

Ici encore, nous suivrons la marche généralement adoptée.

§ 2. — APLOMBS

On désigne sous le nom d'aplombs « la direction que doivent suivre les membres du cheval considérés dans leur ensemble ou dans leurs différentes régions en particulier, pour que le corps soit supporté de la manière la plus solide et en même temps la plus favorable à l'exécution des mouvements » Lecoq).

Les aplombs s'examinent sur le cheval *placé*.

Ils sont *réguliers* quand les membres sont perpendiculaires au sol et que chaque bipède latéral est parallèle au plan médian du corps.

Ils sont dans le cas contraire *irréguliers*.

Aplombs des membres antérieurs. — *De profil :* on admet que les aplombs sont réguliers quand une verticale abaissée de la pointe de l'épaule tombe un peu en avant de la pince (fig. 66).

Quand cette ligne tombe fortement en avant de la pince, le cheval est *sous lui du devant* (fig. 69). Quand elle tombe sur le sabot, le cheval est *campé du devant* (fig. 70).

Dans le premier cas, les chevaux sont exposés à buter ; dans le second, les membres se fatiguent vite et les pieds sont sujets aux bleimes, parce que le poids du corps est reporté sur les talons.

Nous avons vu (régions) que lorsque le genou fait saillie, le cheval est *arqué* ou *brassicourt* (fig. 67) (déviation congénitale) ; quand le genou est en arrière, on dit qu'il a le *genou creux, effacé, de mouton* (fig. 68).

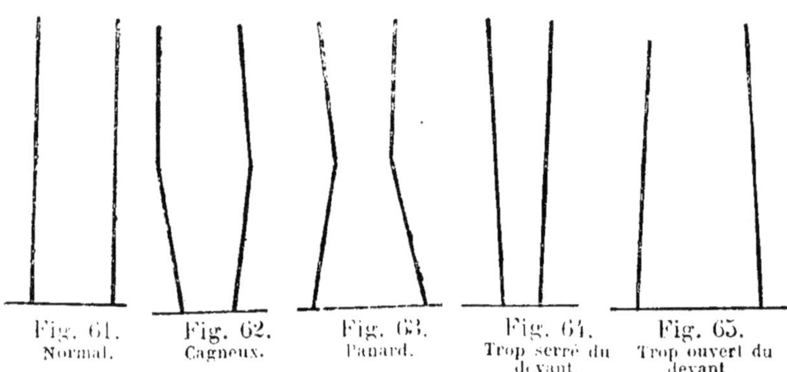

Aplombs des membres antérieurs vus de face.

De face : une verticale abaissée de la pointe de l'épaule partage le genou, le canon, le boulet et le pied en deux parties égales (fig. 61).

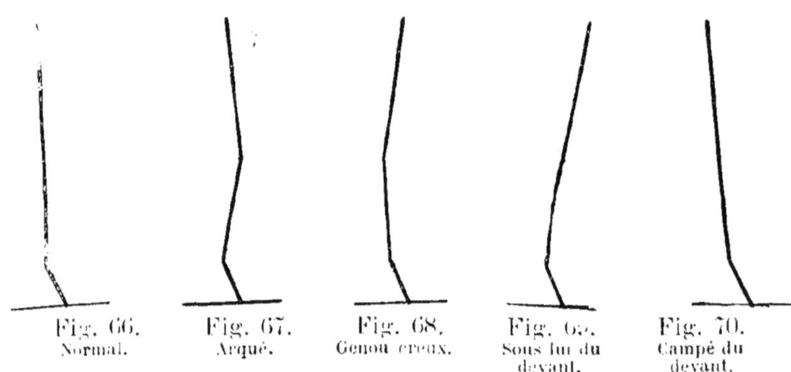

Aplombs des membres antérieurs vus de profil.

Quand les deux membres sont complètement en dedans de cette ligne, le cheval est *serré du devant* (fig. 64) ; il est exposé à se couper et par suite à boiter fréquemment.

Quand les deux membres sont reportés en dehors, le cheval est *trop ouvert du devant* (fig. 65) ; dans ce cas l'allure devient lourde.

Seules les régions situées au-dessous du genou peuvent être déviées.

Si la pince est tournée en dehors, le cheval est *panard* (fig. 63). Le poids du corps repose sur le quartier interne qui se fatigue plus vite. Pendant la marche, l'extrémité des membres est rejetée en dehors; le cheval *billarde*.

Le cheval est *cagneux* (fig. 62) lorsque la déviation de la pince a lieu en dedans: c'est le quartier externe qui se fatigue.

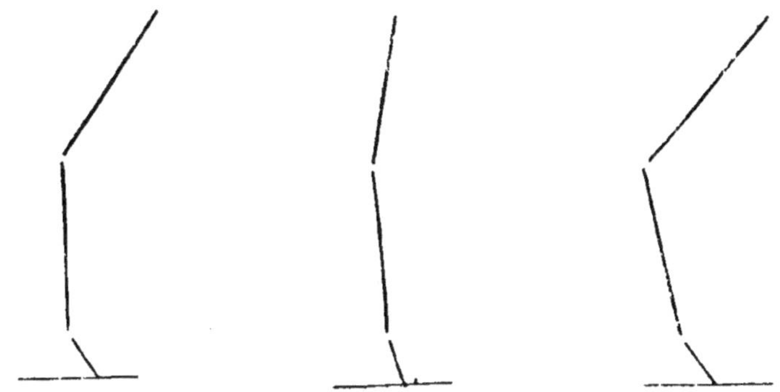

Fig. 71. — Normal.   Fig. 72. — Jarret droit.   Fig. 73. — Jarret coudé.
Aplombs des membres postérieurs vus de profil.

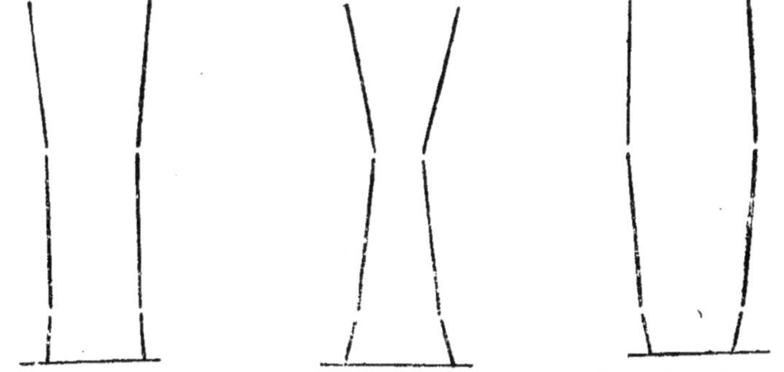

Fig. 74. — Normal.   Fig. 75. — Clos du der-   Fig. 76. — Ouvert du
                                     rière.   derrière.
Aplombs des membres postérieurs vus de derrière.

Aplombs des membres postérieurs. — *De profil :* une verticale abaissée de la pointe de la fesse rencontre la pointe du jarret et longe la face postérieure du canon avant d'arriver au sol (fig. 71).

Le cheval est *sous lui du derrière* quand le membre est en avant de cette ligne. Il est *campé du derrière* quand la verticale tombe trop en avant du jarret. Un cheval campé du derrière est généralement sous lui du devant.

De derrière : une verticale abaissée de la pointe du jarret doit partager en deux parties égales le reste de l'extrémité (fig. 74).

Comme dans le membre antérieur, le cheval peut être *panard* ou *cagneux*. Le cheval panard a les pointes du jarret rapprochées : il est *crochu* ou *clos du derrière* (fig. 75). Le cheval cagneux a ces pointes écartées ; il est *ouvert du derrière* (fig. 76).

Le cheval peut être *ouvert* ou *serré* des deux membres postérieurs, selon la largeur ou l'étroitesse de la croupe et des fesses.

§ 3. — COUCHER OU DÉCUBITUS

Le coucher ou décubitus est l'attitude que prend l'animal fatigué ou qui veut se livrer au sommeil.

Généralement, chez les grands quadrupèdes, le repos des muscles n'est pas complet ; seuls ceux des membres et du train postérieur n'effectuent aucun travail ; mais comme souvent le cheval et le bœuf reposent appuyés sur le sternum, les muscles de l'encolure se contractent nécessairement pour soutenir la tête, malgré la présence du ligament cervical.

Le relâchement complet du système musculaire, se traduisant par le coucher sur le côté, avec l'encolure et la tête étendues, est toujours un signe de grande fatigue, de faiblesse générale.

Les chevaux adultes se couchent rarement ; quelques-uns mêmes ne se couchent jamais et dorment en reposant successivement chacun de leurs membres ; cela est une cause de fatigue inutile entraînant la ruine précoce des membres. Il est préférable de voir le cheval se coucher de temps à autre.

Les bovins se couchent très fréquemment, afin de se reposer et de ruminer tranquillement ; on voit même des bœufs de travail se coucher dans le sillon et ruminer pendant le repos qu'on leur accorde. Les animaux à l'engrais passent, et cela est bon, une grande partie de la journée sur la litière.

CHAPITRE VI

MOUVEMENTS SUR PLACE ET ALLURES

§ 1er. — MOUVEMENTS SUR PLACE

Ce sont : le *cabrer*, la *ruade*, le *saut* et le *reculer*.

Cabrer. — Dans le cabrer, le cheval élève le train antérieur au-dessus du sol, en reportant son poids sur les membres postérieurs : le corps prend une direction plus ou moins verticale : ce mouvement a une durée très courte.

Pour effectuer le cabrer, le cheval engage sous le tronc ses membres postérieurs et contracte les muscles de la région lombaire, des fesses et du dos pour soulever son train antérieur. La disposition générale des articulations postérieures l'empêche de se dresser d'une façon absolument verticale ; il s'exposerait dans ce cas à se renverser complètement en arrière.

Cette attitude est très fatigante : les jarrets sont fortement tiraillés, ainsi que les boulets postérieurs.

On voit des étalons se cabrer dès qu'ils aperçoivent la jument, et marcher vers elle dans cette position ; leurs membres se ruinent promptement ; les jarrets se tarent bientôt.

Les poulains entiers abandonnés au pâturage se cabrent aussi fréquemment et prennent des vessigons ; la castration pratiquée de bonne heure remédie à cette habitude mauvaise.

Ruade. — Le mouvement de la ruade est opposé à celui du cabrer. Le cheval enlève brusquement son train postérieur et lance ses membres en arrière.

Pour ce faire, il commence par rassembler ses membres s'il veut ruer bas, ou par se camper du devant s'il veut ruer en hauteur. Il abaisse brusquement ensuite la tête et l'encolure, contracte les muscles de la région dorso-lombaire, et par la détente des membres postérieurs, soulève complètement son arrière-train.

Encore plus que le cabrer, la ruade est de courte durée.

Pour empêcher un cheval de ruer, il faut lui tenir la tête haute pour charger le train postérieur et gêner le mouvement.

Le bœuf rue rarement ; pour se défendre, il frappe de côté avec ses membres postérieurs.

Saut. — Le saut est un mouvement dans lequel le corps, détaché complètement du sol, est projeté en haut et en avant, par la détente des quatre membres ou des membres postérieurs.

Pour préparer le saut, les articulations se fléchissent d'autant plus que l'impulsion doit être plus forte, puis elles se détendent pour soulever le corps. Quand celui-ci retombe sur le sol, les articulations se fléchissent de nouveau pour amortir la dureté du choc.

Pour le saut en hauteur, l'animal relève la tête ; la détente des jarrets imprime alors au tronc une direction plus verticale ; pour le saut en longueur, l'encolure s'allonge, la tête s'étend horizontalement et l'animal peut franchir ainsi une longueur plus grande.

Reculer. — L'action du reculer n'a jamais lieu que sur une distance très limitée, parce qu'elle s'effectue difficilement.

Cependant on voit des chevaux reculer d'eux-mêmes ; pour ce faire, ils reportent en arrière leurs membres postérieurs avant de les avoir surchargés du poids de l'avant-main : il en est même qui, dans ce cas, baissent la tête et l'encolure.

Quand on veut forcer un cheval à reculer, on est obligé de lui relever la tête et l'encolure pour charger l'arrière-main et amener une rupture d'équilibre ; pour éviter de se renverser, le cheval dégage un membre postérieur, qu'il porte en arrière, puis le membre antérieur diagonalement opposé, et le mouvement se continue ainsi pendant quelques pas.

Quelquefois les chevaux refusent de reculer ; cela peut tenir à une affection quelconque, mais douloureuse, des articulations postérieures, ou à une lésion de l'encéphale entraînant l'*immobilité* (V. *Vices rédhibitoires*).

§ 2. — ALLURES

Sous le nom d'allures, on désigne la suite des mouvements combinés des membres, ayant pour résultat le déplacement de l'animal.

Les allures sont *naturelles* ou acquises par l'éducation et le dressage.

Dans chaque allure, le membre est alternativement appuyé sur le sol, *à l'appui*, ou soutenu en l'air, *au soutien*.

On appelle *pas complet* le résultat de l'oscillation successive des quatre extrémités.

Pendant les allures, le *centre de gravité* se déplace ; à l'arrêt, il est situé sur la verticale menée aux deux tiers antérieurs de l'axe du rectangle formé par les quatre pieds (base de sustentation).

La vitesse d'une allure s'évalue par l'espace parcouru dans l'unité de temps ; c'est la *seconde* que nous prendrons comme unité.

Amble. — Dans cette allure, le corps est constamment porté par deux membres appartenant au même bipède latéral : pendant que le bipède latéral gauche supporte le corps, le bipède latéral droit est au soutien ; celui-ci se pose à son tour quand l'autre se lève.

Certains chevaux vont l'amble naturellement ; d'autres sont dressés à cette allure, très douce pour le cavalier ; ce dressage s'obtient en réunissant au-dessus des genoux et des jarrets les membres du même bipède latéral.

L'amble est l'allure naturelle du chameau et du dromadaire.

Trot. — Dans le trot, les membres se lèvent et se posent successivement par *bipèdes diagonaux*. Dans un pas complet, on entend deux *battues* (choc des pieds sur le sol).

Dans le trot ordinaire, les pieds postérieurs se posent exactement à la place des pieds antérieurs ; le corps est un instant suspendu au moment où le pied postérieur va prendre la place de l'autre.

Dans le trot allongé, le pied de derrière se pose en avant de l'empreinte (foulée) laissée par le pied antérieur.

Dans le trot raccourci, la foulée postérieure reste toujours en arrière.

Le trot décousu est l'allure irrégulière des chevaux faibles ; on y entend trois et quelquefois quatre battues.

La vitesse du trot ordinaire est égale, par seconde, à une fois et demie la hauteur du cheval au garrot : $V = \frac{3}{2} H$; c'est-à-dire 2 ^{m} 40 pour un cheval de 1 ^{m} 60 de taille.

Pas. — Dans le pas, les quatre membres se succèdent en diagonale, en se levant et se posant isolément, de sorte que l'on entend quatre battues distinctes, régulièrement espacées.

Quand un membre est à la moitié de son soutien, celui qui doit le suivre se lève, les deux autres restant à l'appui; il y a donc toujours deux membres levés et deux membres appuyés, chaque coïncidence n'étant égale qu'à la moitié de la durée de la position.

Le pas est l'allure la plus lente et la moins fatigante, sa vitesse est égale aux $\frac{3}{4}$ de la hauteur au garrot, c'est-à-dire de 1 ^{m} 20 par seconde pour un cheval de 1^m 60 de taille.

On désigne sous le nom de *pas relevé* une allure dans laquelle ont lieu quatre battues de même ordre que les précédentes, mais plus précipitées et moins régulièrement espacées.

Autrefois beaucoup de bidets normands marchaient naturellement le pas relevé. Cette allure, héréditaire chez eux, peut s'acquérir également par le dressage.

Galop. — Le galop est l'allure la plus rapide du cheval.

On en distingue trois sortes :

1° Le galop ordinaire ou galop de chasse, ou galop à trois temps ;

2° Le galop de manège ou à quatre temps ;

3° Le galop de course, le plus rapide de tous.

Galop à trois temps. — Dans le galop ordinaire, le corps est successivement porté, pendant le pas complet: par un pied postérieur, par le bipède diagonal opposé, par un pied antérieur, et demeure un instant complètement soulevé (temps de suspension). On entend donc trois battues.

La succession des membres se fait de telle sorte qu'un bipède latéral est toujours en avance sur l'autre ; on dit que le cheval galope *à droite* ou *à gauche*, suivant que le bipède latéral *droit* ou *gauche* est en avant. Comme ce bipède se fatigue plus que l'autre, il est indiqué de changer de temps à autre le côté sur lequel le cheval galope.

Le galop est désuni lorsqu'un pied postérieur n'a pas sur son congénère la même avance que le pied antérieur correspondant sur l'autre.

Galop à quatre temps. — Le galop de manège est une allure artificielle plus relevée que la précédente.

On entend dans cette allure quatre battues parce que dans l'appui du bipède diagonal, le pied postérieur se pose un peu avant le pied antérieur.

Ce galop fatigue beaucoup les jarrets du cheval.

Galop de course. — C'est un galop à trois temps excessivement allongé, et non pas, comme on l'avait cru, une série de sauts horizontaux. On entend également trois battues séparées.

Le *traquenard* est un amble rompu, irrégulier ; dans cette allure défectueuse, on entend quatre battues séparées par des intervalles inégaux.

L'*aubin* résulte d'un mélange des mouvements du trot et du galop : c'est une allure des plus défectueuses.

C'est celle des chevaux usés ou fatigués qui ne peuvent accélérer le trot et qui s'efforcent de prendre le galop ; ils trottent du devant et galopent du derrière.

§ 3. — DÉFECTUOSITÉS DES ALLURES

Ces défectuosités proviennent de mouvements irréguliers des membres antérieurs ou des membres postérieurs ; nous allons définir brièvement les termes employés pour les désigner.

On dit d'un cheval qu'il *rase le tapis* quand, dans la marche, les pieds antérieurs s'élèvent peu au-dessus du sol ; il est exposé à butter.

Le cheval *trousse* quand il fléchit fortement le canon et l'avant-bras en relevant tout le membre.

Le cheval a les *épaules froides* ou *chevillées* quand celles-ci ne peuvent effectuer que des mouvements de peu d'amplitude : ce défaut provient, la plupart du temps, non pas d'une mauvaise conformation de l'épaule, mais d'une lésion des parties inférieures du membre.

Sous le nom d'*éparvin sec*, on désigne un défaut caractérisé par la flexion brusque du jarret sur la jambe ; cette flexion est quelquefois tellement forte que la face antérieure du boulet vient au contact du ventre. Ce défaut ne se traduit par aucune lésion apparente.

Lorsque le membre postérieur effectue son appui, on voit quelquefois la pointe du jarret se dévier en dehors en faisant tourner la pince du pied en dedans ; le cheval a les *jarrets vacillants*, il est souvent *cagneux* du derrière.

Le *forger* consiste dans la production d'un bruit plus ou moins répété dû au choc de la pince du pied postérieur sur le fer du pied antérieur correspondant.

Cette défectuosité présente de sérieux inconvénients ; elle expose le cheval à se déferrer, à se blesser les talons ou les tendons ; elle tient à un grand nombre de causes, généralement à un défaut d'harmonie de conformation et de coordination des mouvements, dans le train antérieur et le train postérieur.

Le cheval *billarde* quand il marche en rejetant en dehors ses membres antérieurs (V. *Aplombs*).

Le cheval se *coupe*, s'*atteint*, se *taille* quand le sabot ou le fer touche la couronne ou le boulet de l'autre membre en déterminant une contusion ou une lésion plus ou moins grave.

Ce défaut est une conséquence d'aplombs défectueux, de la mauvaise conformation des sabots, d'une ferrure mal appliquée ou d'une affection des membres.

On peut y remédier par une ferrure spéciale dite *à la turque* (V. *ferrure*) ou par l'application d'appareils protecteurs.

La *boiterie* est une irrégularité d'allure causée par la part inégale que prennent les membres à l'appui et à la propulsion du corps. La cause première réside dans une douleur ressentie en une région quelconque du membre.

L'appui du membre malade est toujours plus court que celui de son congénère ; l'animal cherche à soulager ce membre ; c'est pourquoi la boiterie antérieure se reconnaît au rejet en arrière de la tête quand le membre malade arrive au sol ; et dans un membre postérieur par un soulèvement de la croupe du même côté.

Les boiteries *intermittentes*, qui apparaissent et disparaissent régulièrement ou non, constituent un vice rédhibitoire (V. Loi du 2 août 1884).

Les unes sont dites *boiteries à froid*, quand le cheval boite au sortir de l'écurie pour cesser après un certain temps d'exercice. Les autres sont dites *boiteries à chaud*, quand elles n'apparaissent que pendant le travail.

Dans l'espèce bovine, les boiteries se décèlent par les mêmes signes que chez le cheval.

Dans l'espèce ovine, elles sont dues, le plus souvent, au piétin, dont nous avons déjà indiqué la gravité.

CHAPITRE VII

ROBES ET SIGNALEMENTS

Le *signalement* d'un animal est l'énumération des caractères et des particularités qui différencient cet animal des autres individus de la même espèce ou de la même race.

C'est l'énumération des caractères individuels, parmi les plus importants desquels se trouvent : l'âge, la taille et la robe.

§ 1er. — LES ROBES

Sous le nom de *robe*, on désigne la couleur du revêtement pileux des mammifères domestiques.

En faisant encore des réserves sur la valeur scientifique de la classification généralement adoptée, nous décrirons les robes du cheval dans l'ordre suivant :

Robe noire. — Cette robe comprend plusieurs variétés :

Le *noir franc*, sans aucun reflet ; le *noir jais*, avec des reflets brillants analogues à ceux du jais ; le *noir mal teint*, nuancé peu régulière allant au brun en quelques points.

Robe blanche. — Elle présente trois variétés :

Le *blanc mat ;* le *blanc sale*, d'une nuance légèrement jaunâtre ; le *blanc porcelaine*, dont le reflet bleuâtre est dû à la teinte noire de la peau.

Souvent la robe blanche est dérivée de la robe grise

par un envahissement dans celle-ci des poils blancs.

Robe grise. — Cette robe est formée d'un mélange en proportions variées de poils noirs et de poils blancs. On y trouve un grand nombre de variétés allant du *gris foncé*, voisin du noir, au *gris très clair*, presque absolument blanc.

On distingue :

Le *gris ardoisé*, à reflets bleuâtres; le *gris de fer*, toujours très foncé; le *gris tourdille*, un peu jaunâtre avec des taches foncées ou noirâtres; le *gris étourneau*, foncé avec des taches claires.

La *robe souris* a une teinte grise analogue à celle de la souris; elle est *ordinaire*, *clair* ou *foncée*.

Robe isabelle. — Cette robe est formée de poils *jaunes* sur tout le corps, sauf les extrémités des membres et les crins qui sont *noirs*. Souvent les chevaux isabelle ont sur le dos une bande noire, la *raie de mulet*.

L'isabelle est *ordinaire*, *clair* ou *foncé*.

Robe baie. — Ici les extrémités sont aussi toujours *noires*, mais la nuance des poils du corps est *rouge*.

La robe baie présente les variétés suivantes :

Bai fauve; plus foncée que l'isabelle, cette teinte rappelle le pelage du cerf et du chevreuil; *bai clair*, *bai cerise*, à nuance rouge vif; *bai foncé*, le rouge commence à passer au brun; *bai châtain*, la nuance rappelle celle de l'écorce des châtaignes; *bai marron*, mélange de bai brun et de bai cerise; *bai brun*, la nuance très foncée est voisine du noir, sauf au bout du nez, aux fesses et aux flancs qui ont des reflets rouge vif.

Robe alezane. — Cette robe est formée de poils fauves ou roussâtres, avec des extrémités de même couleur que le fond de la robe, et non plus noires comme dans l'isabelle et le bai.

On y rencontre les variétés suivantes:

Alezan clair ou *café au lait*; alezan *fauve*; alezan *cerise*;

alezan *foncé* ; alezan *châtain* ; alezan *brûlé*, dans lequel le poil a une nuance qui rappelle celle du café torréfié.

Quand les extrémités sont plus claires, on dit que l'alezan est à *crins lavés*.

Robe aubère. — La robe aubère est une robe alezane envahie plus ou moins complètement, ou plus ou moins régulièrement par les poils blancs. Sa teinte rosée la fait désigner quelquefois sous le nom de *fleur de pêcher*.

On appelle *mille-fleurs* l'aubère dans lequel les poils roux, rouges et blancs sont disséminés en petits amas distincts.

Robe rouanne. — Le rouan est au bai ce que l'aubère est à l'alezan. Le corps est envahi par des poils blancs ; les extrémités demeurent noires ou sont peu mélangées.

On y distingue :

Le *rouan ordinaire* ; le *rouan clair* où prédominent les poils blancs ; le *rouan vineux* où dominent les poils rouges ; le *rouan foncé* qui a les reflets noirâtres du bai brun.

Dans la *robe louvet*, chaque poil est noir à l'extrémité et jaune à la base. La nuance générale est celle du fauve.

Robe pie. — La robe pie est formée par la réunion de plaques *blanches* et de plaques d'une autre couleur, le plus souvent *noires*. Dans le signalement, on indique la prédominance de l'une ou l'autre couleur en plaçant le mot *pie* avant ou après le nom de la robe unie au blanc ; dans la robe *pie-noir*, le noir domine ; c'est le bai dans la robe *bai-pie*, etc.

On peut même indiquer la nuance de la robe : *noir mal teint-pie* ; *pie-alezan brûlé*, etc.

Particularités des robes. — Nous allons examiner les reflets et ornementations qui s'ajoutent à la nuance de la robe pour en modifier l'aspect.

Ces particularités siègent les unes sur le corps, les autres sur la tête et les membres.

Dans les robes noires, baies et alezanes, l'animal

est dit *zain* quand on ne rencontre aucun poil blanc.

Le cheval est dit *rubican* lorsque des poils blancs sont disséminés sur une partie ou la totalité du corps, sans être assez nombreux pour modifier le fond de la robe.

Les termes d'*argenté*, de *doré*, de *lavé*, de *rineux*, désignent les reflets des robes grises, baies et alezanes.

L'expression de *pommelé* s'applique aux variétés de la robe grise dans lesquelles on rencontre des taches annulaires plus foncées que le reste de la robe : gris clair pommelé.

La *miroiture* peut être définie la pommelure des robes noires, baies ou alezanes.

Quand le *gris* est parsemé de petits bouquets de poils *noirs*, il est *moucheté* ; il est *truité* lorsque les taches sont formées de poils *rouges*.

Quand les amas de poils noirs prennent une disposition allongée, la robe est *tigrée*, *charbonnée* ou *zébrée*.

Le *neigé* est déterminé par la présence sur les robes foncées de bouquets de poils blancs.

Les *taches de ladre* sont des taches blanches où les poils sont rares et fins, et où la peau est dépourvue de matière colorante ; elles se rencontrent au pourtour des yeux, des naseaux, des lèvres, du fourreau, de l'anus, de la vulve...

Les particularités de la tête sont les suivantes :

Le cheval est dit *cap de maure* ou *carecé de maure* quand il a la tête noire, ou seulement la moitié inférieure de cette couleur, avec une robe d'une autre nature, généralement le gris ou le rouan.

Le groupement des *poils blancs* dans la région du front prend différents noms suivant qu'il est plus ou moins considérable : *légèrement en tête*, *pelote* ou *étoile* en tête.

Liste en tête quand la tache blanche forme une bande sur le front et le chanfrein.

Belle-face quand la liste occupe presque toute la partie antérieure de la tête.

Les pelotes, les listes et les belles-faces sont *bordées* quand leur pourtour est formé du mélange des poils blancs et de ceux du fond de la robe.

Les particularités des membres tiennent à un envahissement plus ou moins marqué de poils blancs, auquel on donne le nom de *balzane*.

Selon le degré d'envahissement du blanc, on distingue :

La *trace de balzane*, qui n'entoure pas complètement la couronne ; le *principe de balzane*; la *balzane petite*, qui monte au niveau du boulet ; la *balzane grande*, jusqu'au milieu du canon; la *balzane chaussée*, jusqu'au genou ou au jarret; la balzane *haut-chaussée*, qui envahit tout le membre.

Les balzanes sont *bordées*, *dentées*, *mouchetées*, *tigrées*... etc. Elles sont *herminées* quand elles présentent des taches circulaires noires.

Quand il n'y a qu'une balzane, on la désigne dans le signalement par le membre qui la porte ; quand il y en a deux, on désigne le bipède qu'elles forment ; quand il y en a trois, on désigne celle qui est isolée : trois balzanes, dont une antérieure gauche.

Dans un signalement complet, on peut indiquer la couleur des sabots ; ceux-ci peuvent être noirs, ou blancs (dans le cas de balzane), ou mi-partie noirs et blancs.

Robes de l'âne et du mulet. — Les robes qui dominent chez ces animaux sont le *souris clair* ou *foncé* ou le *gris*. L'âne a fréquemment la *raie de mulet* et sur les épaules une bande noire dite *bande cruciale*. On rencontre assez souvent des mulets de *robe baie*.

Robes de l'espèce bovine. — On rencontre fréquemment dans l'espèce bovine la robe *fauve uniforme* à extrémités noires, comme dans la race choletaise par exemple. Cette robe fauve devient *foncée*, presque noirâtre sur les animaux de montagne (Schwitz) ou s'éclaircit jusqu'à devenir *gris clair*, mais en conservant la coloration noire des extrémités.

On trouve aussi la robe *blonde* ou *froment*, à nuance plus ou moins foncée (garonnais) ; la robe *rouge* ou *acajou foncé* (salers, flamands) ; la robe *pie noire* (hollandais, bretonne) ; la robe *blanche* (charolais) ; la robe à *fond rouge* et à *bandes noires* (bringée) de la race normande, etc.

Robes du mouton. — Le mouton porte deux sortes de poils : la *laine* qui recouvre la plus grande partie du corps, et le *jarre* ou poil proprement dit, gros et dur, abondant dans les toisons de mauvaise qualité.

La robe du mouton est le plus souvent *blanc sale* : certaines races (breton) ont été, à un moment donné, complètement *noires* ; dans d'autres, la tête et les membres sont d'une couleur spéciale : *roussâtre* dans la race solognote ; *noirâtre* dans la race anglaise de Southdown et ses analogues.

Les indications fournies par les robes, précieuses déjà pour l'établissement du signalement individuel, le deviennent encore plus lorsque l'on peut reconstituer la robe fondamentale d'une race, et ajouter ce caractère facile à saisir à ceux qui sont tirés de la conformation.

§ 2. — CONFECTION DU SIGNALEMENT

Les éléments au moyen desquels on établit le signalement individuel complet d'un animal sont énumérés dans l'ordre suivant :

1° Le *nom* ou le numéro matricule ;

2° L'*espèce* et le *sexe* ;

3° La *race* ;

4° Le *service* ;

5° La *robe*. Énoncer le fond de la robe, puis en indiquer les particularités en terminant par celles des extrémités ;

6° L'*état de la queue et des crins* ;

7° L'*âge*;

8° La *taille*, prise approximativement ou avec une potence ;

9° Les *marques particulières* : taches blanches accidentelles, cicatrices, malformations, etc. ; pour l'espèce bovine, l'absence ou le volume moindre ou la direction anormale d'une corne, etc. ;

10° La *date*. Ce point est important en raison des modifications que l'âge entraîne dans la taille et la robe (chevaux gris).

Exemples de signalements. — *Cheval.* — César, cheval percheron, propre au service du trait léger, sous poil bai brun, pelote en tête, balzanes herminées bipède latéral gauche, principe de balzane au membre antérieur droit ; queue écourtée en balai ; âgé de six ans faits ; taille de 1 m. 64 sous potence ; marqué d'une couronne sur le plat de la cuisse droite.

Le 17 novembre 1892.

Quand les animaux ont un livre de généalogie, on ajoute à leurs caractères individuels leurs renseignements d'origine :

Bismarck, bai, né à Pau en 1890, son père Fitz-Roya, sa mère Jonvillaise. Le père de Fitz-Roya, Rayon-d'Or, sa mère, Rose de Mai ; — le père de Jonvillaise, Jonville, sa mère, Bayadère.

(*Stud-Book français*, 5ᵉ vol., p. 42.)

Vache. — Mignonne, vache cotentine, sous poil pie-rouge bringé, dos et ventre blancs, cornes grises à leur base, noires à leur pointe, recourbées en avant ; âgée de cinq ans ; taille moyenne.

Ici encore, si un Herd-book existe dans la race, il faut inscrire, comme pour le cheval, la filiation maternelle et paternelle pendant une ou deux générations, ou jusqu' un ancêtre célèbre.

CHAPITRE VIII

AGE

La valeur des animaux varie beaucoup avec leur âge : il est donc d'un très grand intérêt d'arriver à la connaissance de celui-ci. Les dents fournissent les renseignements les plus certains. Les autres moyens étant moins sûrs, c'es à peu près au seul examen des dents que l'on détermine l'âge d'un animal.

§ 1er. — AGE DU CHEVAL

C'est d'après l'examen des incisives et quelquefois seulement des canines, que l'on établit l'âge du cheval ; nous allons, en conséquence, étudier la structure des incisives et les modifications de forme qu'elles subissent par leur accroissement et leur usure.

Ces dents, au nombre de six à chaque mâchoire, portent des noms particuliers, en raison de leur situation relative :

Les deux qui sont au centre de l'arcade dentaire sont les *pinces* ; les *mitoyennes* viennent ensuite, et enfin les *coins* terminent le demi-cercle.

Les incisives inférieures sont un peu plus courtes que

les supérieures ; en raison de leur examen facile, c'est surtout à elles que l'on a recours

Chaque incisive peut être divisée en deux parties, une libre, l'autre enchâssée dans l'alvéole.

La *partie libre* a une face antérieure convexe, une face postérieure concave ; une extrémité supérieure, ou *table*, qui s'use par le frottement. Dans la dent vierge, cette table n'existe pas ; elle est remplacée par deux bords tranchants, un antérieur, un postérieur, ce dernier moins élevé que l'autre et séparé par une cavité profonde, véritable cul-de-sac conique dans lequel on remarque une substance noirâtre constituée par du cément, le *germe de fève*. Ce n'est que quand la dent commence à user que se forme la table. Jusqu'à un certain âge, cette table porte le cul-de-sac ou *cornet dentaire*, dont l'étendue va en diminuant, puisqu'il est conique, au fur et à mesure que la dent s'use.

La *partie enchâssée*, la *racine*, diminue de largeur en allant vers sa pointe, mais conserve la même épaisseur ; solidement enfoncée dans l'alvéole, elle est de plus maintenue par la gencive. Elle laisse pénétrer dans la dent la *pulpe dentaire*, laquelle apporte avec ses vaisseaux et ses nerfs la nutrition et la sensibilité.

Sur une incisive vierge, coupée longitudinalement, on peut se rendre compte des dispositions et des rapports que présentent les parties qui la composent (fig. 77).

L'émail forme une couche qui entoure toute la partie libre de la dent et une partie de sa racine, surtout en avant ; au sommet, elle se replie et forme les parois du cul-de-sac externe ; elle se prolonge même en cône au-delà du fond de la cavité. Ce cône d'émail se recourbe en arrière et est d'autant plus rapproché de la face postérieure de la dent qu'on l'examine plus près de sa pointe.

L'intérieur de la dent est formé par l'*ivoire* ou *substance éburnée* que l'émail tapisse donc.

Seule la *cavité de la pulpe*, qui communique avec l'orifice de la racine, n'est point remplie par l'ivoire. Cette cavité se rapproche de plus en plus de la face antérieure de la dent, dépasse le niveau du cornet dentaire, en avant

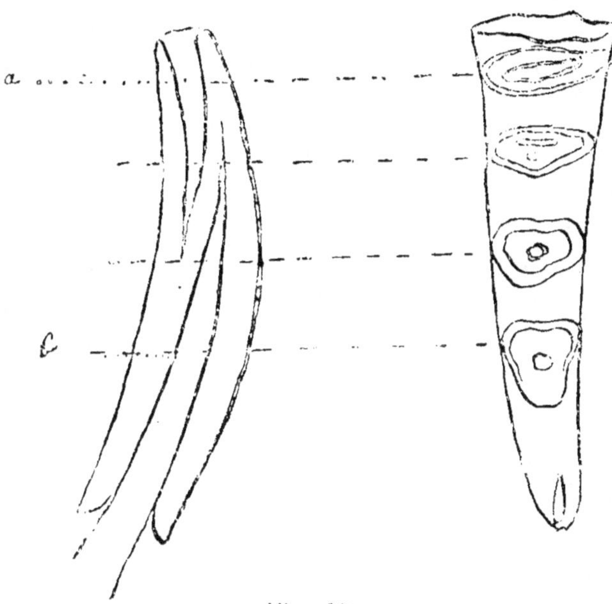

Fig. 77.

Coupe théorique d'une incisive   Formes successives de la
de cheval.   table dentaire.

a. — Cornet dentaire externe.
b. — Cornet dentaire interne.

duquel elle se trouve donc comprise, entre celui-ci et la face antérieure. Quand l'animal avance en âge, cette cavité se remplit d'une substance éburnée plus jaune que l'ivoire proprement dit ; cette disposition fournit un caractère de plus pour la détermination de l'âge.

Lorsque la dent a usé et qu'une table s'est formée, il n'y a plus continuité entre la couche d'émail qui tapisse les faces et celle qui tapisse le cornet dentaire ; ces deux couches deviennent distinctes et séparées par une certaine épaisseur d'ivoire ; la couche externe, **qui entoure la dent,** prend le nom d'*émail d'encadrement* ; la couche interne, qui entoure le cornet, prend le nom d'*émail central*.

A un moment donné de l'usure, entre le bord antérieur de la table et le fond du cornet, qui se réduit de plus en plus, apparait une bande jaunâtre, qui s'arrondit peu à peu et qui n'est autre chose que la section de la substance éburnée plus jaune qui vient de remplir la cavité de la pulpe. On donne à cette marque le nom d'*étoile dentaire*.

Le *cément* tapisse irrégulièrement la dent, surtout dans les rayures ; il s'accumule dans le cornet dentaire et disparait peu à peu.

La forme de la section d'une incisive varie beaucoup avec le point où cette section est faite. D'abord *aplatie* d'avant en arrière près de l'extrémité libre, elle est ensuite *ovale*, puis *ronde*, puis *triangulaire*, et en dernier lieu *aplatie* latéralement. Les figures ci-contre (fig. 77), montrent l'aspect des diverses sections faites à quelques millimètres de distance.

Il importe de connaître ces modifications, car elles viennent heureusement s'ajouter aux autres caractères fournis par la table, dans la détermination de l'âge.

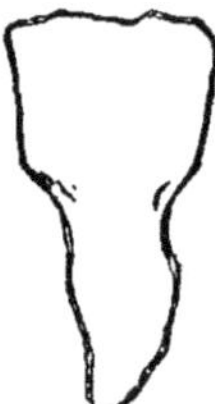

Fig. 78. — Dent de lait.

Dents de lait. — Les dents incisives qui se montrent chez les solipèdes, peu après la naissance, tombent au bout d'un certain temps, pour être remplacées par d'autres qui demeureront pendant la vie de l'animal. Les premières se nomment *dents de lait* (fig. 78) : les secondes. *remplaçantes* ou *dents d'adulte*.

Les dents de lait sont petites et présentent au point de réunion de la partie libre et de la partie enchâssée un *collet* très prononcé ; ce caractère, ainsi que leur blancheur plus grande et l'absence de stries longitudinales sur leur face antérieure, permet de les distinguer des dents de remplacement.

Canines ou crochets. — Les crochets n'existent que chez le mâle ; on ne les rencontre qu'exceptionnellement chez la jument, on dit dans ce cas que la jument est *brehaigne* ; elle serait, paraît-il, stérile généralement.

Ces dents sont au nombre de quatre, deux à chaque mâchoire, placées chacune un peu en arrière de l'arcade incisive. L'espace, assez considérable, compris entre elles et les premières molaires constitue, à la mâchoire inférieure, les *barres* sur lesquelles s'appuient les canons du mors.

Caractères fournis par les dents pour la connaissance de l'âge. — On s'appuie pour déterminer, par l'examen des dents, l'âge des solipèdes sur les cinq bases suivantes :

1° L'éruption et le rasement des incisives de lait ;

2° L'éruption et le rasement des incisives d'adulte ;

3° L'apparition sur la table de la dent de l'ivoire jaunâtre qui remplit la cavité de la pulpe (étoile dentaire) ;

4° La disparition de la cheville d'émail qui prolonge le cornet dentaire ;

5° Les modifications de la forme de la table dentaire.

(On dit que la dent est rasée, qu'elle est au *rasement*, quand le fond du cornet dentaire apparaît sur la table, par la disparition de la cavité.)

Le poulain naît presque toujours sans incisives apparentes.

Du sixième au dixième jour apparaissent les pinces ;

elles se montrent par leur bord antérieur seulement, le postérieur n'arrive au niveau qu'à *un mois*.

Du trentième au quarantième jour apparaissent les mitoyennes.

Le cheval reste ainsi, avec huit incisives seulement (4 inférieures et 4 supérieures), pendant plusieurs mois.

A *huit mois*, un peu plus tôt ou un peu plus tard, apparaissent les coins, et l'animal à toutes ses dents de lait. Il va les conserver jusqu'à l'âge de deux ans et demi environ ; les renseignements qu'elles fournissent jusqu'à ce moment sont tirés des modifications de leur table.

A *dix mois*, les pinces et les mitoyennes sont rasées ; à *dix-huit mois*, les coins le sont également.

A *deux ans et demi*, les pinces de lait tombent ; leurs remplaçantes, apparentes au moment de leur chute, sont complétement sorties à *trois ans* (fig. 79).

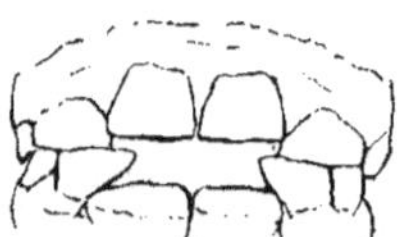

Fig. 79. — Prenant trois ans.

A *trois ans et demi* les mitoyennes de lait disparaissent et sont remplacées par des mitoyennes permanentes, complétement sorties à *quatre ans*.

A *quatre ans et demi*, les coins tombent.

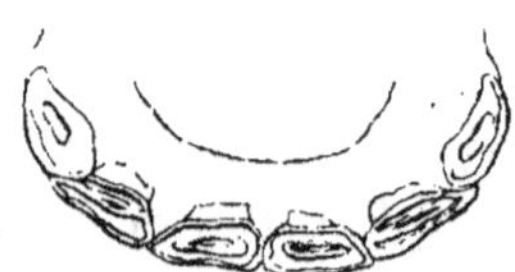

Fig. 80. — Cinq ans.

A *cinq ans* (fig. 80), toutes les dents de remplacement sont apparues ; l'animal a la bouche *faite*, la bouche *pleine*.

Les *crochets* ont une éruption irrégulière qui leur empêche de fournir des renseignements exacts. Ils commencent généralement à apparaître vers trois ans et demi, sont sortis à quatre ans et ont pris tout leur développement entre cinq et six ans.

Age de cinq à huit ans. — De cinq à huit ans, le point de repère le plus certain est fourni par la diminution de la cavité dentaire externe et par sa disparition (rasement) dans les incisives inférieures.

Six ans. — Les pinces sont rasées ; le bord postérieur du coin qui vient d'arriver au niveau du bord antérieur commence seulement à user.

Sept ans. — Les mitoyennes sont rasées. Souvent apparaît aux coins supérieurs une échancrure nommée *queue*

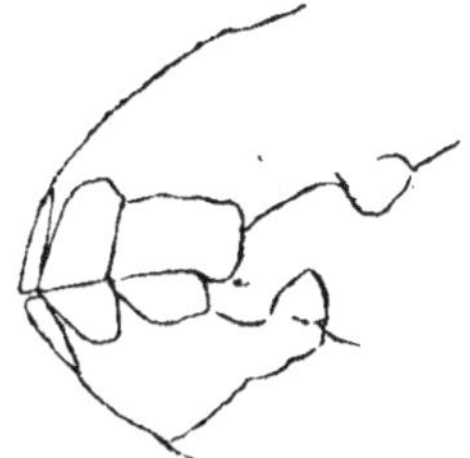

Fig. 81. — Sept ans.
a. — Queue d'hirondelle.

d'aronde (fig. 81). Le bord postérieur des coins inférieurs est franchement usé.

Huit ans (fig. 82). — Toutes les incisives inférieures sont

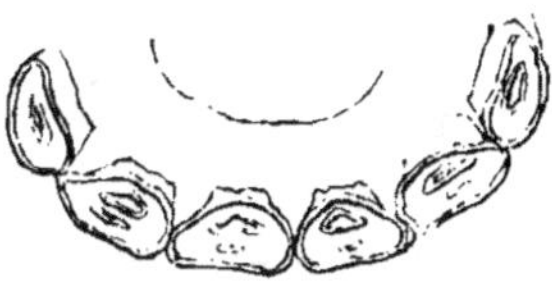

Fig. 82. — Huit ans.

rasées, le rasement des coins est cependant moins régulier que celui des pinces et des mitoyennes. Sur ces dernières dents, entre leur bord antérieur et l'émail central, apparaît une bande jaunâtre qui est *l'étoile dentaire*.

Pendant cette période de trois ans, la forme de la table dentaire s'est modifiée. Les dents, aplaties d'avant en arrière à l'époque de leur éruption, ont pris une forme ovale qui est très prononcée dans les pinces, moins dans les mitoyennes et moins encore dans les coins.

Neuf ans. — A neuf ans, la table dentaire des pinces, d'ovale devient arrondie. L'émail central se porte en arrière ; l'étoile dentaire devient plus apparente.

Dix ans. — A dix ans, l'étoile dentaire apparaît nettement dans les mitoyennes qui s'arrondissent à leur tour. L'émail central est encore plus en arrière.

Onze ans. — Les modifications observées à neuf ans sur les pinces et à dix ans sur les mitoyennes apparaissent sur les coins.

Douze ans (fig. 83). — A douze ans, l'émail central est très réduit sur toutes les incisives ; l'étoile dentaire occupe à peu près le centre de la table.

Dans les périodes qui suivent, les caractères deviennent de moins en moins rigoureux, et les renseignements qu'ils donnent, de moins en moins précis.

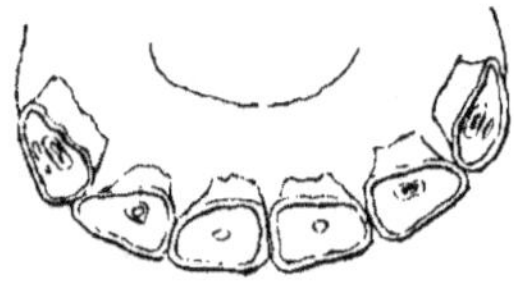

Fig. 83. — Douze ans.

A *treize ans*, toutes les incisives inférieures sont arrondies ; les pinces commencent à prendre la forme triangulaire ; l'émail central a disparu et on ne voit plus que *l'étoile dentaire*.

De *quinze à dix-sept ans*, la table des incisives prend une forme triangulaire.

A partir de *dix-huit ans* les triangles ainsi formés s'allongent d'avant en arrière et se rétrécissent latéralement, de manière à prendre une forme quadrangulaire. En même temps, les deux arcades incisives sont devenues très obliques l'une par rapport à l'autre en se rapprochant chacune de l'horizontale. Les progrès de cette obliquité viennent d'ailleurs s'ajouter aux caractères fournis par la table, pour les périodes précédentes.

Au-dessus de *vingt ans* (fig. 84), les signes fournis par les dents sont absolument incertains.

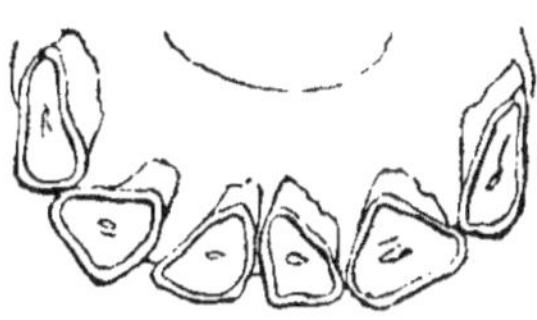

Fig. 84. — Vingt ans

Irrégularités de la dentition. — Une mauvaise conformation des dents, une usure trop ou trop peu considérable, ou la disposition vicieuse de ces organes s'opposent à ce que l'on puisse reconnaître exactement l'âge des chevaux qui présentent ces irrégularités.

Irrégularités d'usure. — Les incisives ont, en dehors des gencives, une longueur moyenne d'environ 16 millimètres ; elles s'usent annuellement de 3 à 4 millimètres.

Les chevaux chez lesquels cette usure est plus forte paraissent plus âgés qu'ils ne le sont en réalité ; quand l'usure est minime, les chevaux se trouvent rajeunis par celui qui les examine.

Il faut dans ce cas corriger le jugement faux en supposant à la dent, hors de la gencive, la longueur de 16 millimètres qu'elle devrait avoir.

Chevaux bégus. — On appelle ainsi les chevaux chez lesquels les incisives, au lieu d'être rasées, présentent encore, à l'âge où le fait aurait dû se produire, une cavité qui persiste ; de sorte qu'elles indiquent un âge inférieur à celui qu'a réellement l'animal. Ce fait tient non pas toujours à un défaut d'usure, mais à une plus grande profondeur du cornet dentaire. Pour déterminer l'âge véritable, il faut tenir compte de la forme de la table.

On dit que le cheval est *faux-bégu* quand la cheville d'émail qui fait suite au cornet dentaire n'a pas disparu à l'époque ordinaire. Il faut encore s'en rapporter ici pour la détermination de l'âge exact à la forme de la table et à l'inclinaison des arcades incisives (fig. 85 à 89).

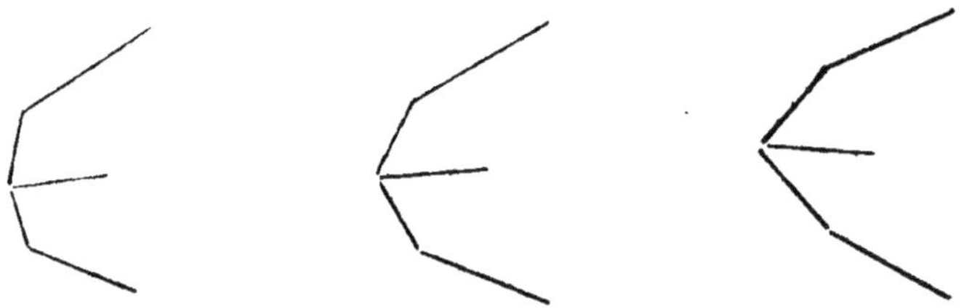

Fig. 85. — Cinq ans. Fig. 86. — Huit ans. Fig. 87. — Douze ans.

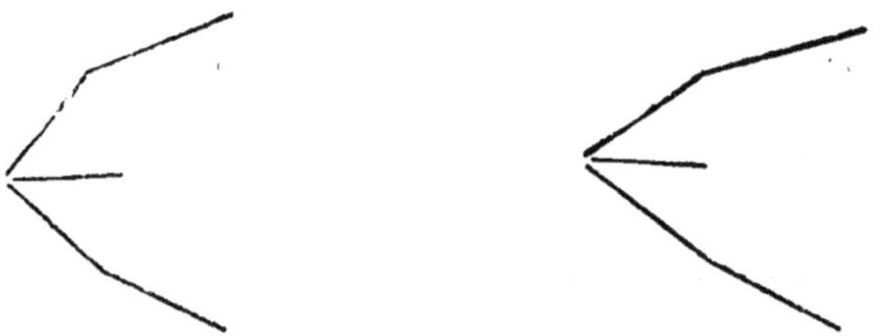

Fig. 88. — Dix-sept ans. Fig. 89. — Vingt ans.
Schémas montrant la variation de l'angle des mâchoires.

Chevaux tiqueurs. — On qualifie ainsi des chevaux qui portent sur le bord des incisives une usure en biseau. Cette usure est produite par le frottement des incisives sur le corps dur, généralement la mangeoire, au moyen duquel l'animal prend un point d'appui pour effectuer le tic d'avaler de l'air.

Cette usure porte quelquefois sur une seulement des

deux arcades, et même sur le bord interne des dents, selon la façon dont l'appui s'effectue.

Moyens employés pour tromper sur l'âge du cheval. — Un cheval a d'autant plus de valeur que son âge est plus voisin de celui de son complet développement, c'est-à-dire de cinq ou six ans. Il n'est donc pas surprenant de constater que l'on ait imaginé un certain nombre de moyens permettant de rajeunir ou de vieillir le cheval, en modifiant l'aspect de sa mâchoire.

a) Les moyens qui permettent de vieillir le cheval sont employés surtout dans les pays d'élevage. Dès que les pinces de 3 ans sont apparues, on arrache les mitoyennes de lait pour hâter l'apparition des adultes et faire croire que l'animal approche de quatre ans ; on arrache ensuite les coins pour lui faire paraître cinq ans. L'arrachement provoque une tuméfaction des gencives et les rend douloureuses ; on pourrait le reconnaître à ces signes quand il vient d'être pratiqué.

b) Lorsque le cheval est dit *hors d'âge*, c'est-à-dire lorsque les dents sont complètement rasées, il commence à perdre de sa valeur, et des marchands cherchent à le rajeunir.

Les dents longues étant regardées comme un signe de vieillesse, on les raccourcit en les sciant ; cette ruse est facile à constater parce que, dans ce cas, les incisives supérieures et inférieures ne se joignent pas ; les molaires qui n'ont pas été raccourcies les en empêchent.

D'ailleurs le raccourcissement des dents donne sur la table l'âge réel de l'animal.

Plus souvent, les chevaux sont *contre marqués*. Contremarquer un cheval, c'est creuser sur la table de ses incisives inférieures, avec un burin, une petite cavité qui simule la cavité dentaire externe disparue par le rasement.

Comment reconnaître cette ruse ?

Si la dent est rasée, mais présente encore l'émail qui succède au cornet, la cavité artificielle ne pourra être faite qu'entre cet émail et le bord antérieur, ce qui ne correspond pas à sa situation normale.

Si l'émail a disparu et que la cavité puisse être faite au centre, en l'examinant avec attention, on verra qu'elle manque d'émail à sa périphérie. La forme de la table, généralement triangulaire, éveillera d'ailleurs l'attention.

Chez l'*âne* et le *mulet* le cornet dentaire persiste ; les dents ne se rasent pas ; aussi, passé 6 ou 7 ans est-il très difficile de reconnaître l'âge exact de ces animaux.

§ 2. — AGE DU BŒUF

Les incisives du bœuf, au nombre de 8, appartiennent toutes à la mâchoire inférieure. Chacune d'elles (fig. 90)

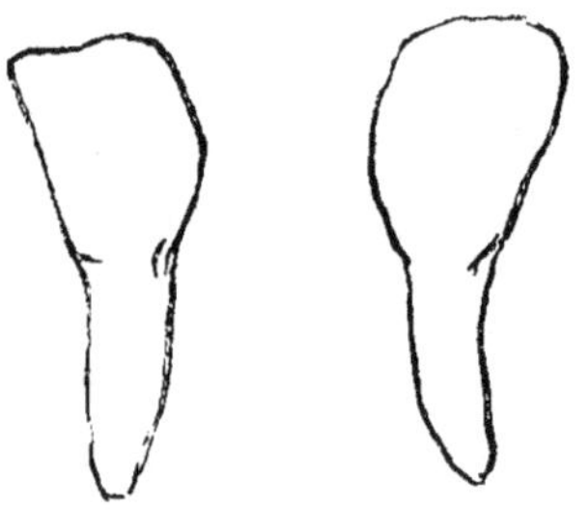

Fig. 90. — Incisives du bœuf.

offre à considérer une partie libre et une partie enchâssée, séparées par le *collet*.

La partie libre est aplatie obliquement de dessus en en dessous ; sa face externe est légèrement convexe, et sa face interne ou supérieure est plane.

Le veau naît avec les pinces et les premières mitoyennes de lait. Les secondes mitoyennes apparaissent vers le

20ᵉ *jour*; les *coins* apparaissent à *un mois*; le développement de ces dents n'est complet qu'à *six mois*; la mâchoire est alors dite *au rond*.

De *vingt mois* à *deux ans*, les pinces de lait sont remplacées par les pinces d'adulte.

De *deux ans et demi* à *trois ans*, le même remplacement a lieu pour les premières mitoyennes ;

De *trois ans et demi* à *quatre ans*, remplacement des secondes mitoyennes.

De *quatre ans et demi* à *cinq ans*, remplacement des coins.

De *cinq ans à six ans*, les coins achèvent leur développement ; à six ans, la mâchoire est de nouveau *au rond*.

De *six à sept ans*, les pinces sont rasées ; c'est-à-dire que l'obliquité de leur face interne diminue par l'élargissement du bord supérieur. (Il n'y a pas de cornet dentaire externe chez les ruminants.)

De *sept à huit ans*, les premières et les deuxièmes mitoyennes sont rasées.

De *huit à neuf ans*, les coins subissent la même transformation.

Passé *dix ans*, les dents deviennent de plus en plus courtes et s'écartent les unes des autres. Sur un bœuf très âgé qui faisait partie d'un troupeau amené de la République Argentine, nous avons vu les incisives réduites à de très petits tubercules d'ivoire dépassant à peine la gencive.

Chez les races précoces, la race Durham, par exemple, l'évolution des dents de remplacement est plus hâtive que dans les races non améliorées.

Les cornes des bovins présentent à leur base des anneaux en nombre variable et auxquels on s'adresse quelquefois pour la détermination de l'âge.

Chaque anneau compterait pour une année, sauf le

premier qui compterait pour trois. Un animal portant cinq anneaux aux cornes serait donc âgé de 7 ans.

Mais ce caractère ne nous semble pas avoir toute la valeur que l'on veut bien communément lui accorder ; d'abord parce que souvent les maquignons grattent les cornes des vaches pour faire paraître celles-ci plus fines et les rajeunir ; et aussi parce qu'il n'est pas bien certain que l'apparition successive soit toujours dans un rapport absolu avec l'âge de l'animal. Ces réserves faites, nous continuons à regarder les anneaux des cornes comme pouvant fournir cependant quelquefois des renseignements utiles.

Les dents du *mouton* et de la *chèvre* suivent à peu près la même évolution que celles des bovins.

§ 3. — AGE DU CHIEN

Les incisives du chien, au nombre de six à chaque mâchoire, sont plus développées à la supérieure qu'à l'inférieure ; elles se distinguent en pinces, mitoyennes et coins, les premières étant plus petites que les troisièmes, et les secondes, intermédiaires.

Leur partie libre présente, dans la dent vierge, trois tubercules : l'un médian, le plus fort, et deux latéraux, ce qui forme la *fleur de lis*, ou le *trèfle*.

Les incisives de lait apparaissent au moment de la naissance ou peu après ; elles sont fines et très pointues.

Les *pinces* sont remplacées à *deux mois*.

Les *mitoyennes*, vers *trois mois*.

Les *coins*, à *cinq mois*.

A *huit mois*, la mâchoire est complète.

A *un an*, les pinces inférieures commencent à s'user ; à *deux ans* leur trèfle a disparu.

A *trois ans*, le trèfle a disparu aux mitoyennes inférieures et les pinces supérieures commencent à user.

A *quatre ans*, les pinces supérieures sont rasées (n'ont plus de fleur de lis) et les dents commencent à jaunir.

A *cinq ans*, les mitoyennes supérieures sont rasées.

A partir de ce moment, on ne peut établir l'âge que d'une façon très approximative.

§ 4. — AGE DU PORC

Le porc est engraissé rapidement et sacrifié de très bonne heure, la connaissance de son âge n'a donc qu'une mince importance ; il est d'ailleurs très difficile de lui examiner les dents, à cause de la résistance qu'il oppose.

Ce n'est guère que jusqu'à trois ans que l'on puisse avoir des données exactes.

La dentition de lait est complète à trois ou quatre mois.

De *six à dix mois* a lieu le remplacement des coins de lait.

A *deux ans*, le remplacement des pinces ; de *deux ans et demi* à *trois ans*, celui des mitoyennes.

CHAPITRE IX

APTITUDES ET CHOIX DES ANIMAUX

Les services que l'homme exige de ses animaux domestiques sont très différents suivant les espèces et les races auxquelles ces animaux appartiennent. Dans tous les cas, les aptitudes varient avec la conformation ; c'est pourquoi il faut étudier séparément quelles doivent être les conditions à exiger pour chaque service.

§ 1ᵉʳ. — ESPÈCE CHEVALINE

Au point de vue de leur fonction, les chevaux se partagent en deux catégories :

1° Les chevaux qui portent : ch. de selle et de bât ;

2° Les chevaux qui tirent : ch. de trait.

Chevaux qui portent. — Cette catégorie comprend plusieurs groupes :

a). — Le cheval de course ;

b). — Le cheval de manège ou de luxe ;

c). — Le cheval de voyage ; de troupe ;

d). — Le cheval de bât.

a) Cheval de course. — Pratiquement, au point de vue surtout où nous nous plaçons, l'étude du cheval de course n'offre qu'un médiocre intérêt. Aussi dirons-nous seulement qu'un cheval apte à ce service spécial (ch. anglais de course) doit avoir la conformation suivante :

Encolure longue et mince ; épaule longue et oblique ; poitrine relativement étroite mais très haute ; garrot saillant ; croupe horizontale ; fesse et jambe longues ; jarret large, un peu droit ; avant-bras longs ; genoux larges ; tendons bien détachés.

C'est le type du cheval « longiligne » inscriptible dans un rectangle aplati verticalement (V. *Proportions*).

b) Cheval de manège ou de luxe. — Pour ce genre de service, on recherche plutôt la grâce, la souplesse et l'harmonie des mouvements que la vitesse. Le cheval de manège est un cheval de parade.

Tête petite, encolure rouée, croupe arrondie, membres longs et fins, avant-bras plutôt courts, pâturons un peu longs et obliques, tels sont les points à rechercher.

c) Cheval de voyage ; de troupe. — Autrefois, lorsque les routes et les chemins étaient peu praticables pour les véhicules, on faisait à cheval de longues étapes et l'on choisissait avec soin les chevaux de voyage. Aujourd'hui ce besoin est moins urgent ; l'ancien cheval de voyage est devenu le *cheval de troupe* et l'armée en est un grand consommateur.

Ce cheval, destiné à un service de longue haleine, n'est pas brillant, comme le cheval de manège, mais vigoureux, rustique, dur à la fatigue.

Dans les chevaux de cavalerie, il y a des nuances à établir :

Le cheval de cavalerie légère a une conformation plus svelte que le cheval de grosse cavalerie ou que le porteur d'artillerie, qui est en même temps un cheval de trait.

La vigueur, la force se dénote par un développement convenable des masses musculaires des membres, l'ampleur de la poitrine et de la croupe, la largeur des articulations, l'intégrité de la ligne du dessus.

d) Cheval de bât. — Nous dirons simplement de celui-ci qu'il doit avoir le dos épais, jamais ensellé, et le rein court.

Chevaux de trait. — Ce sont les chevaux de cette catégorie qu'il importe le plus aux agriculteurs de savoir apprécier.

Nous en ferons trois groupes :

a) — Le carrossier ;

b) — Le cheval d'omnibus ;

c) — Le cheval de gros trait.

a) Carrossier. — Ce cheval, pour être bon, doit, avec une taille plus élevée, présenter la même conformation que le cheval de troupe. Trop souvent il est loin d'en être ainsi ; pour ce service de « luxe » on sacrifie l'intégrité des sabots et des membres, et on se laisse séduire par un ensemble-brillant et des allures relevées.

Les chevaux de carrosse proviennent de la Normandie, de la Hollande, du Mecklembourg, du Hanovre, du Danemark et de la Suède.

Cheval d'omnibus. — Ce type de cheval peut convenir dans certaines exploitations rurales, notamment dans les régions où le sol léger se laboure facilement et celles où les gros travaux sont faits par les bœufs. C'est le type du cheval de trait léger.

Il ne faut attacher ici qu'une importance secondaire à l'élégance des formes ; il importe de reporter son attention sur la solidité des membres et la vigueur du sujet.

Le Perche, la Bretagne, le Boulonnais, la partie sud de l'arrondissement de Fontainebleau, l'Yonne, le Loiret et la Nièvre produisent le cheval de trait léger. Les meilleurs viennent du Perche et de la Bretagne.

Cheval de gros trait. — Ce cheval est le plus employé dans les grandes exploitations. La faveur dont il jouit tient à ce qu'il peut traîner de lourds fardeaux sur les routes et effectuer des labours profonds dans les terres.

Il doit avoir le corps cylindrique, la poitrine haute et large, la croupe double, les membres épais et forts, les sabots bien conformés.

C'est le cheval « bréviligne », trapu, inscriptible dans un rectangle à grande base horizontale (V. *Proportions*).

Trop souvent on se laisse séduire par un cheval qui a un beau *dessus*; on ne prête pas assez d'attention au *dessous,* qui est si fréquemment défectueux. Un corps magnifique peut être porté par des membres grêles, et, ce qui est plus grave encore, ceux-ci peuvent être terminés par des sabots plats et sensibles. On ne saurait attacher trop d'importance à la solidité des membres, à la netteté des jarrets, et surtout à la bonne conformation des sabots. C'est à tort que l'on croit qu'un cheval qui a les pieds plats est bon pour les travaux des champs. Oui, s'il ne faisait que des labours; mais souvent les chevaux sont sur les routes, à conduire aux grandes villes le fourrage, la paille ou les grains.

Les chariots à quatre roues s'emploient de plus en plus dans les fermes; on continue cependant encore à se servir de véhicules à deux roues pour lesquels il est utile de savoir choisir un bon *limonier.*

Le *bon limonier* aura la conformation ci-après :

Taille élevée, encolure puissante, dos et reins courts; croupe large et légèrement oblique; mais c'est dans l'examen du jarret qu'il faut apporter la plus grande sévérité: cette articulation doit être large et légèrement coudée pour permettre à l'animal de retenir la charge dans les descentes. Un jarret trop coudé est cependant à rejeter, car les membres engagés sous le tronc sont plus exposés à des glissades d'autant plus dangereuses que ce sont les jarrets du limonier qui supportent toute la charge.

Les chevaux de gros trait sont produits par le Perche, le Boulonnais, la Flandre et la Belgique.

§ 2. — ESPÈCE BOVINE

Les animaux de l'espèce bovine sont exploités les uns pour leur travail, les autres pour la sécrétion du lait; tous finissent à la boucherie. Il y a donc lieu de rechercher quelles sont les qualités à rechercher chez le bœuf de travail, la vache laitière et le bœuf de boucherie.

Dans les pays de grande culture, le choix du bœuf de travail a une grande importance, car l'emploi de ce moteur pour les travaux de la ferme tend de plus en plus à se généraliser; d'un autre côté, il est indispensable de pouvoir choisir ceux qui ont le plus d'aptitude à un engraissement rapide, car l'énorme quantité de pulpes produites dans les distilleries et les sucreries rurales oblige, en quelque sorte, les cultivateurs à se livrer à la pratique de l'engraissement.

Bœuf de travail. — Tous les bœufs peuvent être utilisés comme moteurs; cependant il est quelques particularités de conformation qui rendent tel bœuf plus apte au travail que tel autre :

Une tête courte, un front large, des cornes grosses à la base et peu allongées, une encolure courte et épaisse, de fortes épaules ; un poitrail large, au fanon bien descendu ; les membres bien musclés, les jarrets larges, les canons courts.

Ces caractères se rencontrent dans les bœufs charolais et nivernais qui n'ont pas été croisés avec le Durham, ainsi que chez les bœufs de Salers, d'Aubrac, les Garonnais, les Limousins, etc. Les Charolais-Nivernais atteignent des prix plus élevés que les autres, parce qu'ils sont plus demandés et parce que leur aptitude à l'engraissement est plus grande que celle des bœufs des autres races. On s'en débarrasse donc plus rapidement aussitôt qu'on a cessé de les utiliser aux travaux de la ferme.

Vache laitière. — La plupart des races bovines qui fournissent des animaux essentiellement aptes au travail donnent des vaches mauvaises laitières ; on se contente de demander à ces femelles de nourrir leur veau et on les remet au joug dès qu'elles n'allaitent plus. Dans beaucoup de pays d'élevage, quelques points du Charolais, la Bresse, l'Autunois, la Nièvre, la vache est l'animal de trait du petit cultivateur.

D'autres races, au contraire, sont remarquables par la quantité de lait que donnent les femelles. C'est chez elles que seront choisies les vaches laitières d'une exploitation ; et ce choix sera fait sur les bases que nous allons indiquer :

Chez la bonne laitière, la tête est fine, l'œil bien développé et doux ; les oreilles larges, velues à l'intérieur et laissant voir par transparence une teinte jaune qui indique la richesse du lait en beurre (V. *V. beurrière*). Les cornes sont courtes et fines. Le corps est long, le ventre développé, le bassin large, les membres fins. Mais il faut rechercher surtout la beauté du pis : cet organe doit être bien développé, régulier, à trayons gros, allongés et symétriquement disposés ; les petits trayons supplémentaires sont un bon signe. Les veines mammaires doivent être grosses et flexueuses, et former en avant du pis, de chaque côté de la ligne médiane du ventre, un cordon noueux.

Ces caractères, tirés de la conformation générale, sont complétés par ceux que fournit l'examen du périnée.

C'est dans cette région, de la vulve à la mamelle, que se rencontrent les *écussons* signalés pour la première fois par *François Guenon*.

Voici en quoi consiste cette découverte intéressante :

Dans la région du périnée, une partie du poil suit une direction verticale, au lieu de descendre comme sur les autres régions inférieures. Il y a donc deux courants de poils, l'un descendant, et l'autre *remontant*, le *contre-poil* ; la rencontre de ces deux courants dessine une figure qui limite l'étendue du poil remontant. C'est à cette figure que Guenon a donné le nom d'*écusson*, de *miroir* ou de *gravure*.

Guenon a remarqué que le rendement en lait d'une vache était subordonné à l'étendue de son écusson ; les vaches qui ont un écusson très développé sont meilleures laitières que celles qui n'ont qu'un écusson rudimentaire, du moins dans la grande majorité des cas.

Afin d'établir une classification aussi complète que possible, Guenon distingue d'abord un certain nombre de *classes*, d'après la *figure* que représente l'écusson ; puis, dans chaque classe, il établit des *ordres* d'après l'*étendue* de l'écusson, le dessin de celui-ci restant sensiblement le même.

Au début, il avait établi huit classes, comprenant chacune huit ordres, c'est-à-dire 64 groupes (échiquier de Guenon). Il a perfectionné ensuite cette classification ; nous nous bornerons à distinguer les classes suivantes (fig. 91) :

1re classe : *Flandrines* ;
2° classe : *Flandrines à gauche* ;
3° classe : *Liserines* ou *Lisières* ;
4° classe : *Courbelignes* ;
5° classe : *Bicornes* ;
6° classe : *Equerrines* ;

7ᵉ classe : *Pot de vines* ou *Poitevines* ;

8ᵉ classe : *Limousines ;*

9ᵉ classe : *Carrésines.*

Le système de Guenon est complété par l'examen des *épis*. Les *épis* sont de petits groupements de poils d'une étendue restreinte et que l'on rencontre également dans

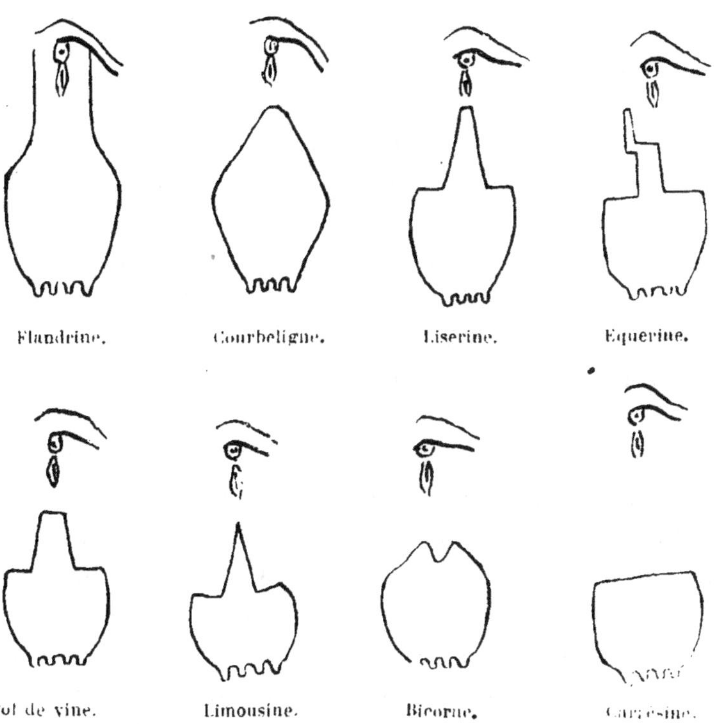

Fig. 91. — Les huit classes de F. Guenon.

la région périnéenne. On dit qu'ils sont *positifs* quand ils augmentent la valeur de l'écusson, et *négatifs* quand ils la diminuent. Ils sont au nombre de sept :

1° Les épis *fessards ;* entre la pointe de la fesse et la vulve ;

2° Les épis *babins ;* un peu au-dessous des précédents ;

3° L'épi *vulvé ;* immédiatement au-dessous de la vulve ;

4° L'épi *bâtard ;* au-dessous du précédent ;

5° L'épi *jonctif ;* à la place des épis vulvé et bâtard :

6° Les épis *cuissards ;* dans la région des cuisses ;

7° Les épis *ovales ;* sur la partie postérieure du pis.

Les trois derniers sont généralement positifs, les autres négatifs.

La peau même du périnée, indépendamment des poils qui la recouvrent, fournit aussi des renseignements ; elle doit être fine, souple et lâche ; lorsqu'elle paraît onctueuse au toucher, cela est un excellent signe beurrier.

M. Baron, dans une conférence faite au concours général de Paris en 1888 [1] et dans une série d'articles publiés la même année dans le *Recueil de médecine vétérinaire*, a exposé une méthode d'appréciation de la vache laitière qui permet à la fois de juger l'animal et de calculer son rendement en lait. C'est la *méthode des points*, qui a d'ailleurs été généralisée et appliquée à tous les services des animaux domestiques.

On commence par dresser le programme des beautés à exiger de l'animal en question, en un certain nombre, généralement restreint, de *considérants* ; l'animal, examiné successivement sous chacun de ces points, reçoit une note variant de 0 à 20 et qui exprime sa valeur. Comme ces considérants n'ont pas tous la même importance, cette différence est enregistrée au moyen des *coefficients* : le caractère dominateur reçoit le coefficient le plus élevé. Et le tableau est dressé de telle façon que la somme des coefficients soit égale à 5. L'animal *parfait*, recevant la note 20 pour chaque considérant, obtient un total égal à 100 qui marque la *perfection zootechnique* (V. III° partie, ch. I°r). Un sujet quelconque obtient un chiffre d'autant plus éloigné de 100 qu'il est, lui, plus éloigné de la perfection zootechnique.

1. Leçons de choses.

Voici le tableau dressé pour la vache laitière :
(Se reporter à la description qui précède.)

Caractérisation sexuelle générale	Coefficient	1
Beautés spéciales du pis.............	—	3
Caractères laitiers de Guenon........	—	1

Prenons un exemple, et soient 19, 17 et 19 les notes obtenues par la candidate, dans les trois épreuves successives ; nous les totalisons de la manière suivante.

Caract. sexuelle...... coef. 1   19   19
Beautés du pis....... coef. 3   17   51
Caract. de Guenon.... coef. 1   19   19
          Total...........   89 points.

Cette vache valant 89 points approche de la perfection dans la mesure de 89 0/0.

Or, *le rendement annuel d'une vache qui mérite 100 points est égal à 1200 fois le carré du tour de la poitrine.*

Notre vache valant au pointage 89 0/0, son rendement annuel égale 0, 89 $\times$ 1200 $\times$ 2,05, si le tour droit est de 2$^{\rm m}$ 05. Le calcul donne 4486 litres de lait par an.

Vache beurrière. — L'examen de la vache destinée à fournir du lait que l'on veut transformer en beurre se fait d'après les mêmes règles.

Nous reconnaissons six considérants :

1° La vache devra posséder tous les signes extérieurs d'une bonne nutrition, d'un bon fonctionnement des appareils d'assimilation et de sécrétion.

Ce considérant aura le coefficient 1.

2° Un excellent signe est celui qui est tiré de la coloration jaune de toute la peau ; cette coloration se remarque particulièrement aux points où la peau s'amincit pour devenir une muqueuse, autour de l'anus et de la vulve, au voisinage des yeux ; on la voit nettement sur l'oreille par transparence.

C'est la *couleur indienne* ; Guenon l'avait remarquée dans la région du périnée et s'en servait déjà comme signe beurrier.

Nous lui donnerons le coefficient 1.

3° La facilité avec laquelle se détachent les pellicules épidermiques caractérise une bonne beurrière. L'abondance variable de ce *furfur épidermique* ou *son* sera notée avec le coefficient 1.

4° La *sécrétion des glandes sébacées* de la peau correspondant à celle de la graisse dans le lait (la mamelle n'étant qu'une énorme glande sébacée), un excellent signe sera fourni par l'onctuosité de la peau, le luisant du poil, indices d'une abondante sécrétion sébacée.

Coefficient 1/2.

5° La production, dans les oreilles, du *cérumen* n'est qu'un cas particulier de la sécrétion précédente. Une abondante sécrétion cérumineuse qui se dénote par la présence dans l'oreille d'une épaisse couche de cérumen gras doit être recherchée.

Encore coefficient 1/2.

6° Il existe pour l'appréciation de la richesse du lait en beurre un système analogue au système de Guenon ; c'est le système de *Renoult-Lizot*, basé sur l'examen des papilles buccales placées en dedans de la commissure des lèvres.

Ces papilles sont *grosses*, *rondes* ou *coniques* ; les premières sont un bon signe ; les dernières un très mauvais.

Voici les catégories que l'on peut établir :

a) Deux grosses papilles, quelques rondes et peu de coniques ; note : 18 à 20.

b) Une grosse papille, 4 à 8 coniques ; note : 12.

c) Papilles coniques ou seulement quelques rondes : 0 à 12.

Ce système, tout à fait empirique, aura le coefficient 1.

De sorte que le tableau de pointage complet est le suivant :

Signes extérieurs d'une bonne nutrition. Coefficient		1
Couleur indienne......................	—	1
Furfur épidermique ou son.............	—	1
Sécrétion sébacée....................	—	1 2
Sécrétion cérumineuse................	—	1 2
Système de Lizot.....................	—	1

« Supposons que notre vache de tout à l'heure étant examinée et pointée rigoureusement obtienne une note finale de 70 points. On raisonne ainsi :

» Les meilleures bêtes donnent 1 kilogramme de beurre pour 20 litres de lait, exceptionnellement pour 18 litres.

» En multipliant 4486 litres par la fraction 1/20 et le produit par 0,70 (note obtenue dans l'examen), nous devons obtenir en unités de poids la quantité annuelle de beurre, c'est-à-dire 157 kilogrammes. » (Baron, *loc. cit.*)

Animaux de boucherie. — Toutes les bêtes bovines terminent leur vie à l'abattoir, quelle que soit, primitivement, la carrière qu'elles aient remplie. Mais lorsqu'on se livre exclusivement à l'opération de l'engraissement, il est urgent de savoir choisir les individus qui offrent les meilleures dispositions dans ce sens.

Il faut pour cela rechercher une peau souple, fine et mobile, recouverte d'un poil fin ; une tête petite garnie de cornes courtes et minces ; une encolure peu développée ; la largeur des régions supérieures du corps, garrot, dos, reins, croupe ; l'ampleur du poitrail, la longueur des fesses ; des membres fins avec des canons courts et des sabots peu volumineux. En un mot, on doit choisir les sujets chez lesquels les régions qui fournissent de bonne viande se développeront au détriment de celles qui ne donnent que des morceaux inférieurs.

L'animal jeune, cependant complètement développé, est celui qui remplit le mieux les conditions voulues pour faire de l'engraissement une opération fructueuse. Les sujets appartenant aux races précoces, Durhams, métis Durham, Charolais... sont ceux qui s'engraissent le plus facilement. Viennent ensuite les Limousins, les Garonnais, les Normands... (V. *Méth. d'exploitation*).

Nous reviendrons sur cette question à propos des races, aussi bien pour les bovins que pour les ovins et les porcins.

CHAPITRE X

EXAMEN DE L'ANIMAL EN VENTE

L'examen de l'animal en vente exige des connaissances théoriques bien nettes et une grande habitude ; il faut mettre en application les principes fournis par l'étude de l'extérieur.

Lorsque l'on veut acheter un cheval, soit sur un champ de foire, soit chez un marchand, la première règle à observer est de ne tenir aucun compte de ce que peut dire le vendeur sur les qualités de l'animal ; il faut être entièrement à soi et ne pas se laisser influencer par la faconde du marchand.

L'animal doit être examiné au repos et en action.

Examen du cheval au repos. — Le coup d'œil d'ensemble donné, dans l'écurie, si la visite a lieu chez un marchand, on fait sortir l'animal après avoir examiné la façon dont il se tient et se meut dans sa stalle. Près de la porte. on l'arrête pour examiner les yeux ; puis on le sort complètement et l'on prend connaissance de l'âge, de l'état des barres, de la langue, de l'auge, des naseaux.

On examine ensuite les proportions et les aplombs. Pour juger de ces derniers, on procède par bipède, isolément d'abord, de face et de profil, pour apprécier ensuite l'ensemble de l'appareil locomoteur.

L'examen détaillé du cheval doit être fait avec méthode : on s'assure si la nuque est intacte ; on passe la main sur l'encolure et le garrot pour vérifier l'état de ces régions ; on la glisse ensuite légèrement sur le dos et les reins, dont on s'assure de la souplesse et de la sensibilité par le pincement. On soulève la queue pour se rendre compte du degré d'énergie du sujet et aussi pour s'assurer qu'il n'y a pas de plaies sur le tronçon ou au pourtour de l'anus.

Sont examinés successivement ensuite le poitrail, le ventre et les côtes ; le flanc mérite une attention spéciale parce qu'il enregistre par la régularité de ses mouvements l'état de l'appareil respiratoire : en comprimant la partie supérieure de la trachée, on détermine une toux qui renseigne également sur ce point important.

Il y a lieu de s'assurer de l'état de la région de l'aine ; voir si, chez le cheval entier, les testicules sont sains et bien descendus ; si le cheval hongre est châtré depuis longtemps et bien guéri, etc.

Enfin, on arrive à l'examen des membres, auquel il faut procéder avec le plus grand soin. On s'assure que les articulations, genou, jarret, ne portent aucune tare (vessigons, exostoses, éparvins, jardes, courbes...), que les cordes tendineuses sont nettes et qu'il n'existe, dans la partie inférieure des membres, ni suros, ni formes, ni plaies.

Les sabots seront explorés avec attention ; il est urgent de s'assurer de leur forme générale, de la nature de la corne, de l'état des fourchettes et des talons, et de vérifier s'ils ne sont pas atteints d'affections particulières à ces régions. Il faut être prévenu que l'on cherche à masquer les seimes ou les parties dérobées de la corne avec du mastic ou de la boue.

Enfin, on fera lever les pieds pour s'assurer de l'état de la sole et de la fourchette et juger de la docilité de l'animal.

Examen du cheval en action. — Il faut exercer le cheval sur un terrain dur, et ne jamais le faire tenir trop court de longe, afin que la tête, non soutenue, laisse plus de liberté aux allures dont on verra mieux les défectuosités.

On exerce d'abord l'animal au pas, à l'aller et au retour, pour juger de la régularité des mouvements des bipèdes antérieur et postérieur. On le fait ensuite trotter ; on procède au même examen et à l'arrêt on vérifie l'état du flanc. Il sera bon également d'exiger un temps de galop pour s'assurer que le sujet n'est pas court d'haleine ou corneur.

Il sera indispensable également d'atteler le cheval, afin de se rendre compte de sa valeur comme animal de travail.

Examen du bœuf et de la vache. — Quand il s'agit d'un bœuf, il faut procéder comme pour le cheval, examiner une à une toutes les régions, s'assurer de leur intégrité : surtout en ce qui concerne le flanc : une respiration haletante, entrecoupée doit faire craindre la tuberculose ou la péripneumonie.

Dans le choix d'une vache laitière, ce qu'il importe avant tout, c'est de s'assurer de l'état des mamelles et des trayons ; quelquefois ces derniers sont obstrués ou mal percés ; il est donc nécessaire de procéder à la mulsion ; on jugera en même temps de la docilité de la bête, car souvent des vaches sensibles ou méchantes ne veulent pas se laisser traire.

Nous allons maintenant énoncer la loi qui régit le commerce des animaux domestiques et détermine quels sont les vices qui entraînent la résiliation de la vente.

Avant 1838, c'étaient les us et coutumes de chaque région qui réglaient les conditions de la vente et de l'échange des animaux domestiques. La loi de 1838 a fait cesser les abus qui résultaient de cet état de choses ; elle a été remplacée par une nouvelle loi promulguée le 2 août 1884. Celle-ci ne constitue pas un progrès sur l'ancienne, car elle a supprimé les vices rédhibitoires chez les bêtes bovines et avantagé les pays d'élevage et les marchands, au détriment des pays de consommation.

Il est bon de la connaître afin de pouvoir exercer utilement un recours contre le vendeur d'un animal atteint d'un vice rédhibitoire.

LOI DU 2 AOUT 1884

(VICES RÉDHIBITOIRES DANS LES VENTES ET ÉCHANGES D'ANIMAUX DOMESTIQUES)

Article 1er. — L'action en garantie, dans les ventes et échanges d'animaux domestiques, sera régie, à défaut de conventions contraires, par les dispositions suivantes, sans préjudice des dommages et intérêts qui peuvent être dus s'il y a dol.

Art. 2. — Sont réputés vices rédhibitoires et donneront seuls ouverture aux actions résultant des articles 1641 et suivants du code civil, sans distinction des localités où les ventes et échanges auront lieu, les maladies ou défauts ci-après, savoir :

Pour le *cheval, l'âne* et *le mulet:*

La morve, le farcin, l'immobilité, l'emphysème pulmonaire, le cornage chronique, le tic proprement dit, avec ou sans usure des dents, les boiteries anciennes intermittentes, la fluxion périodique des yeux.

Pour l'*espèce ovine :*

La clavelée ; cette maladie reconnue chez un seul animal entraînera la rédhibition de tout le troupeau, s'il porte la marque du vendeur.

Pour l'*espèce porcine* :

La ladrerie.

Art. 3. — L'action en réduction de prix autorisée par l'article 1644 du code civil ne pourra être exercée dans les ventes et échanges d'animaux énoncés à l'article précédent, lorsque le vendeur offrira de reprendre l'animal vendu, en restituant le prix et en remboursant à l'acquéreur les frais occasionnés par la vente.

Art. 4. — Aucune action en garantie, même en réduction de prix, ne sera admise pour les ventes ou pour les échanges d'animaux domestiques, si le prix, en cas de vente, ou la valeur, en cas d'échange, ne dépasse pas cent francs.

Art. 5. — Le délai pour intenter l'action rédhibitoire sera de neuf jours non compris le jour fixé pour la livraison, excepté pour la fluxion périodique pour laquelle ce délai sera de trente jours, non compris le jour de la livraison.

Art. 6. — Si la livraison de l'animal a été effectuée hors du lieu du domicile du vendeur, le délai pour intenter l'action sera augmenté à raison de la distance, suivant les règles de la procédure civile.

Art. 7. — Quel que soit le délai pour intenter l'action, l'acheteur, à peine d'être non recevable, devra provoquer, dans les délais de l'art. 5, la nomination d'experts chargés de dresser le procès-verbal ; la requête sera présentée verbalement ou par écrit au juge de paix du lieu où se trouve l'animal ; le juge constatera dans son ordonnance la date de la requête et nommera immédiatement un ou trois experts qui devront opérer dans le plus bref délai.

Art. 8. — Le vendeur sera appelé à l'expertise, à moins

qu'il n'en soit autrement ordonné par le juge de paix, à raison de l'urgence et de l'éloignement. La citation à l'expertise devra être donnée au vendeur dans les délais déterminés par les art. 5 et 6 ; elle énoncera qu'il sera procédé même en son absence.

Si le vendeur a été appelé à l'expertise, la demande pourra être signifiée dans les trois jours à compter de la clôture du procès-verbal dont la copie sera signifiée en tête de l'exploit.

Si le vendeur n'a pas été appelé à l'expertise, la demande devra être faite dans les délais fixés par les art. 5 et 6.

Art. 9. — La demande est portée devant les tribunaux compétents suivant les règles ordinaires du droit. Elle est dispensée de tout préliminaire de conciliation, et devant les tribunaux civils, elle est instruite et jugée comme matière sommaire.

Art. 10. — Si l'animal vient à périr, le vendeur ne sera pas tenu de la garantie, à moins que l'acheteur n'ait intenté une action régulière dans le délai légal et ne prouve que la perte de l'animal provient de l'une des maladies spécifiées par l'art. 2.

Art. 11. — Le vendeur sera dispensé de la garantie résultant de la morve ou du farcin pour le cheval, l'âne et le mulet, et de la clavelée pour l'espèce ovine, s'il prouve que l'animal, depuis la livraison, a été mis en contact avec des animaux atteints de ces maladies.

Art. 12. — Sont abrogés tous les règlements accordant une garantie exceptionnelle aux vendeurs d'animaux destinés à la boucherie.

Sont également abrogées la loi du 20 mai 1838 et toutes les dispositions contraires à la présente loi. La présente loi, délibérée et adoptée par le Sénat et par la Chambre des députés, sera exécutée comme loi de l'Etat.

TROISIÈME PARTIE

HYGIÈNE

Les *Règles de l'Hygiène*, lorsqu'il s'agit des animaux domestiques, se réduisent manifestement aux CONDITIONS D'EXPLOITATION de ces animaux.

Ces conditions s'éloignent parfois, souvent même, de ce qu'exigerait une hygiène scrupuleusement conservatrice. Or, lorsque nous nourrissons intensivement un cheval pour lui faire produire beaucoup de force ; lorsque nous poussons l'engraissement du bœuf jusqu'aux extrêmes limites du possible ; lorsque nous entretenons des vaches laitières dans une stabulation permanente qui équivaut à une réclusion perpétuelle... nous plaçons ces animaux dans d'excellentes conditions pour leur faire produire beaucoup de bénéfices ; mais nous les éloignons systématiquement de celles qui régissent la conservation, la prolongation de l'existence.

Cette différence entre les règles de l'hygiène et les conditions avantageuses de l'exploitation, sans être dans toutes les circonstances aussi marquée que nous venons de le dire, suffit cependant à expliquer pourquoi, dans les chapitres qui vont suivre, nous n'avons pas conservé la division consacrée de l'hygiène en : hygiène de la digestion, hygiène de la locomotion, hygiène de la respiration, etc.

CHAPITRE PREMIER

NOTIONS GÉNÉRALES. — PRINCIPES DE ZOO-ÉCONOMIE

Non seulement l'hygiéniste doit étudier les procédés qui permettent de conserver les animaux en bonne santé, mais également ceux qui permettent la conservation de leurs fonctions économiques ; l'hygiène, que l'on définit l'*art de conserver la santé*, devient l'*art de conserver les animaux en plein rapport*.

Aussi devons-nous envisager le rôle que le bétail est appelé à remplir dans une ferme, et nous préoccuper des conditions économiques de son exploitation.

Il n'y a pas longtemps encore que les agriculteurs considéraient le bétail comme « un mal nécessaire », comme devant simplement produire le fumier ; on ne tenait qu'un compte relatif des autres *utilités* qu'il était susceptible de produire. A ce moment, l'hygiéniste s'efforçait de diminuer les pertes, mais à l'heure actuelle, il doit rechercher par quels procédés économiques on augmentera les profits qu'une exploitation intelligente permet déjà de réaliser.

C'est pourquoi, entre l'hygiène proprement dite et la zootechnie, se place dès maintenant une branche nouvelle : la *zoo-économie*.

Non pas qu'elle soit intermédiaire exactement entre les deux autres ; elle serait plutôt le terme ultime de la zootechnie ; le véritable rôle du zoo-économiste serait de rechercher, parmi les procédés qu'enseigne le zootechnicien, ceux qui promettent d'être le plus « économiquement » réalisables. Mais il nous suffit de montrer ainsi l'union étroite de ces trois sciences : *Hygiène, Zootechnie, Zoo-économie*, pour que l'on comprenne la difficulté d'établir entre elles une démarcation tranchée.

Il faut arriver à Baudement, le fondateur de la zootechnie scientifique, pour trouver une doctrine qui démontre victorieusement que les animaux de la ferme sont des facteurs puissants qui permettent de transformer en argent, ou en valeur facilement appréciable, les matières premières fournies par la culture de nos fermes.

C'est ainsi que l'avoine et le fourrage, distribués aux chevaux de labour, se transforment en force motrice dont la valeur est indiscutable, mais qu'il est nécessaire de savoir apprécier. Les regains et les racines consommés par les vaches laitières se transforment en lait qui, vendu en nature ou sous forme de beurre ou de fromage, devient finalement du numéraire. Si ces mêmes aliments sont distribués à des animaux d'engrais, la viande et la graisse ainsi produites sont une troisième source de revenus.

Dans l'exploitation d'une ferme, il ne faut donc pas seulement considérer comme profits les bénéfices réalisés par la vente en nature des céréales, fourrages et racines ; il est urgent de tenir compte de ceux fournis par les animaux de la ferme ; ceux-ci ont transformé, en effet, en travail, en lait, en viande, en laine, les aliments qu'ils ont consommés, en leur faisant acquérir une plus-value.

Or, cette seconde partie de l'exploitation nécessite des frais spéciaux, et le capital peut être considérable. C'est dire que le compte d'exploitation de tout fermier sérieux doit se composer : d'une part, du produit de la vente des céréales, pailles, fourrages, etc., de celle des animaux ou de leurs produits de toute nature ; de l'autre, de l'amortissement du capital engagé et des frais qui ont été faits pour obtenir les récoltes, comme pour soigner et nourrir les animaux. La balance des comptes indique si les opérations auxquelles on se livre sont fructueuses ou onéreuses.

Une partie de ce programme ressortit à l'agriculture ; nous retiendrons seulement que l'exploiteur des animaux (animaliculteur) doit chercher le maximum de production, c'est-à-dire entretenir les machines qui transforment le mieux et le plus rapidement.

Les animaux de la ferme auront donc leur compte ouvert au grand-livre, avec son *doit* et son *avoir*, son *débit* et son *crédit*[1].

Prenons une vacherie, par exemple :

Dans le *crédit* (utilités fournies aux animaux) on fera entrer :

1° Le capital nécessaire à l'acquisition des animaux ;

2° Les aliments consommés par les vaches, pour leur entretien et le fonctionnement de leurs organes producteurs ;

3° Les sommes d'argent indispensables pour l'entretien de l'étable, la vente du lait et le salaire des hommes de peine.

1. Nous ne prenons pas les mots de « crédit » et de « débit » dans le sens adopté par les commerçants, mais dans leur sens étymologique : le crédit (de *credita*, choses prêtées) comprend les avances faites à la production ; le débit (*debita*, *reddita*, choses rendues) comprend les résultats de cette production.

Le *débit* (utilités rendues par les animaux) comprendra le total des sommes encaissées par la vente du lait.

Le bénéfice obtenu établira la valeur réelle des aliments ; cette valeur est absolument subordonnée à la *puissance productive* de chaque vache ; d'où la nécessité de savoir choisir celles qui produiront le plus.

A la page 55 du tome Ier de son ouvrage, Sanson donne comme exemple le compte d'une vache laitière. Or la ration nous semble insuffisante, alors que le prix et les frais de vente du lait sont exagérés. Nous avons établi le tableau suivant qui nous semble le plus voisin de la réalité.

La différence de 64 fr. 30 représente la valeur réelle que la vache a fait acquérir aux aliments qu'elle a consommés. L'écart entre cette valeur réelle et la valeur marchande exprime le bénéfice net qui est dans le cas présent à peu près de 1 franc par jour (0 fr. 91).

En résumé, les animaux de la ferme doivent être considérés comme des machines vivantes, transformant en capital les aliments qui leur sont distribués. Le résultat de cette transformation est plus ou moins rémunérateur Il faut se demander si la consommation, dans la ferme, des produits de la récolte, est dans tous les cas plus avantageuse que la vente immédiate des mêmes produits.

Quand une exploitation est située près d'une grande ville où se fait une consommation énorme de paille et de fourrage, il est évident que l'agriculteur irait contre ses intérêts s'il entretenait un nombreux cheptel. Mais ceci est un cas exceptionnel, ou tout au moins relativement rare ; dans la plupart des fermes, l'intérêt immédiat de l'exploitant exige qu'il fasse consommer ses produits par son propre bétail ; les aliments prennent ainsi une valeur beaucoup plus grande que s'ils avaient été vendus au cours des marchés.

Compte de la vache N pendant le mois de janvier.

Crédit (choses prêtées).   (Choses rendues) *Débit.*

Crédit (choses prêtées)			Débit (choses rendues)	
Regain de luzerne, 5 kilos par jour....		155 kil.	Rendement en lait, 310 litres vendus à raison de 0 fr. 25.!!!	77 fr. 50
Betteraves et menues pailles, 25 kilos par jour..........................		775 »	Fumier..............................	4 fr. 50
Paille d'avoine, 6 kilos par jour (aliment et litière).....................		186 »	Rendement total............	82 fr. »
Son, 1 kilo..........................		31 »	Différence..................	64 fr. 30
Sel, 60 grammes par jour............	0 fr. 30	1 800	(Ces 64 fr. 30 représentent la valeur donnée par la vache aux aliments consommés, que l'on aurait vendus au marché :)	
Salaire du vacher soignant 20 vaches à raison de 90 fr. par mois, non nourri.	4 fr. 25		Regain à 60 fr. les 100 kilos...........	9 fr. 30
Amortissement du capital.............	4 fr. 15		Betteraves à 20 fr. les 1000 kilos.......	15 fr. 50
Frais de vente du lait................	9 fr.		Paille d'avoine à 40 fr. les 1000 kilos...	7 fr. 44
			Son à 12 fr. les 100 kilos..............	3 fr. 72
Total des frais............	17 fr. 70		Toatl..............	35 fr. 96
			Bénéfice réel fourni par la vache.......	28 fr. 34

Voici un hectare de fourrage; la récolte est évaluée commercialement à 750 francs; on la fait consommer par 100 moutons que l'on revend ensuite avec un bénéfice de 10 francs par tête; il s'en suit une plus-value de 250 francs sur la récolte de l'hectare.

D'un autre côté, il ne faut pas oublier que, en vertu de la loi de l'offre et de la demande, si tous les agriculteurs étaient vendeurs des aliments qu'ils récoltent, il en résulterait fatalement un avilissement du prix de ces denrées.

Enfin il est un autre bénéfice qui n'est nullement à dédaigner; c'est celui que donne le fumier; malgré l'extension que prennent les engrais chimiques, la nécessité de sa production n'échappe à personne.

Fonctions économiques. — Lorsque la machine animale ne travaille que pour assurer son entretien et sa conservation, seuls s'accomplissent dans leur état le plus normal tous les actes naturels, toutes les *fonctions physiologiques*. Mais lorsque cette même machine est mise en mouvement dans un but exploitatif, elle devient un objet industriel, un outil. Les fonctions, quelles qu'elles soient, ainsi industrialisées, deviennent des *fonctions économiques*.

A chaque fonction physiologique peut donc correspondre en principe une adaptation économique déterminée :

Chez les moteurs, on exploite la fonction locomotrice;

Chez les animaux de boucherie, les fonctions de digestion et d'assimilation;

Chez les bêtes laitières, on développe la fonction de la mamelle;

Chez les gallinacés, on exploite la fonction de reproduction en les faisant pondre sans cesse, etc., etc.

Or la fonction exploitée de préférence varie avec l'espèce et la race des individus; et pour que, même, l'individu choisi dans cette espèce ou dans cette race réalise les espérances que l'on fonde sur lui, il devra posséder un certain nombre de qualités dont le programme reste rigoureusement subordonné à la fonction qu'il accomplit (Méthode des points).

S'il réalise exactement ces conditions, il sera parfaitement approprié à son rôle; il aura atteint la *perfection zootechnique*.

Sous ce terme nous entendons donc désigner une exacte adaptation des appareils à la fonction économique qu'ils doivent remplir.

Pour Baudement, la *perfection zootechnique* devait être constituée par un ensemble de caractères répondant strictement à une destination spéciale; c'est la réunion des qualités qui, à l'exclusion de toutes les autres, rendent l'animal propre à une seule catégorie de services. C'est l'expression de la doctrine de « spécialisation des races ».

Les capitaux vivants. — Une machine brute nécessite pour sa construction certains matériaux ; elle est alimentée par l'apport d'autres matériaux (eau, combustible, etc.) ; dès qu'elle travaille, elle s'use de plus en plus et tous les jours diminue l'importance du capital qu'elle représentait au moment de son acquisition. Il est donc nécessaire de tenir compte de cette usure par le prélèvement sur les bénéfices d'une somme annuelle, destinée à éteindre la dette initiale, et qui constitue la *prime d'amortissement.*

Or les machines vivantes représentent également des capitaux qui donnent un bénéfice et qui s'usent dans un temps déterminé. Mais tous ne fournissent pas ce bénéfice de la même façon.

Les uns fournissent *sans se modifier* des utilités qui sont recueillies au jour le jour, de la même façon qu'une somme d'argent dont on touche tous les mois, tous les trimestres, tous les ans, les intérêts. Ce sont des *capitaux à intérêts simples ;* ou encore, puisqu'ils ne changent pas d'état, des *capitaux fixes.*

L'exemple le plus typique nous est fourni par la vache laitière qui donne tous les jours, sous forme de lait, le bénéfice résultant de la transformation des aliments qu'elle consomme.

Tels sont encore les animaux moteurs dont la force est recueillie à chaque instant et n'est pas susceptible d'un emmagasinement indéfini.

De même que certaines substances ne deviennent utiles qu'en subissant une transformation radicale et définitive, comme les matières de consommation (houille, minerais, laine, chanvre, pain, etc.), de même certains animaux ne sont utilisables qu'après leur mort ; toutes les bêtes de boucherie en sont là. Par conséquent, un animal que l'on engraisse ne restitue pas journellement le bénéfice qu'il produit ; il l'ajoute à son propre capital ; celui-ci s'accroît de jour en jour, et le tout, capital et bénéfices accumulés, est réalisé quand le bœuf tombe sous le couteau du boucher.

Ceux-là sont absolument comparables à une somme d'argent qui se grossit de ses intérêts ; ce sont des *capitaux à intérêts composés.*

On les appelle encore des *capitaux circulants :* on a intérêt, en effet, à réaliser le plus rapidement possible les bénéfices accumulés, pour remettre de nouveau le capital en *circulation* ; et plus ce mouvement de transformation s'effectuera rapidement, plus l'opération sera fructueuse.

Nous avons dit que les animaux de boucherie étaient le type des capitaux circulants. On comprend immédiatement que l'on a intérêt à engraisser le bœuf, le porc ou le mouton dans le moins de temps possible, afin de renouveler plus fréquemment son bétail.

Il va de soi que dans ce cas, on n'a pas à calculer de prime d'amortissement, puisque le capital subsiste. Tandis que, pour les animaux *capitaux fixes*, on a intérêt à prolonger le plus possible leur existence pour que cette prime soit plus intégralement payée.

Il y a des types intermédiaires entre ces deux catégories si distinctes :

La vache laitière est un capital fixe, tant qu'elle produit du lait ; mais à un moment donné on l'engraisse pour la boucherie ; l'argent que l'on dépense pour cet engraissement est placé à *intérêts composés*, elle devient un capital circulant. De même les bœufs de travail qui finissent à l'abattoir, après être restés à l'étable pendant quelques mois.

C'est donc une erreur que de vouloir comparer rigoureusement les machines vivantes aux machines brutes ; la comparaison n'est soutenable que pour une catégorie déterminée, les animaux capitaux fixes ; les animaux capitaux circulants s'exploitent d'une manière spéciale.

Il faut faire vivre, faire *durer* le plus longtemps possible les animaux qui fournissent chaque jour des produits, et qui ne laissent, après leur mort, que des dépouilles de peu de valeur (chevaux).

Il faut hâter le plus possible le développement des animaux qui n'ont de valeur que par celle que représentent leurs dépouilles, et qui, par conséquent, doivent mourir de bonne heure (animaux de boucherie).

Il faut exploiter d'une façon mixte, et exactement dans la mesure où ils sont mixtes, où leurs aptitudes peuvent se suppléer les unes aux autres, les animaux que nous rangeons dans les capitaux mixtes (bœufs de travail, vaches laitières, bêtes à laine, etc.). (R. Baron.)

CHAPITRE II

UTILISATION DES ANIMAUX MOTEURS

Sous le nom d'*allures*, nous avons étudié, dans la partie qui traite de l'extérieur des animaux domestiques, les divers modes de locomotion employés par ces animaux. Il nous reste à étudier quelles sont les meilleures conditions à remplir pour l'utilisation parfaite de l'appareil locomoteur.

Les circonstances qui peuvent gêner la locomotion sont variées; les plus importantes tiennent à des lésions du sabot ; les autres intéressent les leviers osseux des membres, leurs articulations, les synoviales de glissement des tendons, les tendons eux-mêmes et les muscles. Ces avaries sont d'autant plus fréquentes et nombreuses qu'on exige des animaux des efforts plus puissants et plus rapides.

Lorsque l'appareil de la locomotion n'accomplit que sa fonction physiologique, lorsqu'il ne travaille que pour transporter l'animal, à une allure raisonnable cependant, les détériorations qu'il subit sont de mince importance, pour ne pas dire nulles. Il n'en est plus de même lorsque la fonction devient *économique*, c'est-à-dire lorsqu'elle a pour but le déplacement d'une charge. Dans ce cas, si le fardeau est trop lourd pour le moteur, celui-ci se livre à des efforts qui amènent à la longue des détériorations dans certaines parties de l'appareil locomoteur.

Mettre cet appareil dans les conditions du plein rapport et empêcher l'usure trop rapide par la fatigue ou le surmenage, tel est le programme que nous devons chercher à remplir.

La force motrice des animaux est utilisée suivant différents modes :

Les uns, comme les chevaux de selle, sont destinés à transporter des cavaliers ; les autres, comme les ânes et les mulets, transportent de la même manière des fardeaux plus ou moins lourds. Mais le plus souvent, surtout lorsqu'il s'agit d'industries agricoles, les animaux sont appelés à transporter au moyen de harnais spéciaux, fixés sur leur corps, des fardeaux placés sur le sol, dans le sol, ou sur des véhicules roulants.

Le choix variera donc suivant les services auxquels on destine le moteur animé. A chaque genre de service correspond une conformation spéciale à rechercher. Le cheval de selle et de voyage aura la tête fine, l'encolure longue, le garrot bien sorti, le poitrail relativement peu développé. Le cheval de gros trait devra posséder une encolure puissante, des épaules charnues, un poitrail large, des avant-bras musclés, etc., etc. S'agit-il au contraire d'un animal de bât, on le prendra avec un dos et un rein courts, pour lui permettre de supporter plus facilement les fardeaux que reçoit sa colonne vertébrale (V. *Aptitudes et choix des animaux*).

Il importe de déterminer quelles sont les meilleures conditions à remplir pour que l'effort déployé s'accomplisse sans détériorer la machine et avec le moins de déperdition possible. Comme la plupart des travaux agricoles se font à l'aide de véhicules à deux ou à quatre roues, nous allons étudier le *tirage des voitures*.

§ 1er. — TIRAGE DES VOITURES

Lorsqu'un moteur vivant doit mettre en mouvement, doit démarrer un véhicule quelconque reposant sur des roues, il a à vaincre un certain nombre de résistances :

1° La déformation produite dans le sol par les roues elles-mêmes ;

2° La déformation que subissent les roues (facteur plutôt théorique) ;

3° Lorsque celles-ci sont détruites, l'effort continuant mettra la voiture en mouvement, en lui communiquant une vitesse donnée ;

Et 4° en triomphant à chaque instant des résistances que présente la voie elle-même.

1° Que l'effort au démarrage dépende absolument du poids à déplacer, c'est ce que personne n'ignore. Plus ce poids sera considérable, plus l'adhérence au sol sera grande : c'est un peu comme si l'on avait à tirer la voiture d'une ornière.

2° Que l'effort augmente avec la vitesse à communiquer au véhicule, cela aussi tombe sous le sens. Mais une fois cette vitesse acquise (on l'appelle alors *vitesse de régime*), le moteur n'a plus qu'à l'entretenir avec un travail beaucoup moindre.

3° Ce travail a simplement pour but de vaincre le frottement sur le sol, frottement qui finirait par annuler la vitesse. Il est absolument variable avec l'état du chemin. Sur une route bien macadamisée, le roulage est plus facile et les efforts de traction moins énergiques que sur un chemin plein d'ornières. Sur la route, la dureté du sol facilite le roulage. Sur le chemin agricole, le sol est compressible, au contraire ; les roues enfoncent et ici le roulage devient plus difficile. Sur des rails, l'incompressibilité est portée à son plus haut point, et le frottement réduit au minimum.

On a déterminé expérimentalement le nombre qui, pour chaque sorte de voie, permet de calculer l'effort du cheval traînant un fardeau d'un poids connu. Ce nombre est le *coefficient de tirage*. Les variations qu'il subit montrent les différences dont il est parlé plus haut :

Route pavée ordinaire,   coefficient   0,030
Chaussée en empierrement,   —   0,080
Terre labourée sèche,   —   0,300
Chemins de fer,   —   0,005

Cela veut dire qu'un cheval attelé à une voiture pesant 2000 kilogs, par exemple, aura à déployer un effort à collier de :

2000 $\times$ 0,030 = 60 kil. sur une route pavée ordinaire ;

2000 $\times$ 0,080 = 160 kil. sur une chaussée en empierrement ;

2000 $\times$ 0,005 = 10 kil. sur une voie ferrée.

Ces quelques exemples montrent bien la grande influence de l'état du chemin sur les efforts des moteurs et quel intérêt s'attache à la connaissance du coefficient de tirage.

La largeur des jantes est aussi à considérer. Avec des jantes larges (jusque dans une certaine limite) le tirage est moindre qu'avec des jantes étroites qui « taillent ». Les roues hautes favorisent plus le roulement et la vitesse que les roues basses.

Enfin le transport s'effectue d'autant plus favorablement que le véhicule chemine sur un plan horizontal. Dans la descente d'une côte, le moteur est obligé à un supplément d'efforts pour le retenir ; à la montée, au contraire, il est obligé de se livrer à des efforts beaucoup plus considérables, d'autant plus que la pente est plus forte.

Frottement des essieux. — Les roues tournent sur des essieux. Les résistances plus ou moins accusées qu'elles rencontrent de ce côté influent également sur le tirage. Il est bon par conséquent de rechercher les conditions qui atténuent le frottement et facilitent le roulage.

Les roues qui ont des essieux à patente sont préférables à celles qui possèdent des boîtes en fonte, car le premier système diminue le frottement parasite. Il en est de même des boîtes en cuivre ou en bronze.

Tirage des instruments agricoles. — S'il s'agit du tirage de la charrue, les efforts musculaires seront d'autant moins énergiques que le soc sera plus tranchant, le versoir plus poli. Enfin il est bon aussi de faire entrer en ligne de compte la nature du sol, son état de sécheresse ou d'humidité.

TIRAGE DES CHARRUES POUR UNE LARGEUR DE BANDE DE 0^m30
(*Crevat*)

NATURE des SOLS.	TIRAGE par décimètre carré.	PREMIER LABOUR (Déchaumage) PROFONDEUR				TIRAGE par décimètre carré.	SECOND LABOUR (Ensemencement) PROFONDEUR		
		0m10	0m15	0m20			0m10	0m15	0m20
Terre forte...	90	270	405	540		60	180	270	360
Terre moyenne..	60	180	270	360		40	120	180	240
Terre légère.	40	120	180	240		30	90	135	180

Voitures à deux et à quatre roues. — La préférence que l'on accorde à l'un ou l'autre de ces véhicules dépend beaucoup des conditions de l'exploitation, mais beaucoup aussi de la routine. Si on se place au point de vue de la conservation du moteur, on doit accorder la préférence aux voitures à quatre roues ; car, avec elles, le chargement est plus stable et elles suppriment l'emploi d'un limonier, dont le choix est toujours difficile et onéreux.

La répartition de la charge dans les voitures à deux roues tient immédiatement sous sa dépendance la fatigue plus ou moins grande qu'éprouve le limonier. Lorsque le poids porte en avant de l'essieu, le limonier supporte une pression qui le rend plus adhérent au sol, qui par conséquent, quand elle n'est pas trop forte s'entend, lui permet de faire corps avec le véhicule et le démarrer plus facilement, mais qui peut aussi l'écraser, le fatiguer outre mesure. Si le poids, au contraire, est reporté un peu en arrière de l'essieu, le cheval est comme soulevé, et cette condition, qui favorise beaucoup la vitesse, soulage en tout cas l'animal. Il faut par conséquent veiller à la répartition de la charge de façon à favoriser le plus possible les mouvements du limonier, sans l'écraser ni l'enlever de terre. Avec les voitures à quatre roues, cette considération n'existe pas. C'est pourquoi elles sont très avantageuses pour le transport de lourds fardeaux.

En outre, il est plus facile d'adapter aux voitures à quatre roues le système qui a pour but de diminuer la poussée de la charge dans les descentes.

On emploie dans ce but soit le *sabot*, soit la *mécanique ordinaire*.

Le *sabot* est un patin en fonte dans lequel on encastre l'une des roues de derrière des chariots, quand il s'agit de descendre une côte. La roue frotte, ne tourne plus, et le frottement devenant plus grand, la poussée exercée par le véhicule est fortement atténuée.

La *mécanique* consiste en deux patins associés, qu'un levier à crémaillère permet de faire adhérer plus ou moins fortement aux roues, selon la roideur de la pente.

Arcanseur. — L'arcanseur est un frein automatique d'une très grande puissance qui mériterait d'être vulgarisé.

Tuteur du limonier. — Avec les lourdes voitures à deux roues, le limonier est exposé à butter dans les descentes ; aussi, la plupart sont-elles pourvues sur l'avant d'une *chambrière de force* ou *tuteur du limonier*.

L'adjonction de cet appareil empêche le limonier d'être pris sous la charge dans une chute.

On peut aussi les pourvoir d'une mécanique placée par derrière.

§ 2. — HARNACHEMENT

Le harnais est l'intermédiaire obligé entre le moteur et le véhicule ; les services rendus par le premier seront d'autant plus parfaits que le second sera plus perfectionné ; les chevaux de selle et les animaux de bât sont, sous ce rapport, dans les mêmes conditions que les animaux utilisés en mode de traction, lente ou rapide.

Un harnais, quel qu'il soit, ne doit pas blesser l'animal ; il faut qu'il soit *juste*, comme une bonne chaussure (Baron), car, sans compter les blessures que cause un harnais trop grand ou trop petit, il faut prendre en considération les déperditions de force qui résultent de sa mauvaise adaptation.

Il faut également qu'un harnais soit *léger*; c'est une erreur profonde de croire qu'un limonier démarre mieux avec un énorme collier parce qu'il est plus lourd ; on lui fait porter au contraire, en pure perte, un poids inutile, un « poids mort ».

On peut classer les harnais en deux catégories :

1° *Harnais de contention* ;

2° *Harnais d'utilisation ou harnais proprement dits*.

I. Harnais de contention.

a) Attache des équidés.

Licol. — Le licol est formé d'une *têtière* portant les *montants*, de la *muserolle* qui passe sur le chanfrein, d'une *longe*, laquelle doit être solide et assez flexible pour être facilement tendue par le *billot*.

Le licol n'est un parfait moyen d'attache qu'autant qu'il est pourvu d'un *frontal* et d'une *sous-gorge*.

Le *licol de force* est confectionné en corde très forte. Il est destiné généralement à maintenir à la forge les animaux très fougueux.

Le *collier* est une large courroie destinée à embrasser le cou ; elle porte un anneau qui reçoit la longe. Comme moyen d'attache à l'écurie, le collier est défectueux ; lorsque les animaux s'entravent et s'abattent, ils sont susceptibles de s'étrangler.

b) Attache des bovins.

Dans toute étable bien tenue, les bœufs et les vaches sont attachés avec la *chaîne à trois branches*. C'est une sorte de collier en fer, qui convient mieux pour les ruminants que pour les solipèdes ; la vache et le bœuf sont moins pétulants que le cheval, et les cornes permettent de laisser lâche l'anse qui embrasse le cou.

Dans quelques étables, on attache les animaux avec une corde à trois branches qui présente les mêmes dispositions que la chaîne de fer.

Dans la plupart des étables où on emploie la corde comme moyen d'attache, on fixe ce lien autour des cornes à l'aide d'un nœud coulant. Ce mode d'attache est défectueux. Il exerce une compression à la base des cornes et il expose les animaux trop pétulants à se briser à ces appendices.

II. Harnais proprement dits.

Les harnais d'utilisation proprement dits comprennent : 1° l'appareil de conduite ou *bride*; 2° l'appareil de traction, *collier, bricole, traits*; 3° l'appareil de reculement, *avaloire*; 4° l'appareil de soutien, la *sellette*.

1° *Bride*. — C'est au moyen de la bride que l'homme transmet sa volonté aux animaux qu'il dirige. Ce harnais est commun à tous les modes d'utilisation des équidés. La bride est formée de la *monture*, des *rênes* et du *mors*.

La *monture* présente beaucoup d'analogie avec le licol de cuir. Elle comprend : la *têtière*, bande de cuir qui embrasse la nuque; les *montants*, qui font suite à la têtière et sont destinés à supporter le mors; le *frontal*, qui embrasse le front à la base des oreilles; la *sous-gorge*, qui empêche la bride de se porter en avant; la *muserolle*, qui passe sur le chanfrein et est maintenue dans les montants; les *œillères*, plaques de cuir destinées à protéger les yeux et empêcher les animaux de voir sur le côté. Les œillères n'existent généralement pas dans les brides des animaux de selle. Dans les grandes villes, certaines administrations ne mettent pas d'œillères aux brides de leurs chevaux de trait (omnibus et gros camionnage). On a d'ailleurs beaucoup discuté sur l'opportunité de cette partie du harnachement.

Le *mors* constitue la partie importante de la bride. C'est grâce à lui qu'on peut maintenir ou diriger les animaux. Le mors est formé de plusieurs pièces. Les principales sont les *branches*, les *canons* et la *gourmette*.

Les *branches* sont destinées à maintenir les canons. On distingue à chaque branche un milieu et deux extrémités : l'extrémité supérieure se fixe aux montants de la bride, l'inférieure reçoit les rênes; quant au *milieu*, il fixe les canons et sert de point d'attache aux porte-gourmette.

Le *canon* ou les canons constitue la partie principale du mors ; il repose sur les barres. Ses formes sont très variables. Pour les chevaux de culture, le meilleur est un canon droit et assez gros. Certains présentent une « liberté de langue », c'est-à-dire une concavité dans laquelle passe cet organe.

La *gourmette* est une chaîne aplatie qui réunit les deux branches, en embrassant la partie postérieure du maxillaire inférieur, la barbe. La gourmette sert de point d'appui au mors et en augmente ainsi l'action.

Les *rênes* et les *guides*, en cuir ou en corde, transmettent au mors l'action du conducteur.

2° *Harnais de traction des équidés.*

Ce sont le *collier*, la *bricole* et les *traits*.

Le *collier* représente un ovale à jour qui embrasse la base de l'encolure et s'applique en avant des épaules sur la région appelée *appui du collier*. Il est formé par des *coussins* et des *attelles*.

Les *coussins*, au nombre de deux, sont réunis par leur extrémité supérieure ; celle-ci doit toujours former un angle très aigu. On appelle *tête du collier* l'éminence qui résulte de la réunion supérieure des coussins. Chaque coussin présente un bord antérieur très mince et un bord postérieur épais et convexe ; il s'avance sur l'épaule. La face interne est concave et revêtue d'un cuir souple ou d'une toile directement en contact avec la peau. Les coussins doivent être rembourrés avec des substances molles, élastiques, des crins surtout. La face externe supporte les attelles.

Les *attelles* sont les parties du collier destinées à supporter les efforts de traction. Elles sont en bois ou en fer ;

elles reposent sur le bord antérieur de la face externe des coussins. Elles portent à leur tiers inférieur des anneaux, des boucles ou des crochets, destinés à recevoir des traits ou des chaînes. C'est ce tiers inférieur du collier, qui correspond à la partie supérieure de la pointe de l'épaule, qu'on désigne sous le nom de *mamelle du collier*.

Un collier ne doit jamais être trop lourd, car alors il fatigue les animaux en pure perte. Il ne doit pas porter sur le garrot ni comprimer la trachée, car il déterminerait des blessures graves ou gênerait la respiration. Ces inconvénients sont évités par un rembourrage suffisant des coussins, et par la coaptation exacte de leur face interne sur la base de l'encolure.

Les extrémités inférieures des attelles sont quelquefois réunies ; d'autres fois elles sont libres et peuvent se fixer l'une à l'autre. Le collier ainsi constitué est dit *coupé* ou *brisé*.

Depuis trois ou quatre ans, on fabrique des colliers en tôle d'acier qui sont à la fois solides et légers. Ils se moulent exactement sur la base de l'encolure ; aussi leur adaptation est-elle parfaite. Avec ces colliers les chevaux ne sont pas exposés à se blesser. Ce sont les colliers de l'avenir ; par leur élasticité, ils favorisent l'épaulement, et leur propreté permet d'éviter bien des blessures. Le même collier peut s'appliquer à différents chevaux au moyen d'un simple changement de boulons.

La *bricole* est une bande de cuir formée de plusieurs pièces superposées, qui se place au devant du poitrail. Elle est soutenue par des courroies qui portent sur l'encolure et la descente du garrot. Ce harnais convient surtout aux chevaux destinés à traîner de légers fardeaux, ou à ceux qui ne peuvent momentanément porter le collier.

Traits. — Au collier ou à la bricole sont fixés les traits, en cuir, en corde ou en chaîne de fer, qui permettent au cheval de transmettre son effort au véhicule.

Leur forme et leur longueur varient. Ils sont libres ou fixés au collier ou aux brancards. Dans tous les cas, ils forment la partie importante de l'appareil de traction.

3° *Harnais de soutien.*

Le *bât*, la *selle* et la *sellette* sont des harnais à peu près identiques destinés à supporter le fardeau, le cavalier, ou le poids des brancards ou limons des véhicules.

La face inférieure de la *sellette* doit être rembourrée comme les coussins du collier. Il y a lieu de l'évider au niveau de la colonne vertébrale, mais surtout du garrot. La face supérieure est creusée dans son milieu pour loger la dossière. Une *sangle* maintient fixée la sellette.

La *dossière* est une courroie très large et très forte dont les deux extrémités forment des anses destinées à recevoir les brancards ; elle correspondent aux étriers dans la selle.

La *sous-ventrière* est une forte courroie qui part d'un brancard, passe sous le corps de l'animal et va se fixer à l'autre brancard ; elle empêche la voiture de culbuter en arrière ; son rôle est opposé à celui de la dossière ; quand la charge est en arrière de l'essieu, c'est la sous-ventrière qui enlève légèrement le cheval.

4° *Harnais de reculement.*

Avaloire. — Ce harnais permet aux animaux de retenir les voitures dans les descentes et de les faire reculer. L'avaloire embrasse les fesses et se fixe en avant aux brancards par des chaînes ou des courroies dites *reculements* et qui correspondent aux traits, de même que l'avaloire correspond à la bricole.

L'avaloire est fixée par des *montants* à la *croupière*, courroie plate et solide qui part de la sellette et se termine par un ovale ou *culeron* dans lequel passe la queue. La croupière empêche la sellette de se porter en avant.

Harnachement des bovins.

Les bœufs et les vaches sont attelés soit avec un *collier*, soit avec un *joug*. C'est ce dernier mode d'attelage qui est le plus universellement employé.

Collier du bœuf. — Ce collier ne doit pas être employé comme celui du cheval. En effet, pendant le tirage, le collier du bœuf tend à se renverser en arrière, à gêner la respiration et à comprimer les points saillants des parties sur lesquelles il est appliqué. Ce collier doit être moulé sur la base de l'encolure et rembourré dans ses parties supérieures.

Il doit donc être renversé, c'est-à-dire que sa partie supérieure doit être plus large que l'inférieure.

Jougs. — Les jougs sont *simples* ou *doubles* ; ces derniers se nomment encore *jougs couplants.*

Les jougs s'adaptent à la tête ou au garrot.

Joug double de tête. — Les uns, fixés sur la nuque, embrassent les cornes à leur base ; les autres se placent sur le front. Ce sont les premiers qui sont le plus généralement employés. Le joug double qui repose sur la nuque et embrasse les cornes présente sur sa face inférieure, à droite et à gauche, une concavité lisse qui se moule sur le sommet de la tête ; on interpose entre elle et le sommet de la tête un coussin de crin ou de paille. Le joug est fixé à l'aide de courroies qui entourent en huit la base des cornes.

Joug simple. — Ce joug est conformé comme le précédent, mais il ne s'applique qu'à un seul animal. Il permet de faire travailler un bœuf isolément.

Joug de garrot. — Celui-ci appuie en avant du garrot. Il est fixé par une courroie qui embrasse l'encolure. Ce mode d'attelage est employé en Italie, mais délaissé en France.

Joug frontal simple. — Ce joug est très employé en Allemagne. Il consiste en un morceau de bois dont une face est garnie d'un coussin et dont l'autre porte une barre de fer qui dépasse de chaque côté et sert à fixer les traits. On maintient le joug frontal comme le joug double, à l'aide d'une longue courroie enroulée

Parallèle entre le collier et le joug. — Le joug présente sur le collier des avantages économiques qui ont une grande importance. Le collier coûte cher; son adaptation est difficile; de plus, il nécessite comme complément d'attelage l'adjonction d'une sellette et d'une avaloire; le joug au contraire est d'un prix peu élevé. Il permet aux animaux de déplacer de lourds fardeaux, et, dans une grande exploitation, c'est au joug double qu'il faut accorder la préférence. Il est possible que le joug frontal indépendant laisse aux animaux une grande liberté d'allures; mais il ne peut être utilisé dans les fermes qui font la plupart de leurs transports à l'aide de tombereaux. Cependant, il est bon de ne pas perdre de vue que le joug simple permet d'utiliser un bœuf, quand son camarade d'attelage est devenu indisponible par suite de maladie ou d'accident.

CHAPITRE III

ALIMENTATION

Les aliments ont pour but de concourir à l'accroissement des êtres vivants et de combler les déperditions qu'entraîne l'exercice des différentes fonctions de l'organisme, producteur d'utilités.

La *fonction digestive* a pour résultat de faire passer dans le sang les parties assimilables contenues dans les aliments.

Les aliments contiennent des matières organiques ou *principes immédiats* et des *matières minérales* nutritives.

Les *matières cristallisables* contenues dans les aliments sont solubles pour la plupart. Elles traversent, une fois dissoutes, les parois digestives et passent dans le torrent circulatoire.

Les *matières organiques* subissent sous l'influence de la salive, du suc gastrique, de la bile, du suc pancréatique et des sucs intestinaux, des modifications qui les rendent assimilables. Nous avons étudié ces transformations au chapitre de la digestion. Il nous reste à étudier les aliments et leurs préparations.

§ 1er. — ALIMENTS

Nous appellerons *aliments* les agents introduits dans l'appareil digestif pour réparer les pertes que l'économie fait sans cesse, et fournir à l'organisme les éléments nécessaires à la production d'utilités dont l'exploitation de l'animal est le but.

Les aliments sont solides ou liquides. Les aliments solides sont les aliments proprement dits ; les liquides sont désignés sous le nom de *boissons*.

Les principes immédiats contenus dans les aliments se divisent en *quaternaires* ou azotés, *ternaires* ou non azotés.

Les principes immédiats *quaternaires* sont constitués par quatre éléments : le *carbone*, l'*hydrogène*, l'*oxygène* et l'*azote* ; on les désigne généralement sous le nom de matières *albuminoïdes*, matières *protéiques*.

Les *ternaires* ou hydrates de carbone comprennent l'*amidon*, la *dextrine*, les *sucres*, les *principes pectiques* et la *cellulose*. On les appelait encore les principes *hydrocarbonés*.

Le squelette et d'autres parties de l'organisme ont besoin de certains éléments minéraux désignés sous le nom de *sels nutritifs* ; les principaux sont : l'acide *phosphorique*, le *chlore*, le *fer*, le *manganèse*, la *potasse*, la *soude*, la *chaux* et la *magnésie*.

Les boissons en renferment une certaine quantité.

L'association, dans des conditions déterminées, des principes quaternaires, ternaires, et des matières minérales est absolument nécessaire pour assurer le fonctionnement de la machine animale. L'absence prolongée de l'un ou l'autre de ces principes amène tout d'abord le dépérissement, puis entraîne la mort.

C'est ce qui se passe avec la pulpe fournie par les distilleries et les sucreries ; cet aliment absolument incomplet ne contient pour ainsi dire pas de principes quaternaires (protéine) ; souvent aussi il est pauvre en phosphates ; il s'ensuit que les animaux exclusivement nourris avec ce résidu dépérissent et meurent parfois.

Pour rendre parfaite une alimentation qui a pour base la pulpe, il est nécessaire d'y ajouter des principes quaternaires fournis soit par des tourteaux, soit par des farineux, soit par des fourrages hachés. En un mot, pour qu'un aliment soit *complet*, il est nécessaire qu'il contienne : 1° des matières azotées ou albuminoïdes ; 2° des hydrates de carbone, et 3° des sels assimilables, phosphate de potasse, phosphate de chaux, chlorure de sodium.

Rôle affecté aux différents principes alimentaires. — Les éléments azotés président à la nutrition des tissus ; les albuminoïdes qui peuvent se transformer en graisses et en sucres concourent à la formation des tissus graisseux. Les sels nutritifs assurent la nutrition des os et la bonne composition du lait ; ils sont également nécessaires au sang.

Classification des aliments. — La composition immédiate des aliments destinés aux animaux de la ferme les a fait classer en deux groupes :

1° Le groupe des *aliments concentrés* ;
2° Le groupe des *aliments bruts ou grossiers*.

Aliments concentrés. — A ce groupe appartiennent les aliments pauvres en cellulose brute et riches en éléments azotés (protéine) : les grains des céréales, les plantes oléagineuses, les graines des légumineuses. Les uns sont *faiblement*, les autres *fortement* concentrés.

Les aliments *faiblement concentrés* sont ceux dont la contenance en protéine n'excède pas 12 0/0. Quand la teneur en protéine atteint et dépasse 12 0/0, les aliments sont dits *fortement concentrés*.

L'avoine, qui contient en moyenne 10 0/0 d'éléments protéiques, est un aliment *faiblement concentré*.

La féverolle, qui, au contraire, renferme 25 0/0, est un aliment *fortement concentré*.

Aliments bruts ou grossiers. — Ces aliments sont riches en cellulose brute et pauvres en protéine. On les dit encore aliments de volume, aliments de lest, parce que, en outre de leur rôle comme substance alimentaire, ils donnent à la ration un volume suffisant pour que l'intestin puisse fonctionner toujours sans se fatiguer ni se rétrécir.

Relation nutritive. — Si on désigne par la formule M A l'ensemble des matières azotées contenues dans un fourrage donné, et par M N A l'ensemble des matières non azotées, le rapport $\frac{M\,A}{M\,N\,A}$ sera la *relation nutritive* de ce fourrage. La relation nutritive du bon foin de pré est prise comme type. Elle de $\frac{1}{5,2}$; $R = \frac{M\,A}{M\,N\,A} = \frac{1}{5,2}$

Rapport adipo-protéique. — On appelle rapport adipo-protéique $\frac{A}{P}$ celui qui existe entre la proportion de matière grasse et la proportion de substance protéique que renferme un aliment ou une ration. Pour être favorable, il doit être compris entre $\frac{1}{2,2}$ et $\frac{1}{3}$, le numérateur représentant la matière grasse, et le dénominateur la matière azotée (Bailliet).

Digestibilité des aliments. — Il est de connaissance vulgaire que les substances alimentaires ne sont pas toutes attaquées aussi rapidement par les sucs digestifs, c'est-à-dire que leur digestibilité est essentiellement variable.

Quand cette digestibilité dépend de la constitution physique de l'aliment, elle est *absolue*, mais quand elle dépend de la forme donnée à l'aliment, des préparations qu'a subies la ration, quand elle dépend de la relation nutritive, elle est dite *relative*.

Voici une table de composition chimique des fourrages que nous empruntons à Crevat et qui montre la richesse des principaux aliments :

| DÉSIGNATION des FOURRAGES. | 1000 KIL. FOURRAGES A L'ÉTAT NORMAL CONTIENNENT | | | | | | | | | COEFFICIENT de digestibilité. | ÉQUIVALENT NUTRITIF. |
	MATIÈRES sèches.	ACIDE phosphorique.	ALCALIS minéraux.	LIGNEUX.	SUCRES.	PROTÉINE Totale.	PROTÉINE Digestible.	GRAISSE Totale.	GRAISSE Digestible.		
Foin de pré moyen.	857	4	15	280	400	85	57	22	16	0.67	100
Regain de pré moy.	850	4	16	219	423	117	86	22	16	0.74	82
Trèfle rouge ordinaire..........	850	6	20	280	381	115	77	25	15	0.67	91
Luzerne ordinaire.	840	5	17	300	310	150	98	25	16	0.64	87
Trèfle incarnat....	833	3	16	304	326	122	83	30	19	0.63	91
Herbe de pâturage	200	4	22	45	92	35	27	8	6	0.78	304
Lupin en fleur ...	147	4	22	35	66	31	23	3	2	0.76	404
Maïs ordinaire en fleur..........	180	4	22	45	106	13	10	5	3	0.75	444
Sarrasin en fleur.	150	4	22	42	64	24	17	6	4	0.72	451
Pommes de terre.	250	2	6	11	206	21	20	3	3	0.96	241
Topinambour.....	200	2	6	13	154	20	19	3	3	0.94	290
Betteraves fourragères	134	1	5	11	100	12	11	1	1	0.92	484
Betteraves à sucre d'Allemagne	185	1	5	13	154	10	9	1	1	0.93	381
Carotte..........	150	1	5	17	108	14	12	2	2	0.89	434
Orge.............	857	7	5	71	639	100	92	25	23	0.92	66
Avoine...........	857	6	5	93	557	120	107	60	53	0.89	57
Tourteau de lin...	885	16	13	110	373	283	249	100	88	0.88	36
Tourteau de pavot.	900	32	5	114	206	325	283	81	70	0.87	37
Son de froment....	869	29	14	178	459	140	112	38	30	0.80	65

Coefficient de digestibilité. — La digestibilité des aliments étant variable avec chacun d'eux, il est nécessaire de la déterminer, c'est-à-dire de calculer les coefficients de digestibilité, de manière à pouvoir les comparer entre eux et apprécier leurs effets.

Le *coefficient de digestibilité* est le nombre qui exprime en centièmes la proportion de substance susceptible d'être absorbée que renferme un aliment donné. Pour une même substance, ce coefficient est variable avec l'espèce animale considérée. Le *coefficient moyen de digestibilité* d'un aliment complexe est la moyenne de ceux des substances qui le composent.

Équivalent nutritif. — On appelle *équivalent nutritif* d'un fourrage, le nombre qui exprime le poids de ce fourrage correspondant comme valeur nutritive à 100 kil. de bon foin de pré.

Ainsi, l'équivalent du foin étant 100, dire que celui de la luzerne est 87 signifie que 87 kilogr. de luzerne ont la même valeur nutritive que 100 kilogr. de foin de pré. L'équivalent de l'herbe de pâturage étant 304, il faut 304 kilogr. de ce fourrage vert pour remplacer 100 kilogr. de foin, etc.

Au point de vue du rationnement, la connaissance des coefficients de digestibilité et des équivalents nutritifs est très importante, puisqu'elle permet de se rendre compte de la valeur relative des aliments. Cela surtout lorsque l'on veut faire, pour des raisons quelconques, des *substitutions alimentaires.*

On appelle ainsi une pratique qui consiste à remplacer en tout ou partie, dans une ration, un aliment donné par un autre, que l'on estime devoir produire dans la nutrition les mêmes effets. Il faut pour cela calculer la quantité de nouvel aliment, de façon à ne faire varier que le moins possible la relation nutritive et à conserver à la ration son volume normal, tout en ne substituant les uns aux autres que des aliments de même nature : grains et tourteaux, racines et tubercules, foin et paille.

Dans toutes ces appréciations intervient un facteur intéressant, l'*activité nutritive* (Crevat), le *coefficient digestif*, qui exprime la puissance digestive de l'animal.

Cet élément varie suivant les espèces, les races et même, dans des limites plus étroites, suivant les individus.

Condiments. — Les condiments sont des substances végétales ou minérales qu'on mêle aux aliments, dans le but de les rendre meilleurs, de les faire appéter par les animaux.

Ils agissent en excitant le fonctionnement des différentes glandes qui président à la digestion.

Le condiment le plus employé, c'est le chlorure de sodium. Le sel est plus qu'un condiment ; car non seulement il excite l'appétit, mais il concourt à la nutrition des tissus, dès qu'il est passé dans le torrent circulatoire. L'influence du sel sur la production du lait a été constatée par tous les praticiens.

Boissons. — On désigne sous le nom de *boissons* les aliments liquides que les animaux absorbent pour apaiser leur soif et fournir au sang des matériaux indispensables aux divers tissus. Les boissons maintiennent aussi la pression sanguine au niveau favorable.

C'est l'eau qui est la boisson par excellence. Une eau limpide est généralement considérée comme bonne ; cependant, elle peut laisser à désirer lorsque, par exemple, elle renferme les éléments minéraux en trop grande proportion.

Pour être *potable*, l'eau doit dissoudre le savon, cuire facilement les légumes, être légère, parfaitement aérée et n'avoir ni odeur ni saveur désagréables. Elle ne doit pas renfermer de matières organiques.

Sa température doit varier entre 10° et 15° au-dessus de zéro ; au-dessous de 10°, elle détermine une répercussion sur l'intestin, avec coliques plus ou moins fortes.

Lorsque les matières organiques existent en excès dans les boissons, elles peuvent déterminer des maladies infectieuses.

Les eaux des fleuves, des rivières et ruisseaux, non polluées par les égouts, sont les meilleures à faire consommer aux animaux. Elles sont aérées et cette aération est indispensable pour assurer leur digestibilité. De plus, elles contiennent souvent des principes minéraux dans les proportions normales.

On administre en outre aux animaux des *boissons alimentaires* et des *boissons médicamenteuses* ou *breuvages*, dont la composition varie suivant les cas qui en nécessitent la distribution.

§ 2. — PRÉPARATION DES ALIMENTS

La préparation des aliments présente une grande importance au point de vue de l'hygiène. Elle permet de faire utiliser par les animaux des substances d'ordinaire impropres à la consommation. Elle rend les aliments habituels plus solubles et plus nourrissants, c'est-à-dire qu'elle augmente leur *coefficient de digestibilité ;* elle facilite en somme le travail de tout l'appareil digestif.

Les préparations qu'on peut faire subir aux aliments sont *mécaniques* ou *physico-chimiques*. Enfin, ces aliments sont parfois l'objet de certains mélanges.

I. *Préparations mécaniques.*

Elles sont nombreuses ; elles ont toutes pour but de diviser les aliments.

Division des aliments. — La division des aliments est souvent une manipulation préparatoire à laquelle on soumet les substances alimentaires, avant de les faire cuire ou fermenter.

Hache-paille. — Le hache-paille divise les fourrages en fragments plus ou moins longs. Cette division a pour but de rendre plus faciles la mastication et l'insalivation.

La digestibilité se trouve augmentée. La paille d'avoine est rendue plus appétissante et les chevaux la prennent plus volontiers.

Dans la plupart des fermes, on produit assez de menue paille pour opérer les mélanges avec les betteraves hachées ou les pulpes ; mais là où le foin et la paille sont rares et d'un prix élevé, il est économique de se servir de hache-paille.

Mouture. — Les grains qui servent à l'alimentation des animaux (avoine, orge, sarrasin, maïs et féverolle), ne sont pas toujours donnés en nature. Très souvent on les écrase sous la meule ; parfois on les concasse ; d'autres fois on les aplatit avec des instruments spéciaux, *concasseurs* ou *aplatisseurs*.

Les grains réduits en farine plus ou moins grossière ne conviennent guère qu'aux ruminants et aux porcs. Ils exposent les solipèdes à contracter des indigestions, en raison de leur insalivation insuffisante, et souvent de la façon gloutonne dont ils sont déglutis.

Le *concasseur* réduit les grains en fragments plus ou moins ténus, facilite leur mastication et les empêche de traverser le tube digestif sans être attaqués par les sucs. Le concassage augmente le coefficient de digestibilité. Les grains concassés doivent être réservés pour les ruminants ; on ne doit pas les donner aux solipèdes, car ils présentent le même inconvénient que les farineux. On concasse également les tourteaux.

L'*aplatisseur* peut être utilisé pour tous les grains. Il est plus spécialement recommandé pour l'avoine destinée aux vieux chevaux. L'avoine aplatie est plus facilement digestible. La mastication, même imparfaite, qu'elle subit dans ce cas suffit, alors qu'elle eût été insuffisante avec l'avoine non préparée.

L'aplatisseur est un instrument qui a sa place marquée dans toutes les fermes ; malheureusement, il est délaissé dans la plupart d'entre elles. Grâce à son emploi, certaines administrations ont cessé de voir les coliques épuiser leurs chevaux et ont réalisé des économies importantes, en diminuant dans une notable proportion le poids de la ration d'avoine. Celle-ci, donnée en grains, n'est pas tout entière mastiquée ; un certain nombre de ces grains sortent intacts du tube digestif. Il n'en est plus de même avec l'avoine aplatie. Les grains inattaqués dans une ration d'avoine varient entre 5, 10 et 15 0/0, suivant l'âge des animaux. Il s'ensuit que l'on peut diminuer dans la même proportion une ration dont tous les grains sont rendus assimilables.

L'aplatisseur, un peu modifié dans ce but, est également employé pour décortiquer et aplatir certains végétaux ligneux, notamment les genêts et les ajoncs qui servent à l'alimentation des chevaux dans toute la Bretagne.

Coupe-racines et dépulpeurs. — Ces instruments servent à réduire en languettes plus ou moins longues et plus ou moins épaisses les betteraves et les navets qui forment la base de la ration des bœufs, des vaches et des moutons, dans toutes les exploitations où l'on n'utilise pas la pulpe. Cette division des racines a pour but de faciliter leur brassage avec la menue paille, la paille ou les fourrages hachés, et d'assurer la fermentation régulière du mélange.

II. *Préparations physico-chimiques.*

Les préparations physico-chimiques des aliments ont
pour but d'augmenter *la digestibilité absolue de leurs principes immédiats nutritifs*, en diminuant leur consistance et
en augmentant parfois leur volume. Les préparations de
ce genre, que l'on fait subir aux aliments, sont la *macération*, la *fermentation*, la *coction* et la *cuisson*.

La *macération* des aliments est une opération qui consiste à les laisser séjourner dans l'eau froide ou chaude,
pour faire distendre les parties dures qui les composent
et les imprégner d'eau. La graine de lin et les féverolles
ne sont généralement administrées qu'après avoir subi
la macération.

La *fermentation* change la composition des aliments.
Elle les ramollit ; elle leur donne une odeur agréable, une
saveur acidulée ou sucrée ; elle transforme des corps peu
nutritifs en sucre et en alcool, facilite la digestion et active l'assimilation.

Pour que la fermentation ait lieu, le concours de plusieurs conditions spéciales est nécessaire. Ainsi, elle ne
peut se produire sans le contact du gaz oxygène et sans
un certain degré de chaleur et d'humidité ; enfin, il lui
faut pour se développer un principe indispensable, le
ferment.

La fermentation n'agit d'une façon utile que sur les
matières hydrocarbonées contenues dans les aliments ;
elle peut être *alcoolique*, *acétique* ou *putride*.

Pour tous les ruminants, on ne doit pas aller au-delà
de la fermentation alcoolique. Cette fermentation augmente la sapidité de la ration, excite l'appétit et fait consommer une plus grande quantité d'aliments. Les betteraves fermentées, mélangées à de la menue paille ou à

de la paille hachée, sont excellentes pour les bœufs de travail et tous les bovins et ovins à l'engrais ; mais, administrées aux bêtes laitières, elles communiquent au lait une saveur piquante.

Lorsqu'il s'agit de nourrir les porcs, la fermentation doit être plus avancée ; elle peut être lactique, voire même acétique, sans aucun inconvénient.

Par contre, lorsque la fermentation confine à la putréfaction, les aliments deviennent dangereux ; ils donnent asile à des productions cryptogamiques qui constituent des poisons.

La *coction* n'est autre chose qu'une macération dans de l'eau très chaude.

Elle n'est guère employée que pour faire des *mâsh*, c'est-à-dire un mélange de graine de lin, d'avoine et de son.

La *cuisson* modifie certains aliments d'une manière très favorable à la nutrition des animaux ; elle leur donne de la sapidité et elle augmente leur assimilation. Cette opération convient surtout pour les *féculents*, la pomme de terre par exemple.

La cuisson est peu employée dans la grande culture ; comme elle entraîne une certaine dépense d'installation et de combustible, la fermentation lui est préférable. Elle n'est guère en usage que chez les petits cultivateurs qui possèdent une ou deux vaches et quelques porcs. Quoi qu'il en soit, elle constitue un moyen certain d'augmenter la valeur nutritive d'un grand nombre d'aliments. Les expériences faites sur les porcs engraissés, les uns avec des pommes de terre crues, les autres avec des pommes de terre cuites, l'ont démontré péremptoirement.

Mélanges. — Les mélanges sont surtout utiles pour les aliments bruts et grossiers. Quand on les associe avec des substances moins dures, fermentescibles et plus digestes, leur *coefficient de digestibilité* augmente aussitôt dans des proportions notables. Celui de la paille de blé, par exemple, est presque doublé lorsque celle-ci est mélangée avec des betteraves hachées.

§ 3. — RATIONS

On donne le nom de *ration* à la quantité d'aliments consommée par un animal dans une période de 24 heures. La ration totale se compose de deux facteurs : la *ration d'entretien* et la *ration de production*.

Ration d'entretien. — Sous le nom de ration d'entretien on désigne la quantité d'aliments nécessaire pour conserver les animaux dans le même état sans leur faire rien produire, de façon à compenser exactement les pertes subies par la marche de la machine animale.

Ration de production. — La ration de production représente la nourriture qui, étant prise en sus de la ration d'entretien, donne des produits utiles en se transformant soit en travail, soit en graisse, soit en lait, etc.

La composition d'une ration dépend absolument de l'espèce animale à laquelle elle est destinée. Ainsi les chevaux et les porcs qui ont un estomac simple, dont la capacité est peu développée, devront avoir une ration complète dont le volume n'excédera pas celui de la capacité de leur estomac. La ration d'entretien, herbe, foin, racines, et la ration de production consistant en avoine, tourteaux, etc., devront être associées dans des conditions telles que leur volume n'excédera pas 8 à 10 décimètres cubes pour le cheval et 3 à 4 pour le porc.

Quand il s'agit, au contraire, d'un bœuf, dont la panse possède une capacité de 80 à 100 litres, il faut donner des aliments en volume suffisant ; on y parvient en introduisant dans la ration une substance adjuvante, l'*aliment de lest*.

Celui-ci est destiné à fournir à la ration de la cellulose brute pour en augmenter le volume et aider au contact avec les villosités intestinales ; la substance adjuvante facilite le fonctionnement de l'intestin ; elle est constituée généralement par la paille, les pulpes, etc.

Le même aliment peut être à la fois aliment d'entretien, aliment de production et aliment adjuvant. Exemple : l'herbe des prairies naturelles dans lesquelles pâturent les animaux à l'engrais.

Cette division de la ration en ration d'entretien et ration de production a évidemment un grand intérêt pratique. Si, dans la majorité des circonstances, les deux se confondent tellement que le cultivateur qui fait manger de l'avoine à ses chevaux ne se rend pas compte de cette division, il est cependant des cas où il faut réduire la ration à celle du strict entretien.

En hiver, notamment, la terre étant couverte de neige, le fermier est obligé de laisser ses chevaux à l'écurie ; alors il doit supprimer la ration de production, c'est-à-dire réduire de beaucoup la ration totale, distribuer peu ou point d'avoine. Qu'arrive-t-il en effet s'il n'agit point de cette façon ? Ses chevaux, ne dépensant pas sous forme de travail musculaire les aliments qu'ils reçoivent, engraissent, deviennent pléthoriques, tout comme les bœufs en stabulation permanente ; ils sont alors exposés aux congestions, aux paralysies, etc. La machine animale alimentée outre mesure est surchauffée ; au moindre effort elle éclate.

Il y a un rapport intime entre l'aliment consommé et les produits obtenus ; et cela dans tous les modes d'exploitation. Un cheval soumis à un léger travail devra consommer moins qu'un cheval qui traîne longtemps de lourds fardeaux, ou qui travaille à une allure rapide ; une vache bonne laitière ne saurait être trop fortement nourrie ; un bœuf d'engrais doit pouvoir consommer autant que sa puissance digestive le lui permet. Dans ces conditions, les animaux sont exploités fructueusement ; le capital qu'ils représentent est placé à un taux vraiment rémunérateur.

I. — *Principes du rationnement.*

Voici, d'après J. Crevat [1], sur quels principes repose l'établissement des rations :

« Les diverses déperditions animales s'effectuant par les surfaces muqueuses et cutanées qui entourent le corps proprement dit, intérieurement et extérieurement, il est raisonnable d'admettre que pour des animaux semblables et dans les mêmes conditions, *les déperditions sont proportionnelles aux surfaces de déperdition*, non pas au poids du corps, et par suite aux carrés des dimensions homologues, telles que le périmètre de poitrine, par exemple.

» Il convient de choisir pour terme de comparaison le périmètre de poitrine de préférence à toute autre dimension, parce que ce périmètre, en outre de sa dépendance générale de la surface muco-cutanée, est encore en rapport intime avec la surface pulmonaire, qui est une des causes prédominantes de déperdition, puisque c'est elle qui donne accès dans le corps à l'oxygène, agent principal de désorganisation et de combustion. »

Les rations ne doivent donc pas être établies proportionnellement au poids vif ; mais en fonction de la surface du corps. Cela explique comment les petits animaux consomment beaucoup plus que les gros, relativement à

1. *Alimentation rationnelle du bétail.*

leur poids ; cela parce qu'ils ont la surface proportionnellement plus grande.

Par les anciennes méthodes, la ration étant calculée par
100 ou 1.000 kilos de poids vif, on arrivait à trop nourrir
les sujets qui dépassent sensiblement le poids moyen
de l'espèce, et à nourrir insuffisamment ceux qui ne l'atteignent pas.

La formule : $R = 5\,C^2$ permet de calculer la ration
en foin d'un animal quelconque, c étant le périmètre de
la poitrine mesuré derrière les épaules.

Crevat a établi, d'un autre côté, que le poids vif est très
approximativement donné par la formule : $P = 80\,C^3$.
On peut donc, en passant d'une formule à l'autre, mettre
en regard, pour un même animal, le poids vif et la ration
proportionnelle qui lui correspond. C'est ce qui a été fait
dans le tableau suivant.

Tableau des rations proportionnelles (Crevat).

POIDS VIF des ANIMAUX.	RATIONS PROPORTIONNELLES		ANIMAUX CORRESPONDANTS
	EN HERBE	EN FOIN	
kilos			
1500	131	32,8	
1400	125	31,3	
1300	119,1	29,8	
1200	112,9	28,2	
1100	106,6	26,7	
1000	100	25,0	Bœufs.
900	93,21	23,3	Chevaux.
800	86,18	21,5	
700	78,84	19,7	
600	71,14	17,8	
500	63	15,8	
400	54,29	13,6	
300	44,82	11,2	Anes.
200	34,20	8,55	Veaux, poulains.
100	21,55	5,39	
90	20,08	5,02	
80	18,55	4,64	
70	16,99	4,25	
60	15,33	3,83	Moutons.
50	13,57	3,39	Porcs, chèvres.
40	11,70	2,92	
30	9,655	2,41	
20	7,368	1,84	
10	4,642	1,16	
9	4,327	1,08	
8	4,000	1	
7	3,659	0,915	Porcelets, agneaux.
6	3,302	0,823	Jeunes chiens, chats.
5	2,924	0,731	
4	2,520	0,630	
3	2,080	0,520	
2	1,587	0,397	Lapins, oies.
1	1,000	0,250	Dindons, poules.

On remarquera que la formule : $R = 5\,C^2$ donne la ration en foin sec, et que celle-ci est exactement le quart de la ration équivalente en herbe de pré, ou fourrage vert.

Pour une même intensité de production, les produits sont proportionnels aux rations, et non aux poids; par conséquent ces produits doivent varier avec les poids dans le même rapport que les rations. Les nombres calculés dans le tableau représentent donc assez bien la ration normale d'entretien et de production depuis le plus gros bœuf jusqu'au lapin.

Quand la ration a été ainsi calculée en *foin*, on remplace une partie de cet aliment par une quantité équivalente de tel autre. Il faut suivre, en cela, les règles des *substitutions alimentaires* en tenant compte de l'*équivalent nutritif* et de la *relation nutritive* du nouvel aliment.

Un exemple va nous servir à bien préciser la marche à suivre en pareille circonstance.

Il a pour objet la substitution du maïs à l'avoine dans la ration des chevaux de la Cie des Omnibus de Paris.

Avant l'adoption de cette mesure, les chevaux recevaient :

Avoine............　8 kil.
Foin.............　3 kil. 750
Son..............　1 kil.
Paille...........　4 kil. 700 (la moitié en litière)

Après de nombreux essais, ils reçurent en grains :

3 kilos de maïs concassé. ⎱ 8 kilos.
5 — d'avoine........ ⎰

3 kilos de maïs ont donc remplacé exactement 3 kil. d'avoine, alors que d'après la connaissance seule des équivalents nutritifs, pour remplacer 100 d'avoine il faudrait 113,2 de maïs, ou pour 3 kil., 3 kil. 396.

Cependant si en pratique ces deux grains se remplacent exactement, cela tient à ce que la matière azotée n'est pas également digestible dans l'un ou dans l'autre :

100 d'avoine renferment 12 de protéine digérée avec le coefficient $74,68 = 8,96$.

100 de maïs renferment 10,6 de protéine digérée avec le coefficient $84 = 8,90$.

Les deux nombres sont assez rapprochés pour que l'on considère les grains comme équivalents.

Il reste à voir si la substitution ne modifie pas désavantageusement la relation nutritive et le rapport adipo-protéique.

Avant la substitution, la relation nutritive était de $\frac{1}{5,3}$ et le rapport adipo-protéique $\frac{1}{2,2}$. Dans la ration nouvelle avec maïs, ces éléments sont devenus égaux à $\frac{1}{5,5}$ et $\frac{1}{2}$; c'est-à-dire que sous ce rapport encore, les résultats sont satisfaisants.

Lorsque l'on veut composer une ration d'après les principes précédents, il faut, non seulement tenir compte de la composition des différents fourrages, de leur valeur nutritive, de leur digestibilité, mais aussi des conditions dans lesquelles ils peuvent être achetés ou vendus.

Pour les industriels qui doivent acheter tous leurs fourrages, cela est évident. Mais les producteurs eux-mêmes devraient s'intéresser à cette question. Tel par exemple qui, au voisinage d'une grande ville, exploite des bêtes laitières aurait intérêt à vendre une partie de ses foins et à la remplacer par des résidus industriels (pulpes, drèches, tourteaux, etc.). Il y trouverait un double bénéfice, par la différence de prix et par l'augmentation du rendement en lait. Tel autre qui, moins bien placé, ne pourrait se procurer ces résidus dans d'économiques conditions, aurait intérêt à se débarrasser de son fourrage de première coupe, pour faire consommer à ses vaches du regain qui coûte moins cher et qui favorise la production du lait.

Distribution des rations. — L'acte de la digestion ne s'accomplit que d'une façon intermittente. Les organes qui constituent l'appareil digestif ont besoin d'un certain temps pour se débarrasser des aliments qui ont été ingérés.

Peu après que cette digestion est terminée, les animaux éprouvent de nouveau le besoin de prendre de la nourriture ; ce besoin fait naître la sensation de *faim*. La faim est un besoin, une souffrance ; quand ce besoin n'est pas satisfait, il devient une cause de fatigue, de dépenses inutiles. Il est donc indiqué d'apporter de la régularité dans la distribution des aliments, c'est-à-dire dans les heures des repas.

Habituellement, les repas sont au nombre de trois ; le matin, à midi et le soir ; l'aliment de lest est donné le soir.

Distribution des boissons. — Le meilleur mode de distribution des boissons est à coup sûr celui qui laisse à l'animal la facilité de les prendre pendant ses repas ; mais c'est là une condition difficile à remplir.

Dans la pratique, la meilleure manière est celle qui consiste à donner à boire aux animaux après le repas, et aux chevaux, avant de leur distribuer leur avoine. L'estomac du cheval a une capacité de 6 à 8 litres au plus ; s'il a consommé tout d'abord 6 à 7 litres d'avoine et s'il ingère ensuite 10 à 15 litres d'eau, une partie de l'avoine sera chassée de l'estomac dans l'intestin grêle sans avoir eu le temps de subir l'action du suc gastrique et sortira telle par l'anus.

Les chevaux et les bœufs peuvent prendre en moyenne 25 à 30 litres par jour. Les vaches laitières doivent en consommer plus. Pour que leurs mamelles fonctionnent largement, il faut une pression sanguine suffisante qui est fournie par une ingestion copieuse de liquide. Lorsque les aliments sont aqueux, la proportion d'eau s'abaisse nécessairement.

CHAPITRE IV

ENTRETIEN DES FONCTIONS CUTANÉES

La *peau* est l'enveloppe protectrice qui recouvre le corps et garantit les organes contre les intempéries et les variations extérieures. Le tégument qui la constitue présente une grande analogie d'organisation avec le tégument muqueux ou intestinal ; toutefois, il ne se comporte pas comme ce dernier par rapport aux substances solubles et aux liquides mis en contact avec la surface libre. La peau possède, en effet, un revêtement épidermique épais, stratifié, enduit de matière sébacée, peu miscible à l'eau ; à ce revêtement s'ajoutent des poils ou des plumes. La surface des muqueuses possède, au contraire, un grand pouvoir absorbant.

Transpiration cutanée. — Le tégument cutané est le siège d'une exhalation plus ou moins abondante qu'on appelle *transpiration insensible*, quand elle est peu appréciable, et *sueur* lorsque son produit se répand sous forme liquide à la surface de la peau. Ce même tégument est enfin le siège d'une évaporation qui emporte avec les fluides sécrétés une partie des liquides imprégnant le tissu cutané.

Il nous suffira de rappeler que la sueur est sécrétée par des glandes dites *sudoripares*, situées dans la couche profonde du derme. La transpiration cutanée joue un rôle important relativement à la dépuration du sang et au maintien de l'équilibre de la température du corps. Aussi ne peut-elle être diminuée ou supprimée sans danger pour l'organisme.

Sous le rapport de la dépuration du sang, cette exhalation a un but analogue à celui de la respiration ; comme celle-ci, elle rejette de l'économie de l'eau, de l'acide carbonique et aussi de l'azote. La peau doit donc être considérée comme une véritable surface respiratoire dont il importe de conserver l'intégrité fonctionnelle.

La transpiration cutanée concourt encore à maintenir l'équilibre de la chaleur animale, en augmentant lorsque la chaleur extérieure s'élève, afin de soustraire à la masse du corps le calorique qui dépasse le degré propre à chaque animal.

Matière sébacée. — Enfin, la peau sécrète de la matière sébacée qui a pour office de l'assouplir et de la revêtir d'un enduit gras propre à la préserver des contacts irritants du dehors ainsi que, par une lubréfaction constante, de l'action trop intense des rayons solaires.

Il y a donc lieu de maintenir l'intégrité des fonctions du tissu cutané ; ce résultat est obtenu par le pansage, les frictions, la tonte et les bains.

I. — *Du pansage.*

On appelle *pansage* le nettoiement de la peau au moyen d'instruments particuliers ; cette opération a dour effet d'enlever les matières solides accumulées à la surface de la peau et qui en obstruent plus ou moins les pores.

Les instruments nécessaires au pansage sont : l'*étrille*, la *carde*, la *brosse*, le *peigne*, l'*époussette*, l'*éponge*, le *bouchon*, le *couteau de chaleur*.

L'*étrille* est généralement réservée pour le cheval. On devrait cependant l'employer aussi bien pour la vache et le bœuf.

La *carde* est une étrille large analogue à l'instrument qui sert à carder la laine ; elle est surtout employée pour le bœuf.

Les meilleures *brosses* sont les brosses à tiges métalliques ; les plus communément employées sont les *brosses en chiendent*. La brosse remplace l'étrille chez les chevaux irritables et à peau fine.

Le *bouchon*, qu'on improvise avec de la paille roulée, remplace la brosse.

Le *peigne* peut être en corne, en cuivre, en fer ou en bois ; il sert à démêler les crins. Le meilleur peigne est celui en fer nickelé.

Le plus souvent, l'*époussette* consiste en une queue de cheval fixée à l'extrémité d'un bâton. On l'emploie après s'être servi de l'étrille, de la brosse et du bouchon pour chasser la poussière restée à la surface du corps.

Une *éponge* est toujours nécessaire pour terminer le pansage ; elle sert à laver les parties du corps où les produits sécrétés par la peau s'accumulent et retiennent la poussière.

Le *couteau de chaleur* est constitué par une bande d'acier large et mince qui est incurvée et terminée par deux manches en bois. On promène l'un des tranchants du couteau de chaleur sur la peau pour en enlever promptement la sueur. Quelquefois les extrémités sont réunies sur un manche unique.

Enfin on se sert de *ciseaux* pour faire la toilette des membres.

Effets du pansage. — Quand on passe la main à rebrousse poil sur un cheval mal ou irrégulièrement pansé, on constate sur la peau la présence d'une matière furfuracée formée par la poussière· et par les sels que l'évaporation de la sueur a laissés sur l'épiderme. Ces différentes substances forment une crasse qui empêche la perspiration cutanée. Le pansage, en débarrassant la peau de cette crasse, rétablit la fonction.

En outre, le frottement produit par l'étrille, la brosse ou le bouchon excite la peau et détermine l'arrivée d'une plus grande quantité de sang dans les capillaires du tissu cutané.

Le poil devient lisse, brillant, et la peau propre, souple et perméable. Cette opération facilite la mue et la guérison des affections cutanées.

Enfin, par l'excitation de la peau, l'activité de ses fonctions, le pansage agit sympathiquement sur les organes internes, particulièrement en donnant de l'activité à l'appareil digestif et en augmentant l'appétit.

Le pansage exerce une heureuse influence sur les animaux de travail, sur les vaches laitières et sur les bêtes à l'engrais.

Des bains. — Nous ne nous occuperons des bains qu'en les considérant comme des accessoires souvent obligés du pansage. Les bains nettoient la peau, la rendent souple, douce et extensible ; ils facilitent ses fonctions sécrétoires. On ne doit baigner les animaux que lorsque l'eau est douce, c'est-à-dire pendant la belle saison. Dans la saison froide, les bains sont contre-indiqués, car ils peuvent produire des refroidissements, des frissons.

Dans beaucoup de fermes, on conduit les animaux en toute saison à la mare ou à la rivière, où on leur fait prendre des bains locaux pour enlever la boue et la poussière des membres. Ces bains sont très utiles en été, mais contre-indiqués en hiver. Souvent, ils ont pour résultat de déterminer des affections cutanées de la partie inférieure des membres.

Lotions. — Les lotions faites avec de l'eau fraîche ou de l'eau vinaigrée sont utilisées en été pour rafraîchir les animaux. Ordinairement on fait des lotions pour laver les yeux, le périnée, la marge de l'anus, le pis, le nez et le fourreau.

Douches. — Elles remplacent les bains là où les rivières manquent. Elles sont utiles en tout temps sur les membres fatigués ou engorgés à la suite d'un long travail.

Les bains, les lotions et les douches sont plus particulièrement employés pour les chevaux ; mais on ne saurait nier qu'un bon pansage est aussi utile pour les bœufs que pour les chevaux.

II. — *Du tondage.*

Sous ce nom, on désigne l'opération qui consiste à enlever les poils qui recouvrent le corps de nos animaux domestiques. Elle est souvent pratiquée sur le cheval. On la pratique trop rarement chez le bœuf. Elle est employée une fois par an chez le mouton pour le débarrasser de sa toison. Elle porte alors le nom de *tonte*.

Le tondage présente des avantages hygiéniques incontestables et cependant cette opération rencontre de nombreux détracteurs. Il est vrai que la plupart de ceux-ci méconnaissent d'une façon absolue l'importance des fonctions de la peau. L'animal qui vit à l'état sauvage n'a pas besoin d'être tondu. Il est loin d'en être de même des animaux de nos fermes. La domestication d'une part, la castration de l'autre, ont modifié leur constitution. Nos animaux de ferme ne sont plus habitués à coucher au grand air, et la castration, en les féminisant, a pour résultat de faire pousser abondamment leur poil en hiver.

Les adversaires du tondage prétendent qu'il fait maigrir les animaux et qu'il les expose aux refroidissements. Cet argument est plus spécieux que réel.

Nous admettons à la rigueur qu'un cheval entier et un taureau n'ont pas besoin d'être tondus, car ces animaux possèdent même en hiver leurs poils courts et brillants ; mais en est-il de même de nos chevaux hongres et de nos juments ? Évidemment non. Il suffit d'examiner la peau d'un cheval dès le mois d'octobre ; on constate qu'elle est recouverte de poils longs et touffus et que l'animal n'a plus la même vigueur. L'appétit est devenu capricieux, la sueur apparaît au moindre effort et ne disparaît que très lentement. Il s'en suit que cet animal est exposé aux refroidissements.

Qu'on le tonde, et la scène change. L'appétit revient, les sueurs sont moins abondantes, le pansage se fait dans d'excellentes conditions, la perspiration cutanée reprend toute son activité.

Il est évident que la pratique du tondage peut présenter certains inconvénients. Mais ces derniers sont plutôt le résultat d'un manque de précautions que du fait de l'opération elle-même. Ainsi il est contre-indiqué de tondre un cheval lorsqu'il fait très froid ; et toujours on doit lui mettre une couverture au repos, pendant les huit jours qui suivent l'opération, afin d'éviter une transition brusque.

Tondage du bœuf. — Dans un certain nombre de fermes, on a pris l'excellente habitude de tondre tout le dessus du corps du bœuf de travail ou d'engrais. Chez le bœuf de travail, cette opération facilite, comme chez le cheval, la fonction cutanée et le pansage ; chez le bœuf à l'engrais, non seulement elle facilite le pansage, mais elle hâte l'engraissement en augmentant l'appétit et en permettant de faire disparaître les dartres et les parasites qui, trop souvent, élisent domicile en hiver sur la peau.

La meilleure époque pour pratiquer le tondage, c'est l'automne ; les grands froids ne sont pas encore arrivés et la peau s'habitue progressivement à les supporter.

Dans certaines administrations, le tondage n'est pratiqué que sur le corps, les membres étant conservés intacts ; c'est une judicieuse habitude, surtout dans les grandes villes où la boue est irritante pour la peau du paturon et du boulet ; la présence de cette boue détermine chez les chevaux dont les membres sont tondus des crevasses et des eaux aux jambes. C'est un fait d'observation maintes fois constaté à la Compagnie générale des Omnibus de Paris. Pour les mêmes considérations, il serait absolument inutile de tondre les membres des chevaux de culture. Mais il est bien difficile d'empêcher les gens de sacrifier à la mode ou à la routine !

CHAPITRE V

LES HABITATIONS ET LEUR AMÉNAGEMENT

Les animaux domestiques doivent passer tout ou partie de leur existence dans des habitations spécialement aménagées. Ces habitations doivent être construites suivant certaines règles, et leur aménagement intérieur soumis à des dispositions générales, sans préjudice des dispositions particulières qui conviennent à chaque espèce, ou, mieux, à chaque mode d'exploitation.

La respiration étant une des fonctions les plus importantes, il convient de placer nos animaux domestiques dans des conditions aussi bonnes que possible, pour que l'acte de la respiration s'accomplisse d'une manière favorable à leur santé.

Quantité nécessaire d'air respirable. — Les animaux qui vivent constamment au dehors, dans un climat convenable, respirent toujours à l'aise. Il n'y a que ceux qui sont placés à des altitudes trop élevées qui puissent éprouver quelque gêne. Pour ceux qui sont renfermés dans des écuries, des étables, etc., il n'en est pas de même ; l'air de ces locaux est à chaque instant vicié par les gaz expirés; il est donc nécessaire d'en assurer le renouvellement incessant.

L'atmosphère d'une écurie devient mauvaise, c'est-à-dire irrespirable, dès que l'acide carbonique excrété par les poumons excède 2, 5 à 3 pour 1000.

De ces données, il résulte que les animaux ne doivent pas être agglomérés dans les écuries, et que ces dernières ont besoin d'être construites dans des conditions déterminées, qui assurent le renouvellement de l'air dans leur intérieur.

Cet air se renouvelle non seulement par les ouvertures, portes et fenêtres, mais encore au travers des parois des habitations, ainsi que l'a démontré Pettenkofer.

Ce renouvellement de l'air par les parois explique ce fait que, dans les pays froids, des animaux séjournent impunément dans des étables basses de plafond et dépourvues d'ouvertures.

En général, une étable normale doit donner un cube d'air suffisant pour que l'animal qui l'habite respire convenablement. Ce cube doit être par tête de 1 m. 50 de large sur 4 mètres de haut ; et même dans une écurie de volume convenable, on doit, à certaines heures, opérer la ventilation.

Dispositions intérieures des habitations.

L'intérieur d'une écurie ou d'une étable doit être disposé de telle façon que les animaux qu'elles renferment puissent y prendre facilement leurs repas et s'y reposer commodément.

Les animaux, en général, aiment vivre en compagnie. Il ne faut donc pas, autant que possible, les isoler dans des boxes, mais non plus les agglomérer en trop grand nombre dans le même local.

Les dispositions intérieures d'une habitation varient quelque peu, suivant l'espèce d'animal qu'elle est appelée à loger.

Écurie. — Sous le nom d'écurie proprement dite, on désigne les habitations réservées aux chevaux. Que l'écurie soit simple (fig. 92) ou double (fig. 93), son aména-

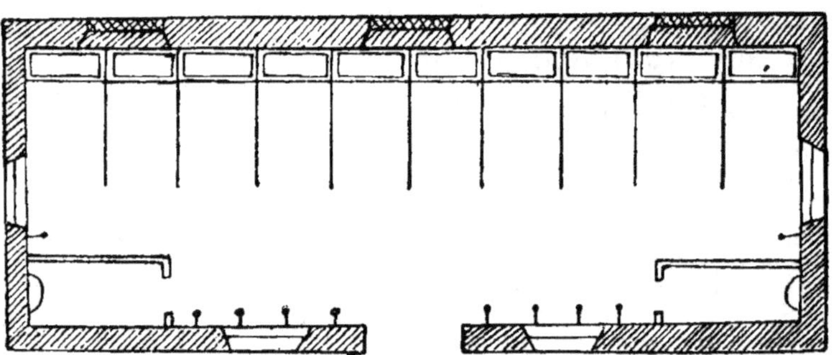

Fig. 92. — Écurie simple.

gement demeure soumis à certaines conditions générales que nous allons exposer.

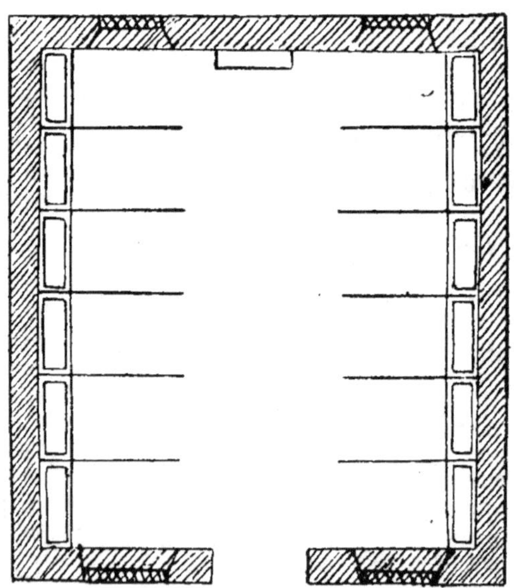

Fig. 93. — Écurie double.

Stalle. — Chaque cheval doit être séparé de son voisin par une *stalle*. Cette stalle doit avoir les dimensions

voulues pour que le cheval puisse se coucher sans éprouver la moindre gêne.

La largeur sera proportionnée à la hauteur du cheval. Un cheval de 1 m. 50 réclamera une stalle dont la largeur sera au moins de 1 m. 50. Quant à la longueur, elle ne peut être inférieure à celle du cheval lui-même. Elle est ordinairement de 2 mètres. La largeur varie de 1 m. 40 pour les petits chevaux, à 2 mètres pour les plus grands.

La hauteur moyenne du plafond doit être de 4 mètres. Cette disposition est celle qui manque le plus souvent.

Sol de l'écurie. — Le sol doit être ferme, uni ; il présentera une légère pente d'avant en arrière pour permettre l'écoulement de l'urine. Ce sol est constitué tantôt par du pavé, tantôt par de la brique sur champ, tantôt par du plancher ou des *pavés en bois*.

Le macadam, le béton et le bitume doivent être rejetés. Le macadam manque de solidité et s'infiltre d'humidité. Le béton et le bitume sont trop glissants.

Les écuries sont simples ou doubles. Quand elles sont doubles, il y a lieu de laisser entre chaque rangée de stalles un espace suffisant, deux mètres au moins, pour assurer une libre circulation. Il serait encore préférable que cet espace fût de trois mètres.

Dans une écurie double, chaque rangée de chevaux a la tête au mur et tourne la croupe aux chevaux de la rangée opposée. On peut faire aussi que les chevaux se regardent, en ménageant entre les mangeoires un passage pour les besoins du service.

Ventilation. — La ventilation des écuries s'effectue au moyen des portes et des fenêtres. Ce qu'il faut éviter avant tout et surtout, ce sont les courants d'air, toujours dangereux et qui exposent les animaux aux refroidissements.

Pour combler ce desideratum, il y a lieu de ne pas multiplier le nombre des portes ; une suffit : elle doit être suffisamment large. On dispose parfois, le long des huisseries, des rouleaux mobiles qui ont l'inconvénient de diminuer la largeur de l'issue.

Quant aux fenêtres qui servent tout à la fois à éclairer et à ventiler les écuries, il est nécessaire qu'elles soient percées le plus haut possible. Elles sont généralement rectangulaires et le vasistas qui les ferme sera disposé de telle façon qu'il puisse basculer sur sa base, afin de mesurer l'entrée et la sortie de l'air, et aussi pour que l'air frais frappe d'abord le plafond et n'arrive pas directement sur les animaux. Le châssis de ces sortes de fenêtres porte en haut une corde qui passe dans la gorge d'une poulie et tombe le long du mur, à la portée de la main.

L'air d'une écurie forme deux couches :

1° L'air respirable ;

2° L'air vicié par la respiration qui occupe la région supérieure, parce qu'il est le plus chaud. Il peut donc s'écouler au dehors par les fenêtres, et cela d'autant plus facilement que celles-ci sont plus près du plafond.

Râteliers et mangeoires. — Autant que possible, ces installations doivent être en fer. La solidité est plus grande et l'entretien nul. Les chevaux tiqueurs sont dans l'impossibilité de les mordre ; il est plus facile de les nettoyer et de les désinfecter.

Bat-flancs. — Dans certaines écuries, on remplace par des bat-flancs mobiles les cloisons fixes des stalles. Ce mode de séparation est plus économique, mais moins solide.

Stalle pour trois chevaux. — Ce système de séparation est adopté dans les grandes fermes. On suppose, avec quelque semblant de raison, que des chevaux habitués à travailler ensemble et à manger côte à côte sont peu disposés à se quereller. Les nombreux coups de pied que l'on observe pendant les temps de chômage démontrent l'inanité de cette supposition.

Cheminées d'appel. — Dans les écuries qui manquent d'ouvertures suffisantes et qui n'ont pas le cube d'air nécessaire, on facilite la sortie de l'air vicié en établissant au plafond des cheminées dites *d'appel*, qui fonctionnent d'après le principe des cheminées ordinaires et dont le tirage peut se régler en modifiant l'ouverture inférieure.

Étables. — Les étables sont les habitations destinées à loger les animaux de l'espèce bovine ; on nomme plus spécialement *bouveries* celles qui renferment les bœufs, et *vacheries* celles qui sont réservées aux femelles.

Le bœuf et la vache étant des animaux pacifiques, les stalles sont inutiles. Cependant il est nécessaire d'en établir une dans toutes les vacheries, pour loger le taureau.

Plancher. — Le plancher doit être installé dans les mêmes conditions que celui des écuries.

Dans une étable appelée à loger des vaches pleines, il importe que le sol soit légèrement incliné d'arrière en avant, pour éviter les avortements et les chutes de la matrice.

Quant aux dimensions et à la ventilation, les exigences sont les mêmes que pour les écuries.

Portes. — La porte doit toujours être large et à deux battants, pour éviter les heurts des cornes et surtout les avortements ; car, avec une porte étroite, les vaches pleines qui ont l'abdomen fortement développé sont exposées à des chocs qui peuvent leur être fatals.

Râteliers et mangeoires. — Il y a lieu de supprimer les râteliers dans les bouveries et les vacheries ; une mangeoire très large suffit à tout.

Les étables peuvent être à un seul rang ou à deux rangs.

Les étables à deux rangs sont parfois disposées comme les écuries du même genre, les animaux faisant dans chaque rang face au mur ; d'autres fois, au contraire, les animaux sont disposés face à face et séparés par un couloir, pourvu d'une balustrade en face de chaque rang ; ce couloir sert de râtelier et là mangeoire est en avant. Dans certains pays, dans le Berry notamment, le couloir sert tout à la fois de râtelier et de mangeoire.

Bergeries. — Tout logement destiné à un troupeau doit être établi sur un terrain élevé. Il consiste en un hangar peu élevé, ayant en moyenne 4 mètres de hauteur au ras du toit, sans greniers et bâti sur poteaux. Il est clôturé par un mur haut de deux mètres environ, et percé en face chaque travée d'une porte à deux battants. L'espace compris entre le toit et le mur reste vide en été ; lorsque la saison est trop rigoureuse, les vides sont fermés par des paillassons. La longueur et la largeur du bâtiment varient suivant l'importance du troupeau.

Ce hangar, très aéré, peut être divisé en autant de compartiments qu'on le désire. Pour établir ces compartiments, on se sert de râteliers simples ou doubles, connus sous le nom de *doubliers* ; tous sont pourvus d'une mangeoire. Les râteliers simples s'appliquent contre les murs ; les doubles se placent au milieu des bergeries et servent à marquer les compartiments ; ils se montent à volonté, en raison de la hauteur croissante de la couche de fumier.

Orientation. — L'orientation d'une écurie, d'une bouverie, d'une vacherie, doit être choisie de l'est à l'ouest, afin d'éviter les grands froids et les fortes chaleurs. L'orientation est simple ou double selon que les fenêtres existent sur un seul côté ou sur deux parallèles.

Tous les logements destinés aux animaux doivent être propres.

Les fumiers des écuries seront enlevés tous les jours; aussi, autant que possible, dans les bouveries et les vacheries.

Mais dans les bergeries, dont le plafond est toujours élevé, la nécessité d'enlever les litières est loin de s'imposer d'une façon aussi absolue. Il est bon de ne pas perdre de vue que le fumier des moutons constitue un excellent engrais. Il y a donc lieu de laisser les moutons sur leur litière tant que celle-ci n'est pas complètement imprégnée de leurs déjections.

Porcheries. — Généralement, les porcheries sont mal disposées ; le toit en est bas et elles laissent beaucoup à désirer comme propreté et aération.

Les loges destinées aux porcs doivent être spacieuses et le sol gagne à être construit en planches légèrement espacées l'une de l'autre, pour permettre aux déjections de tomber dans une cavité pratiquée en dessous.

Il est utile d'aménager une cour autour de la porcherie, car, avec cette disposition, les porcs viennent déposer leurs déjections solides au dehors. Un bassin toujours plein en est le complément nécessaire.

Les auges sont placées au ras des murs et en bas; l'ouverture est pourvue d'un diaphragme mobile, qui permet de les fermer à volonté en dedans ou en dehors On ferme l'auge en dedans lorsqu'on veut la nettoyer et la remplir d'aliments ; on la ferme ensuite en dehors et l'on n'a pas de cette façon troublé l'animal.

Ce qu'il faut éviter dans une porcherie, c'est l'humidité, préjudiciable surtout aux porcelets, chez lesquels elle cause des affections chroniques qui arrêtent leur développement.

CHAPITRE VI

FERRURE ET ENTRETIEN DU PIED

Le *pied* du cheval, du bœuf, etc., possède une organisation complexe dont la connaissance devrait toujours guider ceux qui sont chargés d'appliquer les fers sous ces pieds. Malheureusement, les maréchaux, à part quelques exceptions, ignorent absolument l'anatomie du pied. La plupart pratiquent la profession qu'ils ont embrassée, sans aucun discernement et sous l'influence d'une aveugle routine.

Les quelques détails dans lesquels nous allons entrer permettront à l'agriculteur de veiller à ce que ses chevaux soient convenablement ferrés, de guider même son maréchal et d'éviter par conséquent bien des mécomptes.

A l'état sauvage, le cheval n'a pas besoin de fers ; il chemine sur des terrains doux et l'usure de la corne est suffisamment compensée par son accroissement ; il n'en est plus de même lorsqu'il s'agit de s'en servir sur les sols artificiellement durcis qui constituent nos routes et nos chemins ; il est absolument nécessaire de garantir la corne du pied contre une usure de tous les instants, en la protégeant par l'application de semelles de fer.

L'application des fers sous les pieds n'a pas seulement pour but de soustraire les sabots à l'usure ; elle les protège contre la douleur qui peut résulter d'une longue marche et elle est susceptible de remédier à des défauts d'aplomb, à des défectuosités, à des maladies.

§ 1ᵉʳ. — DESCRIPTION DU FER A CHEVAL

Le fer à cheval consiste en une bande de métal plus ou moins large, courbée dans le sens de son épaisseur, de manière à présenter la forme d'un croissant.

Division du fer. — Comme le sabot, le fer présente plusieurs régions. Ce sont : la *pince*, les *mamelles*, les *quartiers* et les *éponges.*

Le fer possède *deux* faces : une *supérieure*, en contact avec le sabot ; une *inférieure*, qui est en rapport avec le sol ; *deux branches :* une interne et une externe ; *deux bords* et *deux extrémités.*

La pince répond à la partie antérieure du sabot qui porte le même nom.

Les mamelles sont les deux parties saillantes du fer qui occupent les côtés de la pince.

Les quartiers sont les parties situées en arrière des mamelles.

Les éponges ou talons constituent les extrémités du fer. Les branches sont distinguées en *externe* et *interne*, suivant le côté du pied auquel elles correspondent. Elles commencent aux *mamelles.*

Les *faces* du fer suivent le contour du pied. L'*inférieure* porte les *étampures*, c'est-à-dire les trous destinés à introduire les clous qui doivent fixer le fer.

Les *bords* ou *rives* sont au nombre de deux. La *rive externe* est convexe et décrit le pourtour extérieur du fer. La *rive interne* est concave. Elle suit le contour intérieur.

La courbe qui correspond à la pince porte le nom de *voûte*.

Les extrémités ou *éponges* sont plus ou moins épaisses.

Différences entre les fers de devant et ceux de derrière. — Ces différences résultent de la forme du sabot et du rôle différent rempli par les extrémités dans l'acte de la progression.

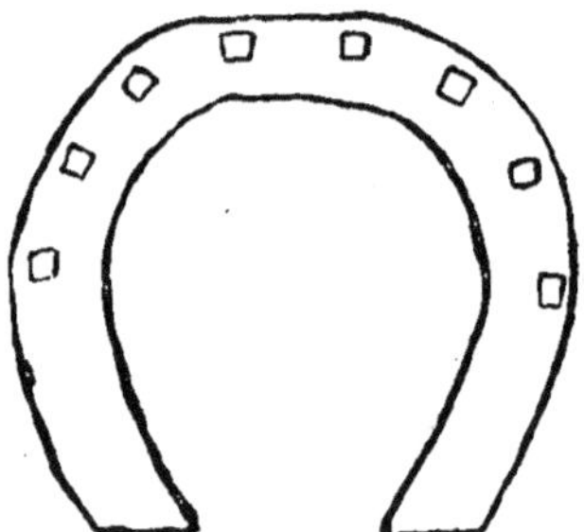

Fig. 94. — Fer de devant.

Fer de devant. — Dans le fer de devant (fig. 94), la forme est à peu près arrondie. Les étampures sont également éloignées les unes des autres.

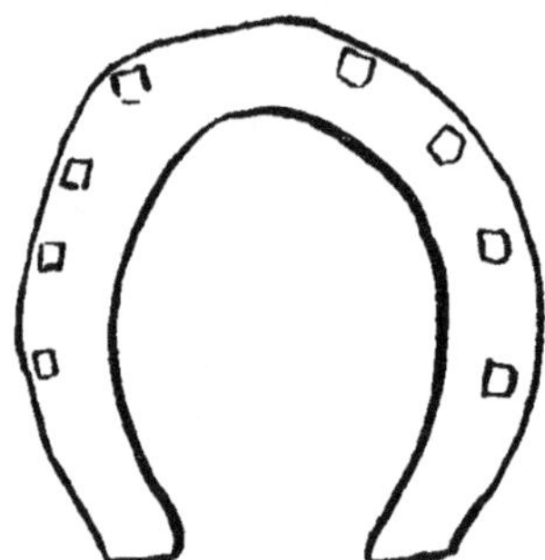

Fig. 95. — Fer de derrière.

Fer de derrière. — Le fer de derrière (fig. 95) a une forme plus ovale ; l'épaisseur est plus forte en pince et va en diminuant jusque vers les éponges.

L'usure s'effectue surtout en pince, puisque les membres postérieurs sont des agents propulseurs. Les étampures sont reportées sur les branches pour que la pince conserve toute sa force.

Enfin, les fers, qu'ils soient antérieurs ou postérieurs, peuvent porter des *pinçons* et des *crampons*.

Pinçons. — On désigne sous le nom de pinçon une lamelle de forme triangulaire qui est étirée sur le bord externe du fer dans la région de la pince ou des mamelles, et destinée à donner plus de solidité à la ferrure. Le plus souvent, le pinçon existe en pince ; quelquefois, surtout aux fers des pieds postérieurs, on étire un pinçon sur chaque mamelle. On le dit alors latéral. Les chevaux de luxe et les chevaux qui forgent sont le plus souvent ferrés de cette sorte.

Crampons. — Les crampons sont des replis saillants ménagés sur différentes parties de la face inférieure du fer. Le plus souvent ils existent à l'extrémité des branches ; on en place quelquefois aux éponges des fers de devant, mais le plus généralement aux éponges des fers postérieurs. Leur but est d'empêcher les glissades ; on les place surtout en temps de verglas ou de neige ; quelquefois, dans ce cas, on lève également un crampon dans la région de la pince.

De l'ajusture du fer. — On donne le nom d'ajusture à la disposition que le maréchal donne aux différentes parties du fer pour adapter celui-ci convenablement sur un pied.

Dans la ferrure dite à la française, l'ajusture consiste en une concavité que l'on donne à la face supérieure du fer dans le but de l'empêcher de porter sur la sole. L'ajusture est surtout nécessaire pour les pieds plats ou combles.

L'ajusture dite *anglaise* diffère de celle de notre pays en ce que le maréchal ne creuse pas une concavité dans la face supérieure du fer. Il emploie pour la fabrication des barres de fer disposées de telle sorte que leur bord externe soit plus épais que leur bord interne.

Il s'ensuit nécessairement qu'il existe sur la face supérieure du fer et surtout vers son bord interne une avalure qui remplit le même but que l'ajusture française, puisqu'elle empêche le fer de porter la sole ; avec la ferrure anglaise, le pied du cheval repose à plat sur le sol. Cette ferrure est recommandable dans certains cas.

Instruments de ferrure. — Les instruments qui sont employés pour ferrer le pied du cheval et du bœuf sont : le *brochoir*, le *boutoir*, les *tricoises*, le *rogne-pied*, la *râpe* et le *repoussoir*.

Le *brochoir* est un petit marteau destiné à implanter les clous dans la paroi. On dit que le maréchal « broche » ses clous.

Le *boutoir* est un instrument qui sert à parer le pied, c'est-à-dire à enlever, à couper l'excès de la corne à la surface inférieure du sabot. L'ouvrier le fait agir en le tenant de la main droite et en le poussant avec la hanche.

Les *tricoises* sont de grosses tenailles. Les bords de leur mors sont très tranchants pour permettre de couper les lames des clous, saisir et arracher les tiges implantées dans la corne lorsqu'il s'agit de déferrer ; enfin elles aident à soulever le fer et à l'arracher du pied.

Le *rogne-pied* est un tronçon de sabre dont on se sert pour abattre le pourtour de la paroi en frappant dessus avec le brochoir.

La *râpe* est une lime à gros grains dont le maréchal se sert pour régulariser et arrondir le bord inférieur de la paroi ; son emploi doit être limité.

Le *repoussoir* est un poinçon que l'on emploie pour déboucher les étampures du fer et pour repousser les clous qui restent quelquefois dans la paroi quand on vient de déferrer le pied.

Depuis une quinzaine d'années, la fabrication des clous

à cheval a fait de grands progrès. Ils sont fabriqués mécaniquement avec du fer de première qualité et on les livre au commerce nickelés et affilés.

Autrefois l'affilure se faisait à la main. Elle consiste à donner à l'une des faces de l'extrémité des clous une disposition en biseau qui facilite l'introduction des clous dans la paroi et en dirige la pointe en dehors.

Clous à glace. — Ces clous ont la tête carrée et tranchante ; on les applique pour empêcher les chevaux de glisser.

§ 2. — MOYENS EMPLOYÉS POUR SOUMETTRE LES CHEVAUX A L'OPÉRATION DE LA FERRURE

Souvent il arrive qu'un cheval est difficile à ferrer, surtout lorsqu'on le soumet pour la première fois à cette opération. Il est donc nécessaire de connaître les moyens qui permettent de venir à bout des résistances opposées par certains chevaux.

Chevaux timides et craintifs. — Un caractère timide et craintif est d'ordinaire le partage des jeunes chevaux, surtout de ceux qu'on n'a pas habitués, dès leur plus tendre jeunesse, à se laisser lever les pieds. Il y a lieu de traiter ces chevaux avec la plus grande douceur. Il faut les tenir en main, leur parler doucement et les flatter pendant que le maréchal leur tient les pieds, qu'il frappe à petits coups de brochoir.

Chevaux irritables. — C'est encore la douceur qui est le meilleur moyen de les calmer ; si leur irritabilité est causée par des mouches, il est nécessaire de chasser celles-ci ; lorsque le cheval *tire au renard*, il faut lui mettre un licol de force pour éviter une rupture des moyens d'attache et une chute en arrière. Le moyen le plus efficace, c'est encore de tenir l'animal en main, surtout quand cette habitude est invétérée.

Chevaux méchants. — Il ne faut guère compter sur la douceur pour en avoir raison. Tout d'abord on cherchera à éviter leurs atteintes.

Si le cheval est *mordeur*, il faut le museler et l'attacher très court.

Si l'animal frappe du devant, il est nécessaire de l'attacher la tête basse.

S'il a le vice de ruer ou de frapper avec les pieds de derrière, il faudra l'attacher à un anneau très élevé pour reporter en arrière le poids du corps, et gêner le mouvement des membres postérieurs.

Moyens de contrainte à employer contre les chevaux méchants. — Ces moyens sont le *licol de force*, le *caveçon*, le *tord-nez*, les *morailles*, le *mors d'Allemagne*, le *trousse-pied*, la *plate-longe*, la *suspension*, le *travail* et l'*abatage*.

Licol de force. — Ce harnais de tête diffère du licol ordinaire en ce sens qu'il est d'une solidité à toute épreuve, pour éviter qu'il ne se rompe quand le cheval tire au renard. Il est en cuir ou en corde.

Caveçon. — Le caveçon ressemble à une bride. Il en diffère en ce que le mors est remplacé par un demi-cercle en fer garni de cuir, qui s'applique sur la partie antérieure et inférieure du chanfrein. C'est un moyen puissant pour dompter les chevaux difficiles à ferrer.

Tord-nez. — Cet instrument consiste en un bâton solide, percé à l'une de ses extrémités d'un trou dans lequel s'engage une corde de la grosseur du petit doigt et dont les deux bouts réunis forment une anse dans laquelle on saisit et serre le bout du nez.

La compression exercée sur le bout du nez émousse la sensibilité du cheval. C'est un moyen de contention des plus précieux.

Morailles. — Cet instrument est en fer ou en bois ; il est composé de deux branches disposées en forme de compas et jointes à charnière. On l'emploie pour serrer le nez ou les oreilles. On le fixe à l'aide d'un anneau et d'une crémaillère ou d'une corde.

Mors d'Allemagne. — Il se compose d'une corde de la grosseur du doigt que l'on introduit dans la bouche et que l'on attache au-dessus de la nuque. Avec un morceau de bois passé entre cette corde et l'une des joues, on la serre en faisant faire quelques tours au morceau de bois. Ce moyen est moins énergique que le tord-nez.

Trousse-pied. — Ce moyen de contention est employé pour les chevaux qui frappent des pieds de devant. Il consiste en une longe de cuir ou de corde avec laquelle on enserre le canon replié sur l'avant-bras. Il est employé aussi pour les vaches difficiles à traire.

Plate-longe. — C'est une large corde, longue de 4 mètres environ, aplatie dans la moitié de son étendue et présentant une ganse à cette extrémité.

On fixe la plate-longe à l'encolure ; puis elle est passée dans le paturon du membre postérieur et ramenée en avant dans l'anse formée autour de l'encolure. De cette façon le cheval ne peut ruer et il devient relativement facile de lui saisir un membre postérieur.

Suspension. — C'est un moyen peu usité. On place une vaste sangle autour du corps et on soulève le cheval à l'aide d'une poulie.

Travail. — C'est un instrument de suspension et de contention qui n'est guère employé que pour les bœufs. Cependant dans le Nord on ferre les chevaux au travail.

L'*abatage* est le dernier moyen à employer quand les autres sont devenus insuffisants.

§ 3. — PRATIQUE DE LA FERRURE

De l'action de ferrer. — L'action de ferrer ne doit pas être purement mécanique. La première indication, entre toutes, c'est d'appliquer un fer qui ait été fait pour le pied, et non de tailler, rogner et arranger le pied pour le fer.

La ferrure comprend plusieurs opérations distinctes : 1° la *déferrure* ; 2° le *parer du pied* ; 3° la *préparation du fer* ; 4° le *porter du fer sur le pied* ; 5° *l'application du fer* ; 6° le *brochage des clous* ; 7° *l'opération du river*.

Déferrure du pied. — Cette opération exige certaines précautions. Il faut dériver avec soin les vieux clous, soulever le fer avec les tricoises et arracher les clous un à un pour ne pas endommager la corne.

Parer le pied. — C'est enlever l'excédent de corne qui donne trop de largeur à quelques parties du sabot. On pare le pied avec le rogne-pied et le boutoir. Le rogne-pied est particulièrement employé pour enlever les parties trop dures, telles que le pourtour de la muraille et es arcs-boutants.

Le boutoir sert à amincir la sole et parer la fourchette. La plupart des maréchaux ont la mauvaise habitude d'amincir la sole outre mesure et de parer à fond la fourchette. Il y a lieu de s'opposer avec énergie à cette coutume qui est désastreuse pour les pieds. La fourchette doit être respectée toujours et quand même, si on veut éviter le resserrement du sabot. D'un autre côté, en amincissant la sole, on l'affaiblit et on la rend sensible au moindre heurt ; la sole parée est plus exposée à être chauffée ou brûlée quand on fait porter le fer chaud sur le pied.

Préparation du fer. — Il faut, dans tous les cas, ne pas choisir un fer trop lourd et lui donner une ajusture convenable ; mais avant tout, et surtout, il est nécessaire que les éponges ne soient pas plus épaisses que le reste du fer ; dans certains cas, il est même utile qu'elles soient plus minces afin que la fourchette soit au même niveau qu'elles. Car il importe au premier chef que la fourchette vienne en contact avec le sol.

Faire porter le fer. — Quand le fer a été ajusté, il convient de le présenter chaud sur le pied pour savoir s'il n'y a rien à changer dans sa disposition. Il faut faire porter le fer quelques instants seulement, afin de ne pas brûler les tissus sous-jacents. Quelques maréchaux ne font pas porter le fer à chaud ; ils pratiquent la ferrure à froid ; cette méthode de ferrure est moins bonne que la ferrure à chaud.

Appliquer le fer. — Le fer est ensuite contrepercé et limé ; il n'y a plus qu'à le fixer. La branche externe doit toujours être légèrement en saillie en dehors ; elle doit présenter de la *garniture* ; par contre, la branche interne doit être exactement dans la direction de la paroi afin de ne pas exposer le cheval à se couper.

Brocher les clous est une opération qui exige d'être faite avec soin. Le maréchal doit éviter de choisir des clous trop gros et trop longs. Leur trop grande épaisseur risque de comprimer les parties internes. Il est urgent pour le même motif de ne pas faire sortir les clous trop haut.

River les clous. — Lorsque tous les clous sont brochés, le maréchal place le mors des tricoises sous la rive du fer et frappe sur les têtes des clous pour les enfoncer complètement dans les étampures. Ensuite, il coupe les lames à 2 millimètres environ de leur point de sortie, applique le mors des tricoises sous les lames de ces clous pendant qu'il frappe sur les têtes avec le brochoir. Cette opération retourne l'extrémité des clous de haut en bas, et les empêche de s'échapper. Les clous, une fois rivés, sont légèrement limés, puis les pinçons mis en contact avec le pied par de légers coups de brochoir, et la ferrure est terminée.

Choix d'une ferrure convenable. — La plupart des chevaux sont mal ferrés parce que les maréchaux et, avec eux, beaucoup de propriétaires s'imaginent à tort que le sabot est constitué par une matière inerte. Il en est bien peu qui se préoccupent des modifications que peut subir un pied mal ferré ; tous croient qu'il suffit d'apposer une lamelle de fer sous le pied, pour parer à tous les besoins ; il est loin d'en être ainsi.

Quand le fer est trop lourd, quand surtout les éponges sont trop épaisses, le sabot se resserre parce que la fourchette ne peut plus remplir le rôle utile qu'elle est appelée à jouer ; elle ne peut plus porter sur le sol et s'atrophie.

Il est nécessaire, dans tous les cas, que la fourchette appuie sur le sol ; et pour ce faire, nous le répétons, il faut que les branches du fer et les éponges soient minces et terminées en pointe. La Compagnie parisienne des omnibus a adopté ce système de ferrure et il donne les meilleurs résultats. Les chevaux sont plus solides d'une part sur le pavé, et d'autre part la fourchette peut remplir le rôle qui lui est dévolu. En résumé, le fer type est celui dont les branches sont disposées de telle sorte que l'appui de la fourchette sur le sol devienne possible.

Lafosse, au siècle dernier, et Charlier, un vétérinaire distingué de notre époque, ont inventé l'un et l'autre un système de ferrure dont le principal mérite est de permettre à cette condition d'être réalisée.

La ferrure Lafosse s'appelle la ferrure à lunette ou à croissant.

Ferrure à lunette. — Cette ferrure consiste dans l'emploi d'un fer dont on a retiré les deux branches. En un mot, c'est un fer dans lequel on n'a conservé que la pince et les mamelles. L'extrémité de ces dernières est amincie de telle façon qu'elle soit de niveau avec la corne des quartiers ; dans les talons élevés, il est facile d'obtenir ce résultat en parant la pince et les mamelles et en laissant intacts les quartiers.

Cette ferrure est employée avantageusement pour les talons serrés ou encastelés.

Ferrure Charlier. — Ce système de ferrure est excellent ; mais il exige une grande habileté de la part du maréchal. Aussi n'est-il guère appliqué que dans les grandes villes. Le fer Charlier est très étroit et plus épais que large.

Il est logé dans une rainure que l'on pratique dans le bord inférieur de la paroi à l'aide d'un boutoir *ad hoc*, ou d'une rénette à guide. Lorsque le fer est placé, sa face inférieure ne dépasse pas sensiblement le niveau de la paroi, et la fourchette porte en plein sur le sol. Dans ces conditions, la paroi ne peut pas s'user et le pied obéit aux lois d'élasticité. La ferrure Charlier est donc des plus recommandables.

Fers pathologiques. — On désigne sous ce nom des fers destinés à être appliqués sous des pieds malades ou mal conformés. Ils sont très nombreux, mais nous ne nous occuperons que de ceux dont l'utilité est consacrée par la pratique.

Fer à éponge tronquée. — Ce fer est employé pour les chevaux qui se *couchent en vache.* On dit qu'un cheval *se couche en vache*, lorsqu'en se couchant il plie le genou et rapproche le canon de l'avant-bras, de sorte que l'éponge de la branche interne du fer porte sur le coude, le contusionne et détermine une tumeur à laquelle on a donné le nom d'*éponge.*

Fer à plaque. — C'est un fer ordinaire revêtu d'une plaque de tôle qui recouvre toute la surface comprise entre ses deux branches. On l'emploie pour les blessures de la sole (clou de rue, bleime, etc.). Quelquefois on substitue une plaque de cuir à celle de tôle. Les plaques de cuir sont surtout employées pour les pieds sensibles.

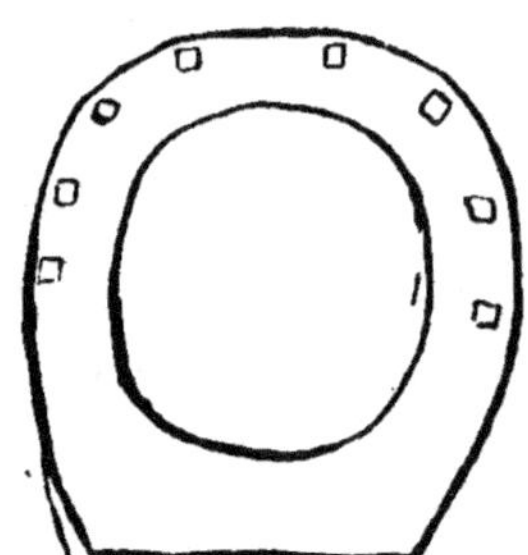

Fig. 96. — Fer à planche.

Fer à planche ordinaire (fig. 96). — Le fer à planche est un fer dont les deux éponges sont réunies par une traverse. Ce fer est très employé et il mérite de l'être, surtout lorsque les maréchaux sont peu habiles. La planche est destinée à prendre un point d'appui sur la fourchette. Aussi est-elle utile quand les talons sont bas et disposés à présenter des bleimes ou des oignons.

Dans le cas de seime-quarte ou de faux quartier, il est d'une grande utilité, car il permet de soustraire à l'appui le côté malade. Contre l'encastelure commençante, c'est-à-dire lorsque la fourchette a encore assez de volume pour pouvoir être mise en contact avec la planche, ce fer rend de très grands services.

Il a l'inconvénient de faire glisser les animaux, surtout sur le pavé.

Fer couvert. — Ce fer recouvre la plus grande partie de la surface inférieure du pied. Il est employé pour le pied plat ou comble. Son degré d'ajusture est en rapport avec la surface de la sole qu'il doit protéger. On l'emploie pour les pieds fourbus.

Fer Schneider ou à double planche. — Ce fer, qui est

encore très peu employé, est des plus recommandables. C'est un fer à planche ordinaire sur lequel on a soudé une deuxième planche qui part de la pince et vient se terminer sur la planche transversale. De cette façon l'appui se fait sur toute la surface de la fourchette. Il rend les plus grands services dans la fourbure aiguë ou chronique.

Appliqué quelques jours après l'apparition de la fourbure, il empêche le déplacement de la troisième phalange et permet d'éviter que le pied ne devienne comble.

Sur les chevaux atteints de fourbure chronique, il protège la sole beaucoup mieux que le fer couvert et améliore l'état des chevaux très fourbus. Nous en avons fait de nombreux essais qui sont fort encourageants.

Fer à étampures irrégulières. — Ce fer est employé quand on a affaire à des pieds dérobés. Un maréchal soigneux ne pratique ses étampures que dans les parties du fer qui correspondent à celles de la paroi qui sont saines.

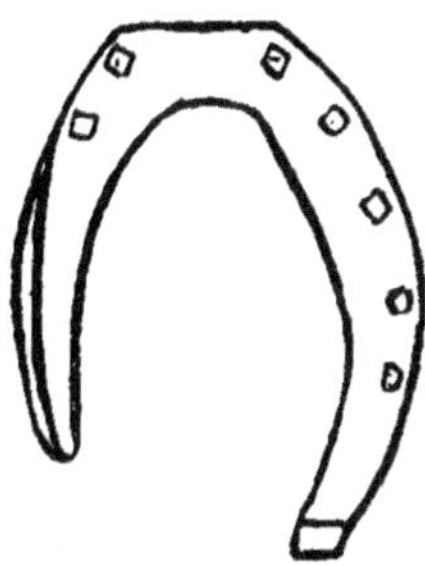

Fig. 97. — Fer à la turque.

Fer à la turque (fig. 97). — Sous ce nom impropre, on désigne un fer dont l'une des branches (l'interne) est plus ou moins courte et épaisse. Il a pour but de remédier au défaut des chevaux qui se coupent.

Ce fer peut être utile chez les jeunes chevaux qui se

taillent, mais il ne faut pas en user trop longtemps, car il fausse les aplombs. On l'emploie surtout pour les sabots postérieurs.

Fer à la turque à mamelle rétrécie. — C'est un fer ordinaire dont la mamelle interne est fortement rentrée et privée d'étampures depuis la pince jusqu'aux éponges.

On applique ce fer sur le cheval cagneux qui se coupe avec la mamelle du fer. Il a l'avantage d'empêcher l'animal de se couper et présente plus de légèreté que le fer ordinaire.

Fer à pince épaisse; *fer pinçard.* — Ce fer ne s'emploie que pour les membres postérieurs. Il est surtout usité chez les chevaux pinçards. Il a l'inconvénient d'être lourd; malgré cela il est très employé, surtout chez le mulet.

Fer à pince prolongée. — Ce fer est nécessaire pour l'utilisation des chevaux qui sont fortement bouletés.

On nomme encore ce fer, *fer à la florentine.*

Fers en caoutchouc. — Depuis quelques années on emploie, dans le but d'empêcher les chevaux de glisser ou pour soulager les talons sensibles, des fers en caoutchouc; dans nos pays de culture, le fer à éponges minces remplace avantageusement le caoutchouc. Les caoutchoucs sont appliqués sous le fer et retenus par les clous.

Ferrure des poulains. — Tant qu'un poulain ne fréquente pas les routes et les chemins, il est inutile de le ferrer; il faut veiller seulement à ce que l'usure des pieds se fasse régulièrement, et enlever avec la râpe les parties de la paroi qui poussent trop ; en un mot, il faut chercher à éviter que les aplombs ne se faussent.

Par exception, lorsque la sole et la paroi du sabot s'usent trop, il y a lieu d'appliquer aux pieds antérieurs des fers à croissant (fer Lafosse), mais il est urgent qu'ils soient très légers.

Quand on ferre un poulain pour la première fois, alors qu'on désire commencer à le faire travailler, il faut veiller à ce que le maréchal ne touche pas à la fourchette ni aux arcs-boutants et qu'il applique un fer léger à éponges minces.

La ferrure devra être renouvelée lorsque la paroi présentera de nouveau un excès de longueur.

Ferrure à glace ou ferrure d'hiver. — Pendant l'hiver, lorsque les chemins deviennent glissants, à la suite des neiges ou du verglas, les fers ordinaires sont insuffisants pour donner de la stabilité aux allures des chevaux ; il devient dès lors nécessaire de ménager à la face inférieure du fer des parties saillantes qui permettent d'éviter les glissades, de prévenir les chutes et leurs suites funestes.

Les dispositifs à employer sont les *clous à glace* et les *crampons*.

Clous à glace. — Le clou à glace a la tête plus volumineuse que le clou ordinaire ; quelquefois elle est carrée ; d'autres fois, tranchante ; dans tous les cas, elle fait saillie en dehors de l'étampure afin d'empêcher le glissement.

Habituellement les clous à glace s'implantent dans une vieille étampure et dans la corne ; leur emploi réitéré a pour résultat de détériorer la corne, d'exposer le cheval à être piqué et de nécessiter sans cesse l'intervention du maréchal.

Clous Delpérier. — Depuis la guerre de 1870, M. Delpérier a inventé un clou et un mode d'implantation de ce dernier qui parent à tous les inconvénients du clou à glace ordinaire. Dès qu'arrive la saison d'hiver, il est sage de faire pratiquer dans les fers de tous les chevaux des étampures d'attente en talons et en mamelles. Ces étampures doivent être percées de telle sorte qu'elles arrivent

à la limite du bord externe et supérieur du fer. Lorsqu'il
survient de la neige ou du verglas, il est très simple d'implanter les clous Delpérier dans les étampures d'attente.
Ces clous sont à tête saillante, et leur pointe sort entre
le fer et la corne ; il suffit, pour les consolider, de les ra-
battre sur le fer.

Ces clous ne pénétrant pas dans la corne ne la fatiguent
ni ne la détériorent.

Souvent il suffit d'appliquer un clou Delpérier à chaque talon pour empêcher les chevaux de glisser.

Crampons. — On les divise en *fixes* et en *mobiles*.

Crampons fixes. — Ils sont très usités dans les pays mon-
tagneux de nos départements de l'Est. Dans cette région,
les fers sont non seulement munis de crampons aux deux
éponges, mais ils en portent souvent en pince (grappes).

Les crampons fixes ont l'inconvénient de fausser les
aplombs des chevaux, de fatiguer les tendons et d'exposer
les animaux à des atteintes graves.

Crampons mobiles. — Les seuls rationnels sont des crampons à vis ; la lame des clous est remplacée ici par un
collet disposé en vis et qui est fixé dans un trou taraudé,
soit en talon, soit en pince. Ces crampons, qui sont en
acier, se fixent à l'aide d'une clef, et on les enlève quand
les chevaux sont rentrés à l'écurie.

Avec eux on évite les inconvénients reprochés aux
crampons fixes.

Ferrure de l'âne et du mulet. — Le sabot de l'âne et
du mulet étant plus allongé d'avant en arrière que celui
du cheval, plus étroit sur les côtés, la base de sustentation est plus restreinte. Aussi est-il nécessaire de donner
au fer une largeur plus grande que celle du pied. Les fers
d'âne et de mulet ont une forme rectangulaire ; les mamelles sont saillantes ; les branches sont droites et moins

couvertes que la pince. Il y a de la garniture des deux côtés, mais beaucoup moins en dedans qu'en dehors.

Ferrure du bœuf. — Chez le bœuf, chacun des doigts est terminé par une boîte cornée qu'on appelle *onglon*. La réunion de ces deux onglons représente à peu près la forme du sabot du cheval.

On ne trouve pas dans le pied du bœuf la *fourchette*, le *coussinet plantaire*, les *cartilages latéraux* qui existent chez le cheval. Il présente entre les doigts un ligament qu'on nomme ligament interdigité, lequel prévient un écartement trop considérable et concourt à augmenter l'élasticité de cette région.

On reconnaît dans le pied du bœuf, comme dans celui du cheval, *la pince* ou partie antérieure de l'ongle, les *mamelles*, les *quartiers* et les *talons*.

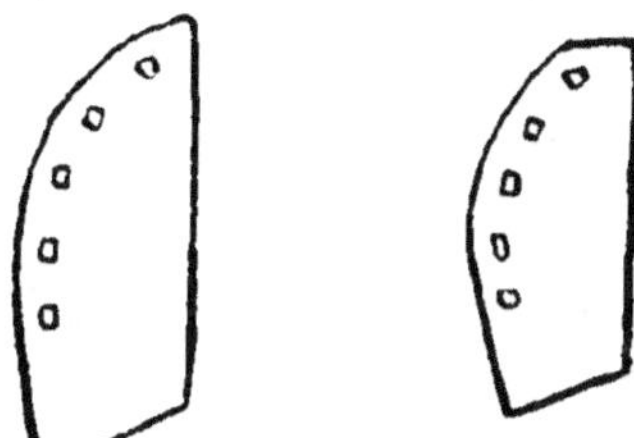

Fig. 98. — Fers de bœuf.

Les fers du bœuf (fig. 98) sont divisés en 2 parties. Chacune d'elles représente une plaque de 2 à 3 millimètres d'épaisseur, dont la forme reproduit celle de la face inférieure de l'onglon. Cette plaque est plus large vers les talons, et porte en avant une languette qui se recourbe sur l'onglon et contribue à donner de la solidité au fer, en le maintenant du côté interne, où les clous manquent.

§ 4. — ENTRETIEN DU PIED

L'excellence du fonctionnement du pied est liée à un entretien bien compris de cet organe. Les qualités du pied ne pourront être conservées que par l'application d'une ferrure rationnelle et par des soins journaliers donnés au sabot.

La condition essentielle à rechercher dans une bonne ferrure est donc de conserver au sabot ses propriétés naturelles.

La *sole* est appelée à protéger le dessous du pied ; elle doit conserver toute son épaisseur. La *fourchette*, dont le rôle est de maintenir l'écartement des talons, devra être religieusement respectée. Les bords libres de la paroi, destinés à supporter le fer, ne seront raccourcis que du strict nécessaire et de telle façon que l'appui s'effectue également sur tout le bord plantaire. La face externe de la paroi ne sera pas râpée, car en la râpant on lui enlève son vernis protecteur ; on l'expose à se dessécher et à devenir cassante. Les arcs-boutants ne devront point non plus être abattus.

Le fer devra être fabriqué et appliqué d'une façon telle qu'il ne comprime pas le sabot et permette à la fourchette de porter sur le sol à chaque temps de l'appui.

Soins à donner aux sabots. — A l'écurie, les pieds ne doivent pas séjourner dans la boue ni dans les crottins. Dans ces conditions, la fourchette s'altère, la corne se ramollit et les fers s'arrachent facilement.

On entretient la souplesse de la corne en la maintenant grasse à l'aide d'onguents spéciaux, dits *onguents de pied*. Le meilleur a pour base le goudron végétal et un corps gras ; on emploiera de préférence, dans ce but, le suif en été, et en hiver l'axonge.

Les *bains de pieds* ou *pédiluves* sont nécessaires lorsque la corne est trop sèche ; l'eau pénétrant dans l'épaisseur du tissu corné le ramollit et le rend plus élastique ; mais pour que le bain de pieds conserve toute son efficacité, il est indiqué de graisser le sabot quinze ou vingt minutes après le bain, pour empêcher l'évaporation de toute l'eau absorbée.

Les mêmes règles doivent présider à l'entretien des sabots du bœuf de travail, quoique cependant les maladies du pied soient beaucoup plus rares chez le bœuf que chez le cheval.

Lorsque des animaux de l'espèce bovine, et surtout les vaches laitières, séjournent longtemps à l'étable, les onglons, ne s'usant pas, s'accroissent démesurément ; il faut de temps en temps couper l'excédent de corne.

QUATRIÈME PARTIE

ZOOTECHNIE GÉNÉRALE

NOTIONS PRÉLIMINAIRES

La Zootechnie se subdivise en deux parties. Dans la première, on étudie les origines, les modes de formation des groupes sous-spécifiques, variétés et races, ainsi que les méthodes qu'il faut suivre pour arriver à leur exploitation rationnelle : méthodes de reproduction, méthodes de gymnastique, méthodes d'exploitation, ou entreprises zootechniques. Cet ensemble forme la *zootechnie générale*.

La seconde partie constitue la *zootechnie spéciale*, dont le programme comprend l'étude particulière, monographique, des races et des variétés, ainsi que celle des améliorations dont elles peuvent être l'objet.

Nous allons parcourir d'abord le programme de la zootechnie générale, en commençant par l'exposé de notions indispensables à la complète intelligence de ce qui va suivre.

Les différentes espèces domestiques, chevaline, bovine, ovine, porcine, canine, cuniculine, galline, se divisent chacune en *races*; ces races sont constituées par un nombre variable de sujets, ou *individus*.

Par *individu*, on entend un être organisé (végétal ou

animal) qui présente des caractères communs avec les autres êtres composant son espèce, mais qui en diffère par
des caractères spéciaux, à lui propres, qui, en lui donnant
son unité, fournissent la preuve de son existence. Etymo-
logiquement, on ne peut le diviser sans le supprimer ; il
est *indivis*, il est *un*.

L'ensemble des caractères particuliers que possède un
individu constitue son *individualité*.

Telle vache cotentine qui se distingue des autres de sa
race par une mamelle mieux faite et par une abondante
sécrétion lactée possède une individualité propre, résidant
dans l'excellence de ses qualités laitières.

Si, dans un troupeau de mérinos, un mouton se fait
remarquer par l'abondance et la longueur de sa toison,
ces caractères *individuels* recommandent le mouton qui les
porte comme type améliorateur.

Économiquement, il y a lieu de tenir grand compte des
aptitudes individuelles, car c'est grâce à elles que l'on
peut arriver à l'amélioration des races en s'efforçant de
les développer à leur maximum et de les faire se transmettre héréditairement.

Age de plein rapport. — L'âge joue un rôle important
dans l'appréciation de chaque individu. Il est évident que
le même animal considéré au moment de sa naissance,
pendant sa jeunesse ou période de croissance, pendant
l'âge adulte et à l'époque de sa vieillesse présente des
différences marquées. Ses aptitudes individuelles varient
suivant son âge.

Voici un cheval amené dans une ferme à l'âge de trente
mois ; il est alors en pleine période de croissance, et,
pour le moment, nullement apte à faire des travaux péni-
bles ou de longue haleine. Mais lorsqu'il aura atteint
l'âge de cinq ou six ans, les aptitudes qu'il possède pour
le travail, en raison de sa conformation, se seront dévelop-

pées et il pourra pendant six ou sept années consécutives fournir son maximum de travail. C'est entre cinq et douze ans, donc, qu'il produira le plus ; on exprime ceci en disant que pendant cette période le cheval est dans *l'âge du plein rapport*.

Prenons maintenant une génisse prête à mettre bas et achetée pour être exploitée comme laitière. Bien que cette génisse possède tous les signes qui dénotent les qualités laitières, elle ne donnera lors de son premier vêlage que 8 à 10 litres de lait, parce qu'elle se trouve encore dans sa période de croissance, parce qu'elle n'a pas encore atteint l'âge du plein rapport. Puis, plus tard, après de nombreuses gestations, ses qualités iront en déclinant, parce qu'elle aura dépassé cet âge.

Il en est de même pour les différentes catégories d'animaux ; suivant l'aptitude plus particulièrement exploitée, les limites extrêmes de l'âge du plein rapport varient sensiblement.

Caractères sexuels secondaires. — L'existence de l'individu implique chez les animaux supérieurs celle d'un mâle et d'une femelle ; de là la notion du *couple*. Ainsi quand on dit : l'homme, le cheval, le bœuf, etc., on entend désigner sous ce terme unique le *couple animal* qui réunit les deux sexes.

Le couple étant formé par la réunion de deux individus ne différant que par le sexe, il est indiqué d'examiner les autres points de divergence que cette dissemblance entraîne.

Jusqu'à ce que les individus aient atteint l'âge adulte, ces différences sont peu marquées ; mais lorsque le développement est complet, elles apparaissent nettement et constituent les *caractères sexuels secondaires*, les caractères sexuels primaires étant fournis par les organes mêmes de la génération.

A ce moment, le *mâle* est généralement d'une taille plus élevée que la femelle ; le train antérieur est plus développé ; la peau est plus épaisse, plus dure ; ses poils, ses crins ou sa laine sont plus abondants et plus longs.

La *femelle* a au contraire la croupe plus large, le bassin ample afin de livrer au fœtus un facile passage au moment de l'accouchement. La taille est généralement moindre (comparer les taureaux et les vaches dans beaucoup de races), la peau mince, les productions pileuses fines et souples.

Chez les *oiseaux*, plus particulièrement, ces caractères sexuels secondaires sont très marqués et reposent sur des variations très sensibles dans la forme et l'ornementation du plumage, dans les productions qui dépendent de la peau : crête, ergots, etc., et aussi sur d'autres points : le chant, le vol, etc. Le paon, le coq de basse-cour, le canard, sont de bons exemples du *dimorphisme sexuel* qui reconnaît pour cause la grande divergence des caractères sexuels secondaires.

En résumé, la conformation du mâle dénote la force, la vigueur, la puissance ; celle de la femelle indique au contraire la douceur, la gracilité, l'élégance.

Les qualités psychologiques des individus sont également, dans une mesure large, soumises à l'influence de la sexualité. Le mâle est toujours plus vif, plus irritable, plus sauvage et plus indomptable que la femelle. Et ces particularités s'accentuent au fur et à mesure que les organes génitaux se développent et fonctionnent.

Effets de la castration. — La castration est une opération qui consiste dans la suppression des organes essentiels de la reproduction, testicules et ovaires. Elle est pratiquée dans toutes nos espèces domestiques, mais beaucoup plus fréquemment sur les *mâles* que sur les femelles (l'espèce porcine exceptée).

Les effets qui résultent de la suppression des testicules varient un peu selon l'âge auquel cette suppression a eu lieu.

Pratiquée sur un très jeune animal, la castration féminise le sujet qui l'a subie, c'est-à-dire que les caractères sexuels secondaires du mâle ne se développent pas, et la conformation tend à rappeler celle de la femelle.

Pratiquée un peu plus tard, mais sur un sujet jeune encore, celui-ci prend les caractères du *neutre*, qui sont parfaitement intermédiaires entre ceux du mâle et de la femelle de son espèce.

Sur un vieux mâle, la castration est impuissante à modifier la conformation générale; elle a pour principal effet d'adoucir le caractère et d'augmenter l'aptitude à l'engraissement.

Chez la femelle, les effets morphologiques sont moins marqués que chez le mâle; bien qu'ils soient, théoriquement, de même ordre.

Les vaches castrées produisent pendant plusieurs mois la même quantité de lait qu'au moment de l'opération : c'est pourquoi celle-ci gagnera à être pratiquée sur des vaches qui approchent de la fin de leur carrière, mais seulement lorsque les perfectionnements des procédés opératoires l'auront rendue moins aléatoire.

Afin de ne pas sortir du cadre que nous nous sommes imposé, nous ne pouvons pas nous étendre plus longuement sur ces notions qui se trouveront d'ailleurs complétées dans la suite de l'exposé.

CHAPITRE PREMIER

MODES ET LOIS DE L'HÉRÉDITÉ

Avant d'aborder fructueusement l'étude des races qui composent notre cheptel national, il est indispensable de connaître les lois générales de la reproduction. Cette étude est absolument nécessaire, car elle permet au zootechnicien d'échapper à bien des écueils et à des déceptions qui sont trop souvent le résultat de l'empirisme appliqué à la reproduction des espèces et des races.

Cette reproduction exige, dans les espèces qui nous intéressent, le concours de deux individus, l'un mâle, l'autre femelle, qui s'accouplent. Nous devons donc étudier en vertu de quelles lois ces individus procréent un être qui perpétue leur espèce; quelle est, sur ce nouvel être, la part de caractères qu'il tient de ses ascendants, et quelle part lui est propre.

Ces lois sont celles de l'*hérédité*, que nous allons envisager dans leurs diverses manifestations.

Sous le nom d'*hérédité*, on désigne la propriété que possède un individu, mâle ou femelle, de transmettre à ses descendants les qualités ou les défauts qui lui appartiennent, et cela dans l'ordre intellectuel aussi bien que dans l'ordre morphologique et physiologique.

On l'a définie encore : le phénomène biologique qui fait que, outre le type de l'espèce, les ascendants transmettent aux descendants des particularités d'organisation et d'aptitude.

L'hérédité est appelée à jouer un rôle prépondérant dans toutes les opérations zootechniques qui ont pour objectif l'élevage des animaux domestiques.

On donne le nom de *puissance héréditaire* à l'aptitude plus ou moins grande que possèdent les reproducteurs de transmettre à leurs produits leurs qualités ou leurs défauts.

Les manifestations de l'hérédité sont nombreuses; nous examinerons les plus importantes :

1º Hérédité prépondérante ou unilatérale, ou individuelle;

2º Hérédité bilatérale;

3º   —   par atavisme ou en retour;

4º   —   par influence;

5º   —   dans les cas particuliers de transmission d'anomalies, de tares, de maladies, etc.

Hérédité prépondérante. — (Nous préférons ce terme à ceux d'unilatérale ou d'individuelle, puisque dans la procréation le concours de deux êtres est nécessaire et que le produit peut avoir hérité de son second parent de qualités cachées qui pourront apparaître dans d'autres générations.)

Quand un reproducteur, mâle ou femelle, transmet à ses descendants ses caractères propres, quel que soit le conjoint avec lequel il ait été accouplé, il possède au plus haut degré la puissance héréditaire; on dit de cet animal qu'il *race*. Cette faculté de *racer* est à rechercher, surtout chez les mâles. Dans ces conditions, on possède une grande certitude au sujet des caractères que vont présenter les descendants du *bon raceur*, et l'opération de la reproduction devient beaucoup moins aléatoire; on comprend donc toute l'importance qui s'attache à cette faculté; malheureusement rien ne la traduit au dehors, et le reproducteur ne peut être jugé que d'après ses actes.

On peut considérer comme une manifestation de l'hérédité prépondérante ce que l'on désigne sous le nom d'*hérédité sexuelle*, au sujet de laquelle nous allons donner quelques détails.

Il semblerait pour le vulgaire que le but essentiel des méthodes de reproduction fût de pouvoir déterminer à volonté le sexe des produits, alors pourtant que ce déterminisme est incertain et que rien ne semble devoir hâter la solution du problème.

En effet, chaque individu, mâle ou femelle, a, dans sa ligne ancestrale *directe*, autant d'ascendants mâles que d'ascendants femelles; en apparence, donc, il n'est pas plus sollicité à engendrer des mâles que des femelles, la poussée héréditaire agissant avec la même intensité. Cependant on rencontre des reproducteurs qui, invariablement, transmettent leur sexe. C'est une forme spéciale du *racer*, portant non plus sur l'ensemble des caractères, mais uniquement sur les caractères sexuels. Et même dans les cas ordinaires, puisqu'il n'y a pas fusion des organes génitaux, pourquoi l'un plutôt que l'autre impose-t-il sa prédominance ?

On a émis de nombreuses hypothèses pour expliquer ces faits : nous ne citerons que celle qui a longtemps semblé rationnelle.

L'influence prépondérante serait exercée par celui des deux reproducteurs qui est le plus vigoureux au moment de l'accouplement. Ceci est facile à vérifier sur un troupeau de brebis ; il suffit de fractionner les époques de la lutte et de donner successivement au bélier un nombre restreint de brebis ; si l'hypothèse exprimée plus haut est exacte, les mâles devront naître en plus grand nombre au commencement de l'agnelage, car le bélier, vigoureux au début de la lutte, s'est peu à peu épuisé. Or cette vérification n'a pas, que nous sachions, été tentée.

C'est pourquoi nous pensons, avec M. Baron, qu'il faut chercher, sinon la raison, au moins une explication de la transmission des sexes, non plus dans la ligne ascendante directe, mais dans les lignes collatérales : « Quelques observations portent effectivement à penser que les conjoints issus de familles où prédominent les mâles ont précisément les qualités requises pour constituer un couple qui donnera plus, et beaucoup plus de mâles que de femelles... et inversement. » (Baron.)

Hérédité bilatérale. — L'hérédité est bilatérale lorsque les caractères du produit participent à peu près également de ceux des procréateurs.

Cette hérédité est *égale* ou *inégale, directe* ou *croisée*.

L'égalité de répartition des caractères paternels et maternels n'est jamais rigoureuse et constitue plutôt l'exception. Cette association, cette répartition peut résulter, soit d'une fusion complète des caractères, par exemple un sujet gris cendré naissant de l'accouplement d'un mâle blanc et d'une femelle noire ; soit d'une juxtaposition de caractères, par exemple, dans le cas précédent, la naissance d'un sujet pie.

Il est plus commun de rencontrer l'inégalité de transmission ; un ascendant donnant sa conformation extérieure, l'autre les qualités intellectuelles ou les aptitudes, qui pourront ne pas être en harmonie avec cette conformation. Si même l'inégalité porte sur la transmission de caractères extérieurs, il peut ne pas y avoir concordance entre les différentes régions ; on a des sujets *décousu* (Voir *Proportions*).

Dans le cas d'inégalité, l'hérédité est dite *directe* lorsque la prépondérance se remarque sur le même sexe, le produit femelle ressemble plus à sa mère qu'à son père ; elle est dite *croisée* dans le cas contraire, la prépondérance s'exerçant sur le sexe opposé ; le produit femelle ressemble plus à son père.

Certains soutiennent que la mère prend une plus grande part à la procréation d'un nouvel être, en raison des rapports intimes que le fœtus entretient longuement avec elle ; mais il ne semble pas, d'après les observations et les statistiques, que cette opinion soit justifiée, pas plus que celle qui prétend que la part du mâle est plus grande. Il y a là, simplement, une question d'individualité.

Atavisme. — Par le mot *atavisme* (de *atavus*, aïeul), on entend étymologiquement désigner le lien qui, dans la série animale, rattache l'être actuel à ses aïeux.

L'hérédité par atavisme diffère de l'hérédité proprement dite, comprise dans son sens le plus concret, en ce qu'elle n'est qu'un aspect, qu'un mode particulier de ce fait universel, une espèce dans le genre hérédité.

On la définit : celle en vertu de laquelle les descendants possèdent, non pas les propriétés de leurs ascendants immédiats, mais celles de leurs ancêtres à un degré plus ou moins éloigné.

Dans le cas particulier d'une race pure de tout mélange, Baudement considère l'atavisme comme l'expression la plus haute de l'hérédité, puisque, dit-il, « chaque individu n'est plus qu'une épreuve, tirée une fois de plus, d'une page une fois pour toutes stéréotypée ». C'est la reproduction invariable du même cliché.

Dans le même ordre d'idées, les anciens zootechniciens donnaient à l'atavisme le nom de « constance »; l'emploi de ce terme impliquait que les animaux de race pure présentent constamment les mêmes formes. Ce legs ancestral de qualités acquises est enregistré dans les livres généalogiques par le *pedigree*.

Le pedigree d'un reproducteur est en effet l'arbre généalogique sur lequel sont inscrits les mérites de ses ancêtres; ce sont ses titres de noblesse, en quelque sorte; et les éleveurs sérieux attachent plus d'importance au pedigree d'un reproducteur qu'aux qualités propres de ce dernier.

La réunion du pedigree de tous les individus d'une même race constitue le livre généalogique de cette race : ces registres portent le nom de « Stud-Book » (livre d'écurie) pour les races chevalines, « Herd-Book » (livre d'étable) pour les races bovines; c'est ainsi que l'on dit : le Stud-Book de la race boulonnaise; le Herd-Book de la race Durham; le Herd-Book de la race bretonne, etc.

On désigne encore l'hérédité par atavisme sous les termes de : *hérédité en retour, interrompue;* les Allemands l'appellent *Rückschlag* (coup en arrière). Cela veut dire que l'atavisme peut se manifester, non seulement après quelques générations, 2, 3, 10..., mais après un nombre beaucoup plus considérable, en faisant réapparaître un caractère infiniment éloigné.

On applique encore au phénomène les noms de *réversion* ou de *rétrogradation.* Des exemples relativement fréquents de cette forme de l'hérédité sont fournis par l'espèce ovine : dans un troupeau de moutons à laine fine, on voit surgir de temps à autre des individus porteurs d'une toison grossière, rappelant la laine de ce troupeau avant qu'il eût subi la moindre amélioration. C'est un coup en arrière, un cas de réversion.

On trouve également chez le chien des exemples saisissants : rien n'est plus disparate que les croisements qui s'effectuent entre les races si nombreuses et si variées de l'espèce canine ; malgré cela, il est certains types connus dans l'antiquité et qui réapparaissent de nos jours, quelle que soit l'hétérogénéité des accouplements ; on peut même dire à cause de cette hétérogénéité. Cette réapparition est évidemment due à l'atavisme, et démontre que les deux races croisées reconnaissent comme ancêtre commun le type remis à jour.

Nous verrons, à propos du croisement d'implantation, que c'est à la rareté des coups en arrière que l'on mesure le degré de perfection de l'opération à laquelle on se livre, et qu'on peut la considérer comme parfaite lorsqu'ils sont devenus de plus en plus rares.

Hérédité par influence. — Ou encore : *Mésalliance initiale ; doctrine de l'infection de la mère.*

Cette manifestation de l'hérédité consiste en ce qu'une femelle qui a conçu avec un premier mâle, donnerait, dans la suite, avec d'autres mâles, des produits ressemblant à ce premier.

Les éleveurs de chevaux de sang disent que si une jument noble a été couverte par un cheval de trait, les produits qu'elle donnera dans la suite avec des étalons de pur sang se ressentiront toujours du premier accouplement.

La croyance en question rencontre surtout beaucoup d'adeptes dans le monde des chasseurs : une chienne de race fécondée par un chien commun ne donne jamais dans la suite des produits purs, ou bien dans chaque portée on peut craindre de rencontrer des jeunes qui ressemblent au premier père.

Bien que cette doctrine ait toutes les apparences d'un

préjugé, on a émis des hypothèses dans le but d'expliquer ce phénomène singulier. Des faits d'observation ont été relatés, des expériences ont été tentées ; mais les résultats n'en sont jamais indiscutables ; en effet, il est bien difficile de démêler ce qui tient à l'influence propre du premier père, ou bien à l'hérédité ancestrale, à la réapparition d'un caractère appartenant à un ascendant très éloigné, commun aux races en présence. Il ne faut pourtant point *a priori* nier la possibilité du fait ; Claude Bernard a cherché à l'expliquer ; et la comparaison avec des faits analogues, qui sont fournis par les croisements dans le règne végétal, permet de concevoir la possibilité d'une influence du sperme sur l'organisme de la mère, correspondante à l'influence du pollen sur la plante femelle (Baron). On nous permettra de ne point nous prononcer.

Parfois il arrive que l'on constate sur des produits des signes particuliers qui n'existaient pas chez leurs ascendants ; on prétend que ces signes sont le résultat d'impressions éprouvées par la mère, pendant la gestation. Cette opinion ne repose sur rien de fondé. Les *regards* ou *envies* ne sont que des anomalies légères des capillaires de la peau et des pigments dont l'apparition n'est nullement subordonnée à l'état mental de la mère.

Hérédité pathologique. — Il est un certain nombre d'anomalies qui sont transmissibles héréditairement et que l'on peut suivre à travers plusieurs générations d'une même famille ; tels les cas de sexdigitalie ou de dentition incomplète chez l'homme ; telle l'absence de queue chez certaines races de chiens. D'autres, au contraire, ne sont nullement transmissibles, particulièrement l'absence de membres.

Il en est de même pour certaines maladies et tares. On

cite des étalons corneurs ayant communiqué leur vice à leurs descendants ; de même des étalons porteurs de formes, d'éparvins, de jardes, ont engendré des poulains qui, adultes, ont été atteints de ces tares ; il semble, dans ce cas, très rationnel d'admettre, non la transmission de la tare, mais de la défectuosité de la région qui agira dès lors comme cause occasionnelle. En tout cas, il faut absolument éloigner de la reproduction tout individu, mâle ou femelle, qui présente un vice ou une tare analogue à ceux dont nous venons de parler. On s'est longtemps demandé si les mutilations que l'homme fait subir aux animaux étaient héréditaires. De nombreux faits viennent démontrer le contraire.

On ampute depuis longtemps dans certaines races canines la queue et les oreilles, et toujours les jeunes naissent avec ces appendices complets ; on a essayé de créer des familles bovines sans cornes, par l'amputation de ces organes dès le commencement de leur croissance, ou même par un grattage de l'os et une cautérisation de la région chez le veau ; toujours dans les générations suivantes les produits ont eu des cornes.

Il n'existe jusqu'à présent qu'un seul fait de transmission d'une mutilation ; c'est celui qui est fourni par les expériences de Brown-Séquard, dans lesquelles des femelles de cobayes, rendues épileptiques par des blessures de la moelle épinière, ont donné des petits chez lesquels l'épilepsie était provoquée par l'excitation de la peau dans la région correspondante à celle qui avait été blessée chez la mère. Cela démontre une fois de plus que le système nerveux est plus sensible qu'aucun autre aux manifestations extérieures.

Il nous reste maintenant à synthétiser ces lois de l'hérédité. Linné les résumait en disant : « Le semblable engendre le semblable » ; formule à laquelle on a donné depuis le nom de *loi des semblables*. Dans son sens général, cette proposition est exacte : un cheval et une jument engendrent toujours un cheval ; s'ils sont tous deux de race boulonnaise, il y a infiniment de chances pour que le poulain ait le type boulonnais ; mais les individus d'une même espèce et d'une même race se distinguent les uns des autres par certains caractères qui leur appartiennent en propre et souvent ne se transmettent pas ; c'est la transmission irrégulière de cet ordre de caractères, et la présence sur chaque sujet nouveau de variations individuelles nouvelles, qui empêchent l'exactitude absolue de l'aphorisme linnéen.

Nous conclurons donc, avec Haeckel, d'une façon moins rigoureuse, mais plus exacte : « L'analogue engendre l'analogue. »

De ceci, il résulte cependant que plus les procréateurs se ressemblent, plus leurs produits doivent être semblables à eux-mêmes et entre eux. Quand on accouple deux individus dissemblables, les jeunes se rapprocheront de celui qui possède au plus haut degré l'hérédité individuelle. Il s'ensuit nécessairement que celui qui pratique ce dernier accouplement se livre à une opération zootechnique mal conçue qui ne pourra pas lui donner une solution satisfaisante.

Prenons par exemple une vache, excellente laitière, dont on désire élever la première vêle, dans l'espoir que celle-ci héritera des qualités de sa mère. Cet espoir se réalisera si le taureau procréateur est lui-même issu d'une bonne vache laitière ; dans le cas contraire, il y a lieu de craindre que la vêle en question ne soit elle aussi que médiocre laitière.

Afin d'éviter de semblables mécomptes, on pratique l'*appareillement*, c'est-à-dire l'union d'un mâle et d'une femelle assortis.

Longtemps on a cru qu'il suffisait, pour parer à certains défauts de conformation d'un générateur, d'opposer des défauts contraires chez le second ; ainsi à un étalon à garrot trop élevé ou à dos de carpe, les partisans de ce système donnent une jument à garrot bas et à dos ensellé ; c'est le système des compensations. Cette manière de faire ne saurait être admise ; car, en vertu des lois de l'hérédité, le produit peut réunir l'un ou l'autre des défauts que l'on voulait faire disparaître. Il vaut beaucoup mieux donner au mauvais étalon une jument bien faite, qui a des chances de transmettre sa bonne conformation.

L'appareillement se pratique surtout quand il s'agit d'obtenir successivement plusieurs animaux aussi semblables que possible ; c'est ainsi que l'on croise le même étalon avec la même jument, deux ou trois années de suite, pour avoir des chevaux susceptibles d'être attelés en paire. Il arrive cependant encore que dans ces conditions on ne réussit pas aussi complètement qu'on le voudrait ; il faut d'ailleurs toujours compter avec la réversion.

De tout ce qui précède, il résulte qu'une entreprise zootechnique, ayant pour but la production continue d'une catégorie définie d'animaux, aura d'autant plus de chances de réussite que l'hérédité directe et l'atavisme agiront plus intimement dans le même sens. En d'autres termes, il importe que les individus que l'on veut accoupler soient le plus semblables possible et possèdent chacun par devers soi la même somme d'hérédité ancestrale. Nous n'insisterons plus sur l'importance méritée que l'on accorde aux livres généalogiques ; il suffit, pour s'en rendre compte, de voir l'extension que leur institution a prise depuis quelques années chez nos principales races chevalines et bovines. L'établissement d'un Stud-Book de la race percheronne, de la race boulonnaise, d'un Herd-Book normand, breton, etc., permet aux éleveurs de conserver pures leurs excellentes races, et de vendre à meilleur compte les produits de leur élevage.

Les reproducteurs des races pures et anciennes, dont les générations sont depuis longtemps connues, constituent donc les types améliorateurs les plus parfaits, ceux dont l'œuvre réformatrice sera la plus rapide et la plus fructueuse.

CHAPITRE II

D'après M. Sanson et avant lui les zoologistes, le terme
d'*aire géographique* désigne l'espace occupé sur le globe
par les représentants de chacun des types spécifiques de
nos animaux domestiques.

Dans l'aire géographique, il faut considérer le *berceau
des espèces* ou des races, leur *centre d'apparition*, c'est-à-
dire le point d'où elles sont sorties pour se répandre et
prospérer avec plus ou moins de succès, dans d'autres
localités.

Mais cette notion de la distribution géographique des
races, ainsi que leur extension dans des conditions semblables, ne nous paraît point exacte ; car comment expliquer la diversité de formes, de tailles, de pelages, etc.,
que l'on rencontre chez nos races domestiques. Toutes
ces modifications paraissent, ainsi que nous le verrons
plus loin, le fait d'une adaptation au milieu et n'ont point
nécessité pour cela un acte créateur spécial. L'exemple
suivant montrera quelle est, en effet, l'influence du milieu sur la taille.

On ne compte en France qu'une seule espèce de perdrix grise (*perdrix cinerea*) ; or, lorsque survient l'arrière-saison, on voit descendre dans les plaines de la Saône, et plus particulièrement du Doubs, une variété de perdrix grise arrivant par bandes de 50 à 60 individus ; cette variété se distingue par la petitesse de sa taille ; et cette petitesse paraît bien due à l'influence du milieu habité par l'oiseau.

Tout le monde sait, en effet, que les hauts plateaux du Jura ne donnent que de maigres récoltes d'avoine, de seigle et d'orge, ne pouvant nourrir qu'insuffisamment les animaux domestiques de ces contrées ; il s'ensuit que ceux qui vivent à l'état sauvage, se trouvant dans des conditions précaires, ne peuvent prendre qu'un développement médiocre. Les bandes de perdrix n'arrivent sur les plaines du Doubs que lorsque, dans leur habitat ordinaire, la nourriture fait complètement défaut. Elles y séjournent jusque-là, parce qu'elles peuvent y échapper plus facilement à la poursuite de leurs nombreux ennemis. Or quelques ornithologistes ont voulu faire de cette variété une espèce ; nous estimons qu'ils se sont aussi grossièrement trompés que ceux qui voudraient faire du cheval corse une espèce à part.

Nous verrons en ethnologie générale que les espèces domestiques présentent également des variations de format très considérables, ne prenant cependant pas l'importance de caractères spécifiques ; et nous verrons aussi que la considération de cet élément fournit une base excellente pour la caractérisation des races.

Quoi qu'il en soit, nous désignerons sous le nom d'*aire géographique* d'une race l'espace habité par les représentants de cette race, quelles que soient les causes qui les y aient amenés ; et tout en faisant des réserves sur la valeur du terme, nous entendrons par *centre d'apparition*, ou plus exactement *centre de manifestation* [1], l'endroit d'où plus spécialement la race semble avoir rayonné. Mais nous rejetons absolument cette idée que, dans chaque espèce, chaque race a été créée pour le milieu qu'elle habite. C'est pourquoi nous allons entrer dans quelques développements au sujet de l'origine des espèces.

ORIGINE DES ESPÈCES

La question de l'origine des espèces a toujours été celle autour de laquelle, pendant de longues années, ont discuté les naturalistes et les philosophes. Une doctrine actuellement est victorieuse, et c'est elle seule que nous exposerons ; la doctrine de l'*évolutionisme*, du *transformisme*, ou du *darwinisme*, du nom du savant anglais Darwin qui l'a émise.

Cependant Darwin avait eu des précurseurs, en particulier *Lamark*, qui déjà au commencement du siècle annonçait la *variabilité* et l'enregistrement par l'*hérédité* des modifications apportées dans les organes par l'*habitude*. Il émettait déjà l'hypothèse de la descendance animale de l'homme, en le faisant dériver d'un mammifère voisin du singe chez lequel la station debout, apparue lentement, aurait amené des modifications profondes.

Étienne Geoffroy-Saint-Hilaire accordait un rôle prépondérant aux influences extérieures, aux conditions de vie et de climat, dans la production des variations ; mais l'idée fondamentale n'en était pas moins identique à celle de Lamark. Ce savant avait à lutter contre G. Cuvier, qui défendait la doctrine de l'immutabilité des espèces, laquelle demeura victorieuse jusqu'à l'apparition des travaux de Darwin.

Darwin publia en 1859 son remarquable ouvrage sur

---

1. On pourrait dire aussi *centre d'irradiation* (Baron).

l'*Origine des espèces*, dans lequel, immédiatement, il apporta à l'appui de sa thèse des faits irréfutables.

Il pose le principe de la *lutte pour l'existence (struggle for life)*, dont il avait puisé l'idée en étudiant dans un ouvrage du philosophe *Malthus* les conditions et le résultat de l'accroissement de la population humaine. Comme le nombre des moyens d'existence croît moins rapidement que le nombre des hommes, il doit y avoir entre ceux-ci une lutte perpétuelle dans le but de se procurer à chaque instant de quoi vivre ; les individus faibles et mal armés pour la lutte sont fatalement vaincus et destinés à disparaître.

Darwin généralisa ce principe à toute la nature : le nombre des êtres vivants croît plus rapidement que celui des aliments à consommer ; les faibles sont donc condamnés à une disparition certaine.

Pour chaque espèce, les moyens d'existence sont limités ; la lutte ici sera donc la plus acharnée, et cela d'autant plus que l'espèce sera nombreuse.

Afin de soutenir victorieusement cette lutte pour l'existence, les organismes doivent à chaque instant se placer dans les conditions les plus favorables ; chaque individu doit posséder sous ce rapport une aptitude plus ou moins grande qui constitue la *variation individuelle*. En d'autres termes, les représentants d'une même espèce ne jouissent pas de chances également favorables et les moins favorisés s'éliminent.

C'est à cette élimination des moins aptes, à cette *persistance des plus aptes* que Darwin donne le nom de *sélection naturelle* ; la nature fait un *choix* parmi les individus ; ou plutôt les choses se passent comme si un choix eût été fait ; en définitive, il s'accomplit un triage très aveugle par la force des choses.

Les descendants de ces organismes victorieux possédant les avantages de leurs ascendants ne peuvent que lutter avec plus de fruit; c'est pourquoi, à chaque cycle de générations, les armes des combattants se perfectionnent et les espèces suivent ainsi une évolution progressive, en se transformant graduellement par l'accumulation héréditaire de variations insensibles.

L'esprit de la doctrine ainsi exposé, il nous faut entrer dans quelques détails.

Variabilité des organismes. — Les expériences par lesquelles Darwin a démontré l'existence de la variabilité des organismes ont porté sur les plantes et les animaux domestiques.

Tous nos animaux domestiques descendent originairement d'espèces sauvages qui se sont modifiées sous l'influence des conditions spéciales dans lesquelles l'homme les a placées.

Les nombreuses races de pigeons que nous possédons dérivent toutes du pigeon biset (*columba livia*). Le lapin domestique et ses nombreuses races ont pour souche le lapin sauvage. On exprime par le terme *monogénisme* l'idée que toutes ces races descendent d'une souche unique ; tandis que le terme *polygénisme* exprime l'existence primitive de plusieurs souches ancestrales.

Nos animaux domestiques, sous leurs multiples aspects, ne sont donc que des expressions de la variabilité de leurs types ancestraux.

Or, la variabilité étant démontrée pour les animaux domestiques, il est facile de la concevoir à l'état de nature. Ici, elle dépend d'un certain nombre de circonstances que l'on formule ainsi :

1° Les espèces communes et très répandues sont celles qui varient le plus.

En effet, plus une espèce est nombreuse, plus intense est dans son sein la lutte pour la vie, et plus nombreuses aussi sont les influences modificatrices auxquelles elle peut être soumise.

2° Les espèces des genres les plus riches, dans chaque pays, varient plus fréquemment que les espèces appartenant à des genres pauvres.

Puisque les espèces d'un même genre ont entre elles des rapports intimes, on conçoit qu'elles lutteront et varieront d'autant plus que dans chaque genre elles seront plus nombreuses ; elles se comportent dans le genre comme tout à l'heure les individus dans l'espèce.

Sélection naturelle. — Nous allons examiner d'un peu plus près cette question très importante de la conservation des variations utiles à l'individu et de la disparition des variations nuisibles.

La sélection naturelle s'exerce sur les plus petites variations individuelles ; elle détruit sur-le-champ celles qui sont nuisibles et conserve celles qui sont avantageuses.

La sélection naturelle semble parfois porter sur des caractères que l'on considère au premier abord comme n'ayant qu'une importance relative au point de vue de la lutte pour l'existence : telles, par exemple, les variations de couleurs. Les insectes qui se nourrissent de feuilles prennent une teinte verte ; ceux qui vivent sur l'écorce une teinte grisâtre ; le coq de bruyère a des plumes couleur de bruyère, etc. (mimétisme).

Les animaux revêtent parfois des robes qui varient suivant les circonstances pour augmenter leurs chances dans le « struggle for life » : la perdrix de neige prend en hiver un plumage entièrement blanc pour se dissimuler plus facilement ; au printemps son plumage devient gris brun par une nouvelle adaptation au milieu. Il en est de même du lièvre des Alpes et de l'hermine ;

complètement blancs pendant l'hiver, ils deviennent au printemps plus ou moins foncés.

Une forme particulière de la sélection naturelle qui joue un grand rôle dans la formation des races domestiques est celle qui porte sur les caractères sexuels secondaires que nous avons définis précédemment (Voir page 301.)

On l'appelle la *sélection sexuelle*. Ce n'est plus ici une lutte pour l'existence, mais le plus souvent une lutte entre les mâles pour la possession des femelles. Elle est donc moins rigoureuse que la sélection naturelle ; mais il en résulte cependant que ce sont les mâles les plus vigoureux qui sont appelés à se reproduire et qui laissent ainsi le plus grand nombre de représentants.

Dans certains cas, particulièrement chez les oiseaux, ces luttes sont pacifiques ; les mâles ne se déchirent pas les uns les autres, mais étalent devant la femelle disputée leurs plus belles parures et leurs poses les plus gracieuses, en les accompagnant de leurs chants les plus harmonieux ; la femelle choisit le plus séducteur ; ce sont les caractères de ce mâle qui auront le plus de chances de se perpétuer.

Donc, toutes les fois que les deux sexes ayant les mêmes habitudes d'existence, diffèrent l'un de l'autre par la couleur ou la conformation, cette différence est le fait de la sélection sexuelle. Un certain nombre de races, les ornementales surtout, ne se distinguent que par des caractères de cet ordre ; l'homme, là encore, a donc suivi inconsciemment ou non les procédés naturels.

L'*isolement* joue un rôle intéressant dans la modification des espèces par la sélection naturelle ; il empêche des croisements entre des variétés trop récentes qui, à cause de leur manque de fixité, pourraient être absorbées [1].

---

1. Le rôle de l'isolement (ou mieux isolation) ne saurait cependant être prépondérant ; la loi de Delbeuf le démontre. (V. Delbeuf et Baron).

Le principe de la *divergence des caractères* explique également comment s'opère l'apparition de nouvelles formes.

On s'est longtemps demandé pourquoi, à l'état domestique, certains groupes d'individus, dans la même espèce, pouvaient différer autant ; témoin les nombreuses races de pigeons ; témoin les chevaux de course et les chevaux de trait. Cela se comprend quand on se rend compte de la façon dont procèdent les éleveurs pour la formation de ces races. Voulant fixer en un type nouveau une variation qui vient d'apparaître, ils choisissent toujours celle qui s'écarte le plus du type moyen de l'espèce ; c'est pourquoi, à côté du long bec du pigeon messager, nous avons le bec si petit du culbutant courte-face.

Ce principe de la divergence des caractères s'applique également à l'état de nature, et il arrive un moment où les différences ainsi obtenues dépassent le niveau des caractères spécifiques ; une nouvelle espèce prend insensiblement naissance. Citons l'exemple classique des carnassiers qui, pour vivre tous dans un espace restreint, doivent changer leur mode d'existence ; les uns devenir aquatiques, les autres grimpeurs, les autres mangeurs de proies mortes, etc., etc.

Formation de la race. — La race est dans l'espèce un groupe défini, formé sous l'influence des milieux et de l'homme et dont les caractères sont rigoureusement transmissibles par hérédité.

L'alimentation est un facteur important qui agit surtout sur la taille et la précocité des nouvelles races.

Dans l'hypothèse du transformisme, on comprend facilement comment un groupe d'individus peut se maintenir dans l'espèce avec tous ses caractères, si les conditions dans lesquelles l'homme le fait vivre ne varient pas ;

aussi la fixité de ces caractères sera-t-elle d'autant plus grande que la race sera plus ancienne.

La *variété*, au contraire, est dans la race un groupe d'individus qui commencent à posséder un ou plusieurs caractères communs non encore complètement transmissibles. Alors que cette nouvelle forme sera fixée, elle constituera une race récente, ou plus exactement une *sous-race* par rapport à celle qui lui a donné naissance.

La variété est une race en voie de formation, comme les races anciennes sont en instance pour s'élever au rang d'espèces.

Nous sommes donc loin des définitions de M. Sanson, qui, donnant à la variété le rang que tout le monde a accordé à la race, est obligé de distinguer des variétés constantes et des variétés accidentelles.

Loi d'accommodation. — Cette loi est une conséquence immédiate de la théorie darwinienne; elle établit le rapport nécessaire entre une population donnée et les subsistances indispensables à l'alimentation de cette population. Ces subsistances venant à manquer ou à diminuer, un certain nombre d'individus disparaissent ou *émigrent*. On comprend ainsi comment l'aire géographique d'une race prenne une extension de plus en plus grande. C'est pour la même raison que certains peuples envahissent leurs voisins; les invasions des peuples du Nord dans les contrées privilégiées de notre vieux continent n'ont pas d'autre cause.

Mais une race chassée dans une contrée nouvelle doit, pour y vivre et y prospérer, s'adapter aux conditions climatériques qu'elle y rencontre. Sinon, elle disparaît; exemple, le renne et l'aurochs qui, autrefois peuplaient le centre et le midi de la Gaule et qui en ont abandonné le sol, lorsque le climat est devenu plus doux. Au contraire, les animaux de la zone tropicale ne s'accommodent point de notre climat tempéré ; ils y sont très exposés à des affections nombreuses et quand ils se reproduisent ils ne donnent qu'une chétive progéniture. Au point de vue zootechnique cette loi de l'accommodation a beaucoup d'importance, quand on veut introduire une race dans une région où elle n'est point habituée de vivre, quand on veut l'*acclimater*.

Acclimatation et acclimatement. — L'acclimatement, au sens propre du mot, n'est autre chose que l'accommodation d'une espèce ou d'une race étrangère, au climat des régions dans lesquelles elle a été transportée. En zootechnie, l'acclimation ne doit être tentée qu'autant qu'il sera démontré qu'elle constituera une opération non seulement possible, mais fructueuse ; il faut, dans ce cas, s'inspirer des résultats déjà obtenus dans des cas semblables ; c'est pourquoi il faut encourager les efforts très louables et déjà couronnés de quelques succès, de la Société d'Acclimatation de Paris.

Extension des races. — Différentes causes contribuent à l'extension des races ; en première ligne, la lutte pour l'existence qui fait que le trop plein d'une espèce déborde les limites de son aire géographique primitive. Mais l'intervention de l'homme est ici prépondérante, par suite des importations sous des climats nouveaux, ou de la culture plus intense de telle ou telle race qui donne un produit indispensable à la vie humaine. C'est ainsi que chez les grands animaux domestiques, certaines races prennent, au détriment de leurs voisines, une extension de jour en jour plus grande, et ce sont précisément celles qui, au point de vue utilitaire, donnent les meilleurs résultats.

Lorsque l'on veut étendre une race par importations successives, il faut bien se pénétrer de cette idée que les races ne peuvent prendre une extension utile et s'implanter d'une façon durable qu'autant que leurs nouvelles conditions d'existence seront à peu près analogues à celles qu'elles viennent de quitter.

Loi de variation. — Sous l'influence de l'accommodement et de l'acclimatation, les aptitudes économiques de nos animaux domestiques subissent parfois des variations considérables allant, même, contre le but proposé. La chèvre de Cachemyre importée en Europe a pu vivre sous notre climat, mais elle a perdu son poil si précieux pour prendre à peu près la livrée des chèvres indigènes; si zoologiquement l'acclimatation a réussi, zootechniquement, cela a été une mauvaise opération. Telle race de forte taille, comme la race bovine fribourgeoise, transportée dans un pays où l'alimentation est moins riche ou moins abondante que dans son pays d'origine, diminue progressivement dans sa taille et dans son volume jusqu'à s'accommoder complètement à son nouveau genre de vie. Cela a été observé pour la race de Schwitz que l'on importe depuis très longtemps dans les plaines de la Saône et du Doubs; au bout de quelques générations la taille diminue et les descendants des individus importés finissent, si ce n'est leur pelage souris, par ressembler à la race du pays (fémeline).

Les variations éprouvées par nos animaux sont générales ou locales; elles sont générales dans les exemples qui précèdent; mais elles peuvent ne porter que sur un organe qui prend un développement plus considérable ou qui acquiert une activité plus grande. C'est ce qui se passe pour la mamelle. Voici une vache qui est médiocre laitière parce que le pays qu'elle habite lui fournit une nourriture aussi peu abondante que peu nutritive; si on la transporte dans les plantureux pâturages des montagnes du Jura, ses mamelles vont sécréter du lait en abondance ; l'influence favorable du milieu se fait immédiatement sentir sur ce seul organe. Si, au contraire, on transporte dans un climat sec et froid des vaches hollandaises ou flamandes accoutumées de vivre sous un climat doux et humide, elles ne fourniront qu'une minime quantité de lait.

Tous ces faits prouvent que les lois qui régissent l'accommodation, l'acclimatement et la variation ne peuvent être impunément transgressées.

Les *robes* elles-mêmes sont soumises à la variation ; elles se transforment lentement sous l'influence des milieux ; elles tendent, en raison de la loi d'accommodation, à se rapprocher de celles des races autochtones. En thèse générale, toute race propre à une région déterminée possède une robe qui constitue un de ses excellents caractères ; c'est ainsi que les races de montagne (Schwitz) ont une robe brune ; les races de plaine, une robe plus claire (race grise des steppes), etc., etc.. Les éleveurs s'attachent autant qu'ils le peuvent à conserver cette robe typique en éloignant de la reproduction tous les animaux qui présentent des variations dans ce sens (robe blanche des charolais, robe blonde des limousins et des garonnais, etc., etc.). Il est donc permis de conclure que la robe est fonction du milieu et que l'influence de ce milieu portera sur ce caractère comme sur d'autres pour modifier, ne fût-ce que légèrement, une race importée.

Origines du cheval. — Afin de ne point compliquer l'exposé de la doctrine de l'évolution, nous avons évité de nous servir des arguments fournis par l'étude des fossiles. Il est cependant facile de comprendre comment un lien continu doit rattacher les espèces actuelles à celles qui sont disparues, et comment celles-ci elles-mêmes doivent se correspondre suivant l'ancienneté des couches géologiques où on les rencontre. Des recherches relativement récentes ont, en effet, démontré que les animaux domestiques ont eu, sous ce rapport, une évolution complexe mais dont on reconstruit facilement toutes les phases; nous allons étudier, à titre d'exemple, les origines du cheval,

Le premier prééquidé fossile, le *Paleotherium*, a été découvert par G. Cuvier dans les gypses de Montmartre. Cet animal avait cinq doigts, dont le médian plus développé, aux membres antérieurs, et quatre aux membres postérieurs (éocène inférieur).

Dans l'Éocène moyen, lui succède l'*Éohippus* que l'on considère comme la vraie forme ancestrale du cheval, avec quatre doigts et un rudimentaire aux membres antérieurs et trois aux postérieurs.

L'*Orohippus* de l'éocène supérieur possédait quatre doigts antérieurs et trois postérieurs.

Le *Mésohippus* du miocène inférieur a trois doigts à chaque membre.

Dans le miocène supérieur, on rencontre l'*Anchiterium* avec trois doigts aux quatre membres, mais le médian étant plus développé que les collatéraux.

Dans le pliocène inférieur on trouve l'*Hipparion* ayant à chaque membre un doigt principal et deux doigts accessoires.

Le pliocène supérieur était habité par le *Pliohippus* qui ne possédait plus qu'un doigt aux membres postérieurs avec une réduction plus marquée des doigts collatéraux antérieurs.

Enfin à l'époque quaternaire apparaît l'*Equus* actuel n'ayant plus qu'un doigt à chaque pied. De temps à autre il nous est donné de voir des chevaux ayant à côté du sabot principal des doigts rudimentaires; cette anomalie est le résultat de l'atavisme; c'est un retour à l'une des formes ancestrales que nous venons d'énumérer.

C'est surtout en Amérique qu'ont été retrouvés la plupart de ces ancêtres; dans l'ancien continent certains types manquent, tandis qu'en Amérique la filiation est complète; fait très remarquable, puisque le cheval n'existait plus sur ce continent lors de sa découverte; il est probable que l'extinction des formes chevalines dans le Nouveau-Monde a été amenée par une période de froid, analogue à la période glaciaire de l'Europe.

CHAPITRE III

MÉTHODES DE REPRODUCTION

L'étude des méthodes de reproduction, ou des *genitalia*, a une très grande importance, et c'est à tort qu'elle avait été délaissée, lorsque l'on considérait la gymnastique et l'alimentation comme les principaux agents d'amélioration. Ou bien on a pensé longtemps avec Buffon et Bourgelat que les populations animales ne pouvaient être améliorées que par des étalons d'une race donnée, dite « la *race pure* » ; c'est sous l'empire de cette idée erronée que certains recommandent encore aujourd'hui le pur sang anglais ou arabe pour l'amélioration de *tous* les chevaux, le Durham pour les bœufs, le Dishley pour les moutons. En ce qui concerne le cheval, cette idée a été poussée à outrance par l'administration des haras, et cela a donné les plus déplorables résultats quand les races où l'on introduisait le pur sang étaient trop éloignées de celui-ci par leur conformation et leurs aptitudes.

Les méthodes de reproduction constituent donc un ensemble de procédés d'après les règles desquels on pratique l'union des sexes, en vue d'un résultat économique déterminé. Leurs différents modes sont les suivants :

Consanguinité, sélection, croisement, métissage, hybridation.

§ Ier. — CONSANGUINITÉ

La consanguinité est l'union sexuelle de deux individus d'une parenté qualifiable.

On accouple ensemble deux êtres de la même *famille*, parents à un degré plus ou moins éloigné. De sorte que la consanguinité est *directe* lorsque les conjoints descendent directement les uns des autres : fille et père, mère et fils ; elle est *collatérale* dans le cas contraire : oncle et nièce, tante et neveu.

On a beaucoup discuté sur l'excellence du rôle de ce procédé de reproduction ; nous allons citer quelques opinions :

Magne ne se prononce point, quand il dit qu'il ne sait pas si la consanguinité a une action propre, ou bien si elle facilite la transmission des vices et maladies ; il préfère les unions croisées.

Sanson professe l'opinion affirmative que « la consanguinité élève l'hérédité à sa plus haute puissance ». Elle n'a point de pouvoir créateur, mais transmet les caractères des parents. Pour lui, c'est une méthode des plus puissantes entre les mains d'éleveurs habiles. Et il cite comme exemple la formation de la race des chevaux anglais de course, celle de la race bovine de Durham, celle de la racine ovine de Dishley.

Certainement, dit M. Baron[1], « les éleveurs anglais emploient la consanguinité pour créer ou modifier leurs races ; mais ils l'abandonnent aussitôt qu'ils ont fixé les caractères qu'ils voulaient conserver et accentuer ; et à mesure que la multiplication des animaux améliorés leur

---

1. *Méthodes de reproduction*, p. 331.

permet d'accoupler des individus d'une parenté de plus en plus éloignée, ils le font avec soin ». Inoffensive, et même infiniment recommandable au début, cette opération ne peut être continuée ; il faut se garder d'insister, sous peine de voir, sinon des vices ou des maladies être transmis, des monstruosités apparaître, mais la fécondité diminuer, par suite d'une différenciation insuffisante des éléments sexuels. « La consanguinité est un mal nécessaire[1] » ; heureusement qu'elle s'évanouit, au fur et à mesure que la famille s'étend.

Les produits qui résultent d'un mariage consanguin possèdent tout d'abord une grande ressemblance, en vertu de l'hérédité qui se trouve exagérée ; cette ressemblance va s'accentuant de plus en plus lorsque la consanguinité se resserre ou se continue, et elle finit par conduire à une sorte de neutralité sexuelle qui amène la stérilité. C'est cet écueil qu'il faut savoir éviter. On n'emploiera par conséquent la consanguinité que dans une sage mesure, et seulement dans les cas où l'on veut fixer un caractère nouveau ; comme pour la formation de la race ovine de Mauchamp, par exemple.

§ 2. — SÉLECTION

Dans la consanguinité on ne sort pas de la famille, dans la sélection on ne sort pas de la race. Les règles mêmes de la sélection consistent précisément à savoir prendre dans cette race les meilleurs reproducteurs, à savoir « faire un choix » parmi eux.

Déjà, à propos de la sélection *naturelle*, nous avons vu que le progrès est dû à ce que partout les choses se passent *comme si* un choix était fait parmi les individus. L'homme, en choisissant dans la race qu'il veut améliorer

1. *Méthodes de reproduction*, p. 333.

les meilleurs reproducteurs, à l'exception de tous les autres, fait une sélection *artificielle*, cette fois, mais non
moins efficace.

Il y a d'ailleurs divers degrés dans l'intensité et l'efficacité de cette sélection, selon qu'elle est *conservatrice* ou
progressive.

On fait de la *sélection conservatrice* quand on prend des
reproducteurs qui possèdent les caractères de la race, de
façon à perpétuer simplement mais rigoureusement le
type de celle-ci.

On fait de la *sélection progressive* quand, au lieu de rester dans la moyenne de la race, on cherche au contraire
à s'en éloigner en l'améliorant; ou quand on veut assurer
la fixité de particularités neuves encore, pour donner de
la constance à une variété en l'élevant au rang de sous-
race.

Il faut, dans le premier cas, avoir une connaissance précise des caractères de la race ; et, dans le second, avoir le
coup d'œil suffisamment sûr et exercé pour pouvoir écar-
ter les individus qui présentent les plus légères défectuosités. Cette élimination n'est pas toujours possible immédiatement; il est parfois nécessaire de persévérer dans
ce sens pendant plusieurs générations. On arrive parfaitement à pouvoir pratiquer un commencement de sélection sur les sujets très jeunes et procéder de la même
façon pendant la durée de la croissance, pour arriver à
ne conserver comme adultes que les types les plus parfaits.

C'est ici que la pratique de l'*appareillement* ou de l'*ap-
patronnement* s'impose. On doit s'efforcer de conjuguer
des aptitudes et des conformations semblables, afin de
ne pas perdre de temps. Car on reproche suffisamment
déjà à la sélection d'être une lente méthode d'amélioration. Lente, mais sûre, et encore cette lenteur n'existe-

t-elle point pour les espèces où la production des jeunes s'effectue rapidement : volailles, lapins, porcins.

La sélection a sur le croisement l'avantage de ne point nécessiter l'importation, parfois coûteuse, de reproducteurs étrangers ; de ne point exposer aux « coups en arrière » que l'on cherche même, par elle, à réduire de plus en plus ; combinée avec la consanguinité sagement employée, elle permet la fixation de particularités nouvelles, de variations inédites, que, par les autres méthodes, on ferait sûrement disparaître.

C'est avec intention que nous n'employons pas le terme de *sélection zootechnique*, opposé à celui de *sélection zoologique*, ce dernier correspondant exactement au terme de *sélection naturelle*, infiniment préférable à tous les points de vue.

§ 3. — CROISEMENT

Le *croisement* est le mariage de deux individus de la même espèce, mais de races différentes. Les produits nés d'un croisement portent le nom de *métis*.

La méthode qui consiste à prendre des reproducteurs dans deux races différentes comprend plusieurs modes qui correspondent chacun à une opération zootechnique distincte. Ces modes du croisement sont les suivants :

a) Croisement restreint ou de retrempe ;
b) Croisement continu ou d'implantation ;
c) Croisement alternatif régulier ;
d) Croisement de première génération.

Dans l'exposé des méthodes de reproduction, il est intéressant de constater que l'on ne passe pas brusquement d'une méthode à une autre, mais que l'on rencontre, pratiquement réalisés, des termes de transition qui permettent d'établir une continuité dans l'exposé didactique, ainsi que nous allons nous efforcer de le montrer.

Nous venons de voir que dans la *consanguinité* on prend les reproducteurs dans la même famille. Mais quand la fécondité tend à diminuer, on va choisir (sélection) dans une famille voisine de la même race un individu nouveau qui apporte une vigueur nouvelle aux facultés reproductrices évanouissantes.

Ce « croisement intime » a été appelé le *rafraîchisse-ment* ou le *renouvellement du sang* ; c'est déjà une ébauche de croisement, celui des *familles de la même race*. Cette opération est évidemment très avantageuse puisqu'elle redonne de la fécondité sans apporter une perturbation sensible dans la transmission des caractères ; d'ailleurs on se hâte de revenir à la famille primitive, en ne renou-velant pas ces accouplements en dehors (exogamiques).

Les quelques fermiers de Brie qui conservent encore avec un soin jaloux leur race de moutons mérinos évi-tent d'employer pour la lutte seulement les béliers de leur élevage ; ils vont de temps à autre soit en Bour-gogne, soit dans le Soissonnais, chercher des reproduc-teurs dans des troupeaux conservés avec le même soin ; ce *rafraîchissement du sang* exerce la plus heureuse influ-ence sur la fécondité.

Croisement de retrempe. — Que si, au lieu de pren-dre le régénérateur dans la même race, on va le chercher dans une race voisine, on fait, en conséquence, du *croise-ment* ; mais de même que dans le cas précédent, ce repro-ducteur n'intervient qu'une seule fois ; il sert simplement à redonner de la fécondité à la race primitive ; on appelle cette forme de croisement, *croisement de retrempe*.

On n'a besoin du type nouveau que pour faire reprendre de la vigueur à la race exploitée ; aussitôt que ce but est atteint, on se hâte de se débarrasser des caractères diffé-rents qu'avait apportés l'étranger, afin, au bout de quelques générations, de ne garder de lui que son heureuse influence ; il ne faudra pas être surpris si de temps en en temps *l'atavisme* fait réapparaître un ou plusieurs de ces caractères étrangers ; cela ne sera que très naturel (V. *Hérédité*).

Croisement d'implantation. — Mais si, au lieu de se borner à une seule introduction de sang étranger, on continue à chaque génération à en faire de nouvelles, on arrive peu à peu à substituer la seconde race à la première. C'est pourquoi ce mode de croisement a été nommé : *croisement de substitution*, *croisement d'implantation*, *croisement d'absorption*, *croisement suivi*, *croisement continu* ; tous ces termes expriment soit la marche suivie, soit le résultat obtenu.

Ce croisement a donc pour effet de remplacer une race par une autre. La substitution se fait lentement.

Au bout de la première génération, du premier croisement, on a des métis qui tiennent également du père et de la mère, et que l'on nomme des *demi-sang* $\left(\frac{1}{2}\right)$.

Pour le second croisement, on prend toutes les femelles 1/2 sang et on les croise avec le mâle améliorateur ; on obtient de nouveaux métis qui vont avoir $\dfrac{\frac{1}{2} + 1}{2} = \frac{3}{4}$ de sang paternel, et qui n'auront plus que 1/4 du sang de la race primitive ; ce sont les *trois quarts de sang*.

Ces seconds métis sont encore croisés avec le mâle ; de sorte que les produits ainsi obtenus vont avoir $\dfrac{\frac{3}{4} + 1}{2} = \frac{7}{8}$ de sang paternel et 1/8 de sang primitif, de sang de la race maternelle ; ce sont des *sept huitièmes* de sang.

La génération suivante donne des $\frac{15}{16}$ de sang, puis des $\frac{31}{32}$..., puis à la huitième génération des $\frac{255}{256}$ de sang.....

Cela veut dire que plus le nombre des croisements devient considérable, plus les métis se rapprochent du type nouveau et finissent par pouvoir être identifiés à lui. Cependant cette identification ne sera jamais rigoureusement parfaite; de temps à autre, un « coup en arrière » fera reparaître la race primitive; et c'est précisément la rareté de ces coups en arrière qui montrera le degré plus ou moins complet de l'absorption.

Si nous écrivons la série suivante,

$$\frac{1}{2} \quad \frac{3}{4} \quad \frac{7}{8} \quad \frac{15}{16} \quad \frac{31}{32} \quad \frac{63}{64} \quad \frac{127}{128} \quad \frac{255}{256}$$

dans laquelle chaque terme représente une catégorie de métis à la génération correspondante, 1re, 2e, 3e, 4e.... 8e, nous voyons que la fraction qui représente le degré d'avancement dans le sang tend vers l'unité sans cependant jamais l'atteindre. La différence $\frac{1}{2} \quad \frac{1}{4} \quad \frac{1}{8} \cdots \frac{1}{156}$ entre la fraction et l'unité, mesure la possibilité des « coups en arrière »; aussi l'on conçoit que ceux-ci deviennent de moins en moins fréquents au fur et à mesure que l'absorption devient plus parfaite.

On peut encore représenter le même fait, par les fractions décimales.

$$\frac{1}{2} \text{ sang} \cdots\cdots\cdots\cdots\cdots 0,50$$
$$\frac{3}{4} \cdots\cdots\cdots\cdots\cdots\cdots 0,75$$
$$\frac{7}{8} \cdots\cdots\cdots\cdots\cdots\cdots 0,875$$
$$\frac{15}{16} \cdots\cdots\cdots\cdots\cdots\cdots 0,9375$$
$$\cdots\cdots\cdots\cdots\cdots\cdots\cdots\cdots$$
$$\frac{255}{256} \cdots\cdots\cdots\cdots\cdots\cdots 0,996$$

Ces fractions tendent de plus en plus vers l'unité, que cependant elles n'atteignent jamais exactement. La conclusion est la même que précédemment.

Un bel exemple de croisement d'implantation est fourni par la formation du *mérinos français*. Ce mouton a été obtenu par le croisement des anciennes races de pays (Beauce, Brie, Aisne, Côte-d'Or) avec les béliers mérinos importés d'Espagne à la fin du dernier siècle. Mais il n'en était pas de même au début de l'opération : pendant longtemps il a fallu continuer l'emploi des béliers espagnols ; ce n'est que par des croisements successifs et longuement répétés que l'on parvint à donner aux caractères nouveaux le coefficient d'hérédité nécessaire à leur perpétuation. Au début, cela se conçoit, les cas de réversion étaient nombreux ; ils ont maintenant à peu près complètement disparu.

Il est certaines conditions à observer, relatives à la pratique du croisement ; c'est parce qu'ils n'observent que peu ou point ces conditions que beaucoup d'éleveurs tiennent cette méthode comme mauvaise. La proportion trop grande de sujets décousus ou manqués qu'ils obtiennent est due à l'oubli dans lequel ils laissent les deux règles suivantes formulées par Cornevin :

1° Il faut placer les métis dans des conditions de climat et d'alimentation qui soient celles de la race la plus exigeante ;

2° Il faut tenir compte de la conformation des races à marier.

On comprend facilement l'importance de ces deux propositions. C'est en observant la première que l'on permettra aux métis de prendre tout leur développement et d'acquérir toutes les qualités que l'on attend d'eux. Si on les plaçait dans les conditions où est accoutumée de vivre la race la moins exigeante, puisqu'ils réalisent un progrès sur elle, ces métis seraient désavantagés ; mieux vaut les trop bien entretenir que de les laisser manquer en quoi que ce soit.

Il faut tenir compte de la conformation des races à marier, c'est-à-dire ne croiser que des races ayant des conformations analogues ou qui peuvent facilement fusionner. Autrement, s'il existe une trop grande différence entre les deux procréateurs, le produit, sollicité dans deux directions opposées, ne peut qu'être mal conformé, *décousu* ; le but de l'opération est manqué, ou très retardé ; souvent l'éleveur découragé abandonne une entreprise de laquelle il n'a encore retiré que des déboires. C'est ce qui a eu lieu lorsque l'on a voulu croiser les grosses races de trait avec le cheval de pur sang anglais ; on n'obtint que des chevaux décousus, faits de morceaux quelconques ajoutés, ne correspondant à aucune destination économique précise, et surtout, en raison de leur conformation défectueuse, ne pouvant fournir une longue carrière. Aussi est-on revenu à l'amélioration des races de trait par la sélection.

Quand, au contraire, on croise deux races entre lesquelles les différences morphologiques ne sont pas aussi considérables, on obtient rapidement, en quelques générations, une population uniforme, chez laquelle les cas de réversion sont rares et que l'on peut immédiatement utiliser dans une direction définie.

Le croisemement continu est une méthode employée depuis longtemps pour importer graduellement dans un pays la race d'un autre pays. Les éleveurs estiment, avec juste raison, qu'il est moins coûteux d'acheter quelques mâles et de faire du croisement d'implantation que d'importer en masse de nombreux animaux des deux sexes de la race qu'ils désirent propager.

D'ailleurs, cette importation en masse ne peut être avantageuse que si l'acclimatement des sujets se fait sans difficultés. On cite le fait d'une importation d'animaux de la race bovine tarentaise dans les plaines de la Métidja (Alger) qui a eu pour résultat la mort en quelques mois de tous les sujets du troupeau. Aucun n'avait pu s'acclimater. Il eût donc été plus rationnel d'introduire quelques taureaux que l'on eût accouplés avec des vaches indigènes; la race maternelle, tout en se laissant absorber par la race étrangère, aurait transmis à ses produits sa résistance au climat; l'importation de la race tarentaise, pour être plus lente, n'en eût été que plus certaine.

De toutes ces considérations, il résulte que l'opération zootechnique dont nous nous occupons est certainement avantageuse, pourvu qu'elle ne soit pas pratiquée au hasard, mais qu'elle puise dans les circonstances une raison d'être suffisante.

Croisement alternatif régulier. — Ici, les efforts de l'éleveur tendent à produire des métis sur lesquels convergent les caractères des races originelles, de façon à ce que ces métis soient supérieurs à l'une et à l'autre de ces races.

Pour arriver à ce but, on a recours alternativement à un reproducteur de chaque type que l'on accouple avec le métis de la génération précédente. On n'emploie pas plus fréquemment l'un que l'autre pour ne pas rompre l'équilibre.

On croise un étalon anglais et une jument normande, on a une métisse anglo-normande, demi-sang. Celle-ci est croisée avec l'étalon normand; mais à la troisième génération on reprend l'étalon anglais, à la quatrième l'étalon normand... et ainsi de suite en alternant à chaque génération l'emploi du reproducteur mâle. On a ainsi des métis qui tantôt se rapprochent un peu plus de l'anglais, tantôt un peu plus du normand, selon que le dernier étalon a été un anglais ou un normand.

Lorsque le retour alternatif à l'une ou l'autre des deux races primitives n'est pas effectué avec cette régularité, mais que seulement de temps à autre on change de reproducteur, l'opération prend le nom de *croisement alternatif irrégulier* ou de *brassage du sang*. On se laisse guider par la conformation des métis : ceux-ci s'éloignent-ils trop du type que l'on recherche, sont-ils trop près de l'anglais par exemple, on prend l'étalon normand pour remettre au point, puis on continue avec l'étalon anglais jusqu'à nouvel ordre.

C'est de cette façon que sont « fabriqués » une partie de nos chevaux anglo-normands. Les éleveurs alternent les croisements pour modifier dans tel ou tel sens la conformation des chevaux, selon les besoins de la clientèle. Ils sont devenus très habiles, et obtiennent facilement le type de cheval qui est le plus demandé à un moment donné; la mode change-t-elle, les besoins deviennent-ils autres, ils modifient leurs croisements et satisfont aux demandes. Il est bon de remarquer cependant que ces oscillations sont forcément limitées et que les changements ainsi apportés ne portent jamais que sur des détails de conformation. Ajoutons immédiatement que l'alimentation et le dressage viennent en aide dans une bonne mesure au bon choix des reproducteurs.

Croisement de première génération. — Cette opération a pour objet d'obtenir des individus que l'on ne fera pas reproduire entre eux; il est nécessaire de la renouveler chaque fois que l'on désire de nouveaux sujets.

Elle est donc analogue à la production du mulet (V. *Hybridation*). C'est pourquoi M. Baron range sous le vocable d'*industrie mulassière* ou de *mulasserie* toutes les opérations de croisement visant à la « fabrication » de métis utilisés immédiatement et auxquels on ne laisse pas faire souche.

Le croisement des brebis mérinos avec le bélier southdown, qui donne des agneaux vendus comme *agneaux gras*, est un bon exemple d'industrie mulassière. Les fermiers qui se livrent à cette opération réalisent des bénéfices sensibles, parce que l'agneau southdown-mérinos s'engraisse rapidement, et pèse au bout du même temps plus lourd que l'agneau mérinos. A chaque période de lutte, le bélier southdown est mis au milieu des brebis mérinos, et jamais les agneaux ne sont élevés pour la reproduction.

De même le croisement de la lapine commune et du lapin bélier, de l'oie de Toulouse et de l'oie commune, donnent des métis dont la valeur marchande est supérieure à celle des races en présence.

L'expression de *croisement industriel* appliquée à cette opération ne semble pas devoir lui convenir exclusivement, les autres modes de croisement n'étant pas moins *industriels* que celui-ci.

§ 4. — MÉTISSAGE

Par le croisement, on obtient des *métis* ; le métissage consiste dans la reproduction de ces métis entre eux, dans le but de conserver autant que possible les caractères qu'ils tiennent du croisement.

Pour arriver à ce résultat, une grande persévérance et de longs efforts sont absolument nécessaires. En effet, on ne peut pas procréer en deux ou trois, ou en un très petit nombre de générations, des métis demi-sang aptes à engendrer d'autres animaux de demi-sang. Il faut pour cela des croisements méthodiques, naturels et séculaires.

Lorsque les deux métis sont en présence, ils apportent chacun la même poussée atavistique qui peut faire retourner leur produit à l'une ou à l'autre des races fondamentales initialement croisées. Il y a donc dans le métissage un aléa considérable qui fait que souvent on obtient des sujets manqués. Reste à savoir si la valeur des sujets réussis ne compense pas largement ces pertes. Car, dans le cas contraire, mieux vaudrait fabriquer chaque fois de nouveaux métis plutôt que de faire reproduire ceux-ci entre eux et de ne rien obtenir d'économiquement avantageux.

En somme, dans le *métissage*, la grosse question est d'abord la procréation des *métis*, mâles et femelles, qui doivent être le point de départ de *métis semblables* à eux.

Voici comment M. Baron[1] résume la technique du métissage :

« Un premier croisement donne des demi-sang éphémères dans la majorité immense des cas. Compter sur eux pour faire souche, c'est jouer à la loterie. Ces demi-sang sont généralement aussitôt faits que défaits.

» Cela ne prouve rien cependant contre la possibilité théorique de formes animales mixtes un peu persistantes. Une foule de races quasi-intermédiaires dans l'humanité et l'animalité encouragent cette idée.

» Il faut compter avec le facteur « temps ». Edifiez vos métis ancestraux avec règle et mesure, et tout sera changé. C'est à vous de voir si le changement est opportun.

» Un sang étranger introduit à dose trop forte ne produit rien de bon : c'est la mort ou l'évacuation violente.

» Introduit à petite dose, le sang d'une autre race tend au contraire à s'incorporer heureusement : il s'établit une tolérance, un « mithridatisme » favorables. L'émétique cesse d'être poison ou vomitif : il devient controstimulant. »

Un exemple de ces races métisses que l'on arrive ainsi à constituer est fourni par la race anglaise de chevaux de course, dits de « pur sang », et qui ne sont autre chose

____
1. *Méthodes de reproduction*, p. 453.

que des métis descendant du croisement des chevaux orientaux et des juments anglaises. Ils ont acquis de la fixité, et l'entraînement auquel ils sont soumis leur a fait prendre une physionomie spéciale. La sélection, favorisée par les livres généalogiques, a joué aussi un rôle important dans la formation de ce type.

Quelques-uns de nos chevaux anglo-normands sont aussi obtenus par métissage entre les étalons et les juments métis les mieux conformés ; mais l'ancienneté des croisements n'est pas encore assez longue pour que l'on puisse avoir exclusivement recours à ce procédé. Nous venons de dire que le croisement alternatif régulier ou irrégulier est encore en grand honneur.

§ 5. — HYBRIDATION

Certains zootechniciens ne distinguent pas les *hybrides* des *métis*. Il y a cependant entre ces deux catégories une différence capitale : le métis reste fécond, tandis que l'hybride ne se reproduit pas.

L'*hybridation* est donc une méthode qui a pour résultat la production de sujets incapables de faire souche (Cornevin).

Dans un autre ordre d'idées, on peut différencier le métis de l'hybride de la façon suivante : le métis résulte du mariage de deux animaux de la même espèce, mais de races différentes ; l'hybride, ou mulet, résulte du croisement de deux animaux du même genre, mais d'espèces distinctes.

Le *mulet* est procréé par deux individus du genre *equus*, mais dont l'un, l'étalon, appartient à l'espèce asine (*equus asinus*), et l'autre à l'espèce chevaline (*equus caballus*).

L'infécondité des hybrides n'est cependant pas absolue : le Jardin d'acclimatation de Paris possède une mule féconde qui a donné des produits avec l'âne et le cheval ; de même une mule de la ferme de Bajoca, près de Lisbonne.

Description de quelques hybrides. — Dans certaines régions de la France, le Poitou notamment et les départements de la haute vallée du Rhône, on se livre en grand à la production et à l'élevage du *mulet*. Ces animaux sont exclusivement utilisés comme moteurs ; ils résultent de l'accouplement du *baudet* et de la *jument mulassière*. Les individus de forte taille atteignent parfois des prix très élevés.

L'hybride correspondant au mulet est le *bardot*, qui résulte de l'accouplement du *cheval* avec l'*ânesse*. Sa production est beaucoup moins répandue que celle du mulet ; on la pratique surtout en Sicile et quelque peu en Grèce.

Le *chabin* est l'hybride du *bélier* et de la *chèvre*, ou du *bouc* et de la *brebis*. On prétend qu'il existe au Chili et qu'il s'y reproduit indéfiniment. Cependant M. Gay, qui l'a étudié sur place, dit qu'il faut recommencer presque à chaque instant la série des croisements préparatoires si l'on veut obtenir de beaux chabins dont on exploite la fourrure.

L'existence de cet hybride est problématique ou assurément fort rare : dans tous les troupeaux de la Brie, il existe des boucs et des chèvres qui vivent dans une étroite promiscuité avec les brebis et les béliers ; et cependant on n'a pas signalé, que nous sachions, la naissance d'un hybride des deux espèces. MM. Cornevin et Lesbre se sont livrés à une étude comparative très complète des os du chabin, du mouton et de la chèvre, et ont abouti à cette conclusion que le squelette du chabin diffère infiniment peu de celui du mouton.

Le *léporide* est l'hybride qui résulterait de l'accouplement du *lièvre* avec la *lapine*. Sa fécondité, assure-t-on, serait continue. Comme il ne nous a jamais été donné de voir un léporide provenant « directement » de l'accouplement du lièvre et de la lapine, une certaine réserve nous est imposée. Nous ne nions pas l'existence des léporides, pas plus que leur fécondité « inter-se » ; mais nous serions fort heureux de pouvoir constater l'authenticité de cette opération zootechnique. Rien ne prouve que ces animaux dont on parle tant ne soient pas des métis dans le vrai sens du mot, c'est-à-dire le produit du croisement de deux races de lapins[1].

Le *dzo* est un hybride obtenu par l'accouplement du *zébu* mâle avec la femelle du *yack*. Ce mulet bovin est un moteur excellent et rapide. Il jouirait également d'une fécondité indéfinie (?).

Le *canide* est un hybride qui a pour procréateurs le chien et la louve ou la chienne et le chacal.

En thèse générale, les hybrides sont stériles; quand exceptionnellement ils sont féconds, les produits qu'ils donnent sont voués à une stérilité plus ou moins prochaine. Pour quelques-uns cependant, des doutes subsistent. Il faudrait que des expériences fussent tentées. Bien que ces essais de reproduction soient du domaine de la zoologie pure, plutôt que de celui de la zootechnie, ils mériteraient d'être encouragés. Il est regrettable que les professeurs de zootechnie de nos grands établissements scientifiques ne puissent point être mis à même de faire, dans cet ordre d'idées, des expériences suivies qui éclairciraient enfin des points de doctrine obscurs.

1. Les travaux récents de **M.** Rémy Saint-Loup et de **M.** Lesbre sur l'anatomie du léporide permettent de rattacher cet animal au lapin.

CHAPITRE IV

MÉTHODES DE GYMNASTIQUE

On désigne sous le nom de *gymnastique fonctionnelle* l'exercice provoqué dans un ou plusieurs appareils organiques, afin d'en exciter la fonction physiologique.

Les éleveurs, les entraineurs, les nourrisseurs activent par une gymnastique méthodique et raisonnée les fonctions de tel ou tel organe, dans le but d'accélérer son fonctionnement, et finalement d'augmenter son rendement économique.

Lorsque l'amélioration cherchée a été obtenue, elle est susceptible de se perpétuer par la voie de l'hérédité ; et c'est ainsi que l'on peut, par une gymnastique bien entendue, améliorer non seulement les individus, mais encore les espèces et les races.

L'étude des méthodes de gymnastique est donc le complément de celle des méthodes de reproduction, puisque les premières créent des améliorations que la génération va transmettre. Sans elles, tel animal qui paraissait doué d'aptitudes admirables restera chétif et médiocre.

L'influence de l'exercice sur la forme et le développement des organes n'a point échappé aux naturalistes. Wallace fait remarquer que les oiseaux des îles ont les ailes plus courtes que ceux de leurs congénères qui habitent les continents voisins ; et cela en raison de leur vie plus sédentaire.

Lamarck formule l'aphorisme : « la fonction fait l'organe », et fait jouer à l'habitude fonctionnelle un rôle modificateur important.

Si, dans la nature, on constate déjà ces résultats, la gymnastique faite méthodiquement par l'homme va en donner de plus certains encore ; l'importance de la gymnastique fonctionnelle n'échappera donc à personne. Nous allons en suivre l'étude dans les différents appareils.

Gymnastique de l'appareil digestif. — Les améliorations culturales qui ont pour effet d'augmenter le rendement des récoltes, et notamment des aliments destinés aux animaux de la ferme (fourrages, grains, racines, etc.), contribuent au perfectionnement des espèces domestiques. L'augmentation de nourriture provoque la gymnastique de l'appareil digestif ; et les modifications consécutives, loin de se borner seulement aux organes de cet appareil, portent finalement sur l'ensemble des individus ; ceux-ci augmentent de taille, de poids, de force et de résistance.

La fonction digestive joue dans l'organisme un rôle prépondérant ; elle prépare et fournit les matériaux nécessaires à la bonne conservation de ce dernier ; et si les aliments qu'elle transforme sont en abondance et de bonne qualité, son influence sera rapide et sûre.

Quand des animaux sont transportés d'un pays pauvre dans un pays riche, ils ne tardent pas à augmenter de volume ; c'est ainsi que les vaches bretonnes importées en Brie, où elles sont abondamment nourries, ne tardent pas, après deux ou trois générations, à presque doubler de poids.

Si, par contre, on importe dans une région pauvre des animaux provenant d'un pays riche et plantureux, ces individus ne pourront s'accommoder à leur nouveau régime; la taille et les qualités qu'ils possédaient ne tarderont pas à diminuer dans une notable proportion.

La vache hollandaise, considérée dans son pays d'origine, le polder de la Hollande, fournit une grande quantité de lait, parce qu'elle trouve là un climat tempéré et humide ainsi qu'une herbe abondante, toutes circonstances favorables à un bon fonctionnement de l'appareil digestif se traduisant finalement par une large sécrétion du pis. Que l'on transporte ces remarquables laitières dans un pays peu fertile, sec et froid, elles perdront toutes leurs qualités.

En résumé, toute race transportée d'un milieu aride dans un milieu fertile est appelée à une amélioration certaine, parce que la consommation d'aliments substantiels entraîne du côté de l'appareil digestif une gymnastique qui augmente sa puissance et qui se répercute sur la taille et l'état d'embonpoint. Le contraire aura lieu lorsque des animaux appartenant à une contrée riche et fertile seront transportés dans une localité pauvre.

Un des résultats les plus nets et les plus concluants de la gymnastique de l'appareil digestif, c'est la *maturité précoce* que l'on arrive à obtenir avec elle sur toutes nos races domestiques; « la *précocité* est le résultat capital de la gymnastique des organes de nutrition » (Cornevin). C'est grâce à elle que Bakewell et les frères Collings ont pu créer leurs races si précoces du mouton Dishley et du bœuf Durham.

Cependant il faut s'entendre sur la valeur exacte du terme, et ne point confondre la précocité telle qu'on doit la comprendre ici, avec la *précocité génésique*. Un animal est apte à la reproduction avant d'avoir atteint l'âge adulte, et par conséquent son entier développement.

La *précocité* a pour résultat de produire des animaux adultes avant l'âge naturel ; elle donne à de jeunes animaux toutes les aptitudes qui sont l'apanage de sujets arrivés normalement à leur complet développement. Cette maturité hâtive est caractérisée par l'achèvement du squelette, la soudure des épiphyses des os longs ; la taille est acquise définitivement ; la dentition est achevée.

Dans l'espèce bovine, le développement d'un bœuf précoce peut être terminé au bout de trois ans, au lieu de cinq, qu'exige celui des animaux communs. Dans l'espèce ovine, on peut avancer la maturité de huit mois et même d'un an.

Les animaux précoces peuvent-ils remplir toutes les fonctions industrielles qui sont exercées par les individus à accroissement régulier ? Sanson l'affirme ; cependant il reconnaît que la chair musculaire d'un bœuf précoce diffère sensiblement de celle d'un autre ; elle n'est bonne que rôtie ; elle est médiocre, voire même mauvaise quand elle est bouillie ; c'est-à-dire que les muscles manquent de l'énergie et de la puissance de contraction nécessaires à tout animal de travail ; ils n'ont point de force emmagasinée. La précocité ne convient donc nullement aux animaux de travail ; elle ne peut être recherchée que pour les animaux d'engrais dont on doit tirer un prompt bénéfice.

Quelles sont les conditions à remplir pour obtenir des animaux précoces ?

L'*hérédité* joue ici un rôle intéressant. On a constaté que les produits du croisement d'un taureau Durham avec une vache commune, ou d'un bélier Dishley avec une brebis quelconque, prennent toujours leurs dents d'adulte bien plus tôt que les animaux du même âge appartenant à la race mère. Le mâle a donc transmis sa précocité.

Toutefois, il est d'autres facteurs qui interviennent et qui tiennent à l'époque de la naissance, à la nourriture du premier âge, au climat, à l'alimentation en général, etc., etc.

1° Les éleveurs ont généralement le soin de régler l'époque des accouplements, de façon à ce que la venue des poulains, des veaux et des agneaux coïncide avec le début de la belle saison.

A ce moment de l'année, la nourriture est plus abondante ; et les mères alimentées copieusement produisent la quantité de lait nécessaire aux nouveau-nés. Le lait est l'aliment indispensable du jeune, et par ses éléments azotés et minéraux, il pousse à un accroissement rapide.

2° Il y a donc lieu, quand on veut obtenir des animaux précoces, de prolonger aussi longtemps que possible la durée de ce mode d'alimentation. C'est ainsi que dans le Charolais, notamment, les veaux consomment exclusivement le lait de leur mère et aussi longtemps que celle-ci peut leur en donner. La vache charolaise n'est pas une forte laitière, mais son lait est de bonne qualité, et la quantité produite suffit largement à l'élevage du veau. La prolongation de ce régime a un effet très net, celui d'augmenter la taille du jeune, de permettre à celui-ci de se sevrer petit à petit et de s'habituer progressivement au régime herbacé qui va suivre.

Lorsque l'alimentation lactée est poussée à l'excès, on obtient rapidement des veaux gras, mais qui ne sont bons que pour la boucherie, parce que, en raison de leur obésité, ils ne feraient que de médiocres élèves. Ces veaux sont nourris jusqu'à l'âge de trois mois, au plus, avec tout le lait qu'ils peuvent consommer ; l'appareil digestif subit de ce fait une gymnastique aussi intense que possible, puisqu'il n'est pas rare de voir certains de ces veaux boire le lait de deux et même trois vaches. La rapidité de leur développement et l'ampleur de formes qu'ils acquièrent, prouvent l'efficacité du régime auquel ils sont soumis.

Dans les écuries d'élevage du cheval de course, les poulains tettent le plus longtemps possible leurs mères, et celles-ci reçoivent toujours une abondante et substantielle nourriture qui augmente leur sécrétion lactée.

Pendant près de vingt ans, l'un de nous a suivi au haras de Jonville un élevage de poulains de pur sang, et a pu constater la bienfaisante influence d'un régime lacté prolongé sur le développement des jeunes. On élevait à Jonville deux catégories de poulains ; les uns y arrivaient avec leurs mères et n'étaient jamais sevrés avant cinq mois ; les autres, amenés de Normandie, avaient été sevrés prématurément. Or, il existait une différence énorme entre ces deux catégories. Tandis que les premiers étaient gras et bien portants avec le poil luisant, les seconds étaient maigres, plus chétifs, avec un poil long et terne. Même en les nourrissant d'une façon progressivement intensive, on n'arrivait jamais à faire acquérir à ces derniers la vigueur, l'énergie et la taille de ceux qui avaient bu pendant de longs mois le lait maternel, et qui avaient pu s'habituer progressivement au régime végétal en mangeant avec leurs mères.

Les mêmes remarques peuvent se faire journellement sur les troupeaux de moutons. Les agneaux nés de mères bien nourries et qui sont sevrés tardivement sont beaucoup plus précoces que des agneaux de même race allaités par des brebis parcimonieusement alimentées et trop tôt taries.

3° L'*influence du climat* est indéniable. En naissant au commencement de la belle saison, les nouveau-nés ne profitent pas seulement de la nourriture abondante qui leur arrive avec la chaleur, mais aussi de la douceur de la température.

Dans certaines fermes, on fait naître les agneaux en hiver, dans d'autres au printemps; bien que les bergeries soient chaudes, les agneaux d'été seront toujours les meilleurs. Les alternances de chaud et de froid sont surtout très préjudiciables au développement; et ces influences défavorables sont encore augmentées par ce fait qu'en hiver la nourriture des brebis ne pousse pas autant au lait que celle qu'elles reçoivent au printemps.

4° L'*alimentation* qui suit le sevrage a une très grande influence sur la rapidité de l'accroissement.

Lorsque la nourriture verte succède au régime lacté, ce qui arrive pour les jeunes nés pendant la belle saison et élevés au pâturage avec leurs mères, le sevrage s'opère sans transition brusque, et le vert continue heureusement la première alimentation. L'appareil digestif s'accoutume à un large fonctionnement; la nutrition générale ne cesse de s'accomplir favorablement; et cette gymnastique fonctionnelle est puissamment aidée par l'exercice que prend le jeune sujet au milieu du pâturage.

Si au contraire on fait succéder au lait une nourriture sèche, celle-ci est consommée avec moins d'appétit et il faut ajouter à la ration d'autres aliments facilement digestibles, tels que les racines cuites ou fermentées, des tourteaux ou des grains. Les grains sont préférables aux tourteaux, qui, souvent, renferment des substances toxiques; ainsi, le tourteau de coton peut être la cause d'accidents mortels chez les veaux et les agneaux qui viennent d'être sevrés.

C'est en nourrissant très fortement les jeunes que l'on

arrive à leur faire prendre un développement rapide, et à faire acquérir aux races à viande la précocité sans laquelle elles ne peuvent être exploitées raisonnablement.

Gymnastique de l'appareil locomoteur. — Cette gymnastique a été surtout appliquée au cheval et spécialement pour les allures du trot et du galop.

Les chevaux de course, en particulier, y sont le plus absolument soumis ; cette gymnastique fonctionnelle porte, dans ce cas, le nom d'*entraînement*.

Les modifications amenées dans l'organisme par l'entraînement, associé à une alimentation intensive, se font sentir non seulement sur l'appareil même de la locomotion, mais sur ceux de la respiration, de la circulation et de l'innervation.

Les chevaux sont soumis à des allures variées et rapides, ce qui augmente la puissance de contraction des muscles, l'amplitude et la vitesse des mouvements des membres. Sous l'influence bienfaisante de cette gymnastique, les muscles qui concourent à l'acte respiratoire prennent également de la force ; la poitrine s'élargit ; le poumon fonctionne régulièrement et amplement ; l'essoufflement disparaît, et l'hématose s'accomplit dans des conditions de plus en plus favorables Une circulation active s'établit dans tous les muscles et partant dans tout l'organisme, et la mutation devient plus parfaite.

L'entraînement a pour but de faire acquérir aux chevaux de la vitesse : le cheval de course est arrivé actuellement à une rapidité surprenante. On a constaté des vitesses de 13 m. 80 par seconde pour un trajet de 4 kilomètres et de 14 m. 60 pour un trajet de 2 kilomètres[1]. Les *trotteurs américains* fournissent un exemple frappant de l'amélioration ainsi obtenue.

1. Colin, *Physiologie comparée*. Paris, 1886.

En 1818, un trotteur américain parcourait 1 kilomètre
en 1 minute 51 secondes ; en 1881, il parcourait la même
distance en 1 minute 21 secondes [1]. La vitesse de ces chevaux s'est donc accrue dans une proportion très notable.

Les chevaux entraînés acquièrent non seulement de la
vitesse, mais encore du *fond*. C'est une qualité précieuse
parce qu'elle est nécessaire dans un grand nombre de
circonstances pour les chevaux de service.

Avoir du fond, c'est pouvoir résister longtemps à la fatigue. Il faut pour cela une circulation active et un système nerveux puissant. Le fond est recherché pour la
cavalerie, dont les chevaux peuvent souvent avoir à faire
des courses forcées.

La pratique de l'entraînement amène la gymnastique
de tous les organes qui servent à débarrasser l'organisme
des produits de déchets. Plus ces organes excréteurs, ces
émonctoires naturels travailleront rapidement, plus les
grandes fonctions s'accompliront à l'aise et plus l'animal
acquerra de fond ; il sera en effet d'autant plus apte à résister à la fatigue, puisque cette fatigue est causée précisément par la présence dans les muscles des produits de
déchets dus à leur fonctionnement.

Les suées, les massages, etc., auxquels on soumet les
chevaux à l'entraînement, n'ont pas d'autre but que d'exciter la fonction de la peau et de favoriser ces déperditions.

Gymnatique de l'appareil de la lactation. — L'influence des procédés de la gymnastique fonctionnelle est
surtout remarquable quand ils sont appliqués à la mamelle.

La sécrétion lactée est en thèse générale sous la dépendance des fonctions de génération ; la mamelle donne du
lait au moment de l'accouchement.

1. Cornevin, *Zootechnie générale*, p. 333.

Mais il n'en est pas toujours ainsi, et la sécrétion lactée peut s'établir sous la seule influence de l'excitation extérieure de la glande mammaire. Et si des excitations accidentelles amènent une sécrétion, on comprend immédiatement qu'un exercice méthodique doive exercer une heureuse influence sur la quantité de lait que fournit une femelle en exploitation.

Une vache donne d'autant plus de lait que la mulsion des mamelles est plus fréquente; il faut faire trois traites par jour et non une ou deux; si même l'agriculteur ou le nourrisseur a la négligence de ne pas exiger de son personnel de bien faire la traite et surtout de vider complètement la mamelle, les bêtes finissent par redevenir médiocres laitières.

La brebis, qui n'est généralement pas utilisée comme laitière, donne, dans certains cas, une abondante sécrétion lactée. Dans l'Aveyron, aux environs de Roquefort, où l'on fabrique avec le lait de brebis un fromage renommé, on est arrivé à rendre ces femelles excellentes laitières par une gymnastique préparatoire des mamelles; on exerce le soubattage de la glande, on la malaxe, on excite les trayons, et par ces procédés on a pu créer une race de brebis bonnes laitières qui transmettent héréditairement les qualités que la gymnastique leur a fait acquérir.

Sanson croit qu'un des meilleurs moyens de développer les aptitudes laitières d'une femelle, une vache, par exemple, consiste à la faire produire dès que les premières chaleurs se manifestent. Il est évident que plus tôt les mamelles seront appelées à travailler, plus elles se développeront; mais les faits de la pratique démontrent journellement que c'est faire une mauvaise opération que de livrer des animaux trop jeunes à la reproduction. Une gestation précoce est toujours préjudiciable aux génisses ; elle arrête leur développement et amène, dans la suite, une usure prématurée. Le mieux est d'attendre un peu ; ce ne sera point du temps perdu.

Gymnastique du système nerveux. — Appliquée aux animaux, la gymnastique du système nerveux et particulièrement du cerveau constitue le *dressage*. C'est surtout pour les moteurs que cette question est intéressante.

Le dressage a pour but de rendre les animaux plus dociles, plus intelligents; il leur permet de comprendre ce que l'on exige d'eux, et les rend ainsi plus maniables, plus parfaitement utilisables.

Il faut que le dressage soit effectué avec méthode, et une grande douceur est nécessaire pour qu'il porte tous ses fruits.

L'animal dressé n'a plus besoin pour agir de recevoir des excitations continuelles. On l'amène à obéir rapidement à une indication donnée en supprimant chez lui toutes les phases intermédiaires par lesquelles passerait sa fonction cérébrale, et au cours desquelles il pourrait peut-être se dérober ; on en fait un automate : un automate intelligent, s'entend, chez lequel on s'efforce de supprimer les mouvements inutiles. L'animal dressé est complètement soumis à la volonté de son maître qui tire ainsi de lui le meilleur rendement.

La gymnastique fonctionnelle a donc une grande importance en ce qui concerne l'exploitation des animaux; elle permet de tirer d'eux une somme plus grande de profits. Cependant il ne faut pas oublier que les méthodes de reproduction jouent aussi un grand rôle et que, si les modifications qu'amène la gymnastique ne pouvaient pas être fixées par l'hérédité et multipliées par des croisements, elles perdraient beaucoup de leur valeur. On serait alors obligé de faire agir les mêmes procédés sur chaque individu ; et une œuvre aussi ingrate ne pourrait pas donner de bons résultats.

Réciproquement, il ne suffit pas seulement, pour avoir de beaux et bons animaux, de posséder des reproducteurs d'élite ; mais il faut encore aider ceux-ci dans leur rôle améliorateur en nourrissant bien leurs produits, en les soumettant, chacun selon sa fonction, à une gymnastique appropriée.

L'importance fondamentale de la gymnastique de l'appareil digestif se retrouve partout. Sans elle, les autres méthodes ne produiraient pas tous leurs effets. Si le cheval de course ne recevait pas des aliments de choix, il ne résisterait pas à l'entraînement et ne gagnerait jamais de prix ; si l'on ne nourrissait pas abondamment et convenablement la vache laitière, on aurait beau exciter et soubattre ses mamelles, on n'en tirerait que peu de lait.

C'est par une heureuse combinaison de tous ces principes que l'homme, modifiant ses animaux domestiques selon les circonstances ou les besoins, en obtiendra décidément tout ce qu'il est possible d'en tirer.

CHAPITRE V

MÉTHODES D'EXPLOITATION

Quels que soient les rôles que jouent dans nos fermes
les animaux que nous y entretenons, ils concourent tous
au même but, la production de bénéfices.

L'exploitation des animaux domestiques ne peut donc
que gagner à être méthodique, c'est-à-dire à s'effectuer
d'après les règles de la science zootechnique. M. Sanson
dit que l'on qualifie à tort du nom de spéculations les
entreprises zootechniques sur le bétail; en thèse générale, le savant professeur a raison; il a raison encore
lorsqu'il avance que le progrès en zootechnie ne consiste
pas toujours à exploiter les plus beaux animaux, mais
ceux qui donnent les plus gros bénéfices; les entreprises
zootechniques ne diffèrent pas, quant au but, des entreprises commerciales; celles qui promettent les gains les
plus certains doivent être préférées. Cependant les spéculations existent dans le domaine de l'exploitation du
bétail, comme dans certaines opérations commerciales.
Ici, comme ailleurs, la spéculation peut être aléatoire,
mais elle peut aussi donner de sérieux bénéfices; à ce
titre, elle ne doit point être traitée avec le dédain que
M. Sanson professe à son endroit. Ce sont surtout les

cultivateurs de la banlieue de nos gros marchés d'approvisionnement (la Villette, Lyon, Bordeaux) qui se livrent
à la spéculation ; ils s'exposent évidemment à des risques, en faisant des acquisitions sur ces marchés, mais
ils courent aussi la chance de réaliser des bénéfices fructueux, surtout si ce sont des gens avisés. En effet, il arrive parfois que les marchés sont encombrés et que
l'offre est de beaucoup supérieure à la demande ; il en
résulte un avilissement momentané dans les prix, et c'est
faire acte de spéculation heureuse que d'acheter dans ces
conditions des animaux, avec la certitude de les revendre
quelques jours ou quelques semaines plus tard à des prix
rémunérateurs.

Il y a quelques années, lorsque ces marchés ne possédaient pas un service d'inspection régulièrement organisé,
les risques à courir étaient très grands ; les cultivateurs
s'exposaient à introduire chez eux des animaux atteints
de maladies contagieuses ; mais à l'heure actuelle ce danger est beaucoup moins considérable.

Non pas que l'on veuille faire de la spéculation une
entreprise zootechnique recommandable et vraiment
digne de ce nom ; nous ne voulons parler ici que des entreprises auxquelles le cultivateur se livre sur les animaux
de sa ferme en s'inspirant de méthodes scientifiques précises.

Ces entreprises sont très distinctes ; nous savons déjà
que les machines animales ne sont pas exactement comparables aux machines brutes. Lorsqu'il s'agit de jeunes
animaux, la différence s'accentue encore, parce qu'ici
une partie seulement des aliments consommés sert à assurer le fonctionnement de l'organisme, l'autre devant servir à l'accroissement du jeune, c'est-à-dire à une augmentation de poids, de taille, à un développement d'aptitudes, etc.

Les principales méthodes d'exploitation des animaux
domestiques sont les suivantes :

1° Production des jeunes animaux :
2° Élevage et exploitation des jeunes animaux ;
3° Production du lait ;
4° Production de la viande :
5° Production de la laine ;
6° Production du travail.

Production des jeunes animaux. — Certains pays d'élevage n'entretiennent des juments et des truies que pour
produire des jeunes sujets qui sont vendus à l'époque du
sevrage. Par conséquent le bénéfice de l'exploitation consiste exclusivement dans la vente des poulains et des
porcelets.

Conséquemment, pour que ce bénéfice soit certain, il
faut que les produits soient beaux et vendables dans les
meilleures conditions. Tout cela dépend du choix des reproducteurs et de la pratique des méthodes de reproduction.

Malheureusement les poulinières et les truies sont trop
souvent mal choisies ; les éleveurs, cherchant seulement
à vendre le plus grand nombre possible de poulains et
de cochons de lait, ne s'inquiètent que médiocrement
de la qualité des reproducteurs. C'est un tort grave, car
les acheteurs savent toujours tenir compte de la conformation des pères et des mères.

Les sociétés d'agriculture et les syndicats agricoles
sont appelés à jouer un rôle utile pour l'amélioration de
cette branche de l'exploitation animale. Ils peuvent, en
effet, accorder des primes aux meilleurs reproducteurs.
mettre ceux-ci le plus économiquement posssible à la
disposition des éleveurs, démontrer dans des conférences tout l'intérêt qui s'attache à la production de sujets
d'élite.

(Voir, pour compléter ce paragraphe, le chapitre des Méthodes de reproduction et celui des Méthodes d'encouragement.)

Élevage et exploitation des jeunes. — Les éleveurs qui achètent des poulains, des veaux et des porcelets au sevrage tentent une entreprise zootechnique dont la durée, quoique très limitée, leur assure généralement des bénéfices.

Dans certains départements de l'Est, en Normandie, en Bretagne, les poulains sont achetés à six mois, puis emmenés pour être mis au pâturage jusqu'à l'âge de dix-huit mois.

A ce moment, ils sont vendus à d'autres éleveurs qui les gardent jusqu'à l'âge de quatre ou cinq ans, en les employant comme animaux de travail. A cinq ans, ils sont revendus à l'exploitant, industriel ou autre, qui les utilisera exclusivement comme moteurs.

Avant d'atteindre l'âge adulte, les jeunes chevaux donnent donc lieu à trois entreprises zootechniques qui toutes doivent se liquider en bénéfice :

Dans la première, c'est d'après le capital que représente la mère que ce bénéfice est calculé. Dans la seconde, le poulain sevré consomme des aliments auxquels il donne une plus-value d'autant plus considérable qu'il y a plus d'écart entre son prix d'achat et son prix de vente. Le troisième entrepreneur, en achetant des poulains de dix-huit mois, escompte également la plus-value qu'aura acquise le cheval à quatre ans. Cette plus-value devra le dédommager amplement de ses frais de dressage et de nourriture, alors qu'il a déjà utilisé journellement le jeune animal pour les travaux de la ferme.

Il en est de même en ce qui concerne les génisses qui viennent de Normandie aux foires du Centre ; elles sont âgées de quinze à dix-huit mois à peu près, et généralement pleines. Bien nourries dans leur nouveau domicile, ces vêles augmentent notablement de valeur ; à la valeur intrinsèque qu'elles représentent et qui s'accroît par le développement qu'elles prennent, s'ajoute celle de leur veau et de leur lait.

Dans les départements de l'Est et la vallée du Rhône, on se livre à une opération analogue sur les jeunes bœufs (bouvillons), les mulets et les mules. Dans la Bresse et la Franche-Comté, la plupart des cultivateurs achètent des bouvillons qu'ils dressent, nourrissent et revendent avec bénéfice au bout d'un an, quelquefois même plus tôt.

C'est surtout dans la vallée du Rhône que l'on pratique l'élevage et le dressage des muletons, comme base de cette entreprise si intéressante, qui correspond à la division du travail dans l'industrie.

Production du lait. — L'exploitation des bêtes laitières est une opération très fructueuse, surtout quand elle est pratiquée au voisinage des grandes villes, ou dans des contrées où les fourrages se vendent mal, ou dans celles où la vaine pâture met à la disposition des propriétaires des pâturages qui ne leur coûtent absolument rien.

Il faut donc, dans ce genre d'exploitation, tenir grand compte des circonstances et des milieux dans lesquels on se trouve. Le choix de la bête (vache) à exploiter réclame une grande attention et une compétence certaine.

Au voisinage des villes, il est urgent de savoir choisir les vaches qui possèdent la plus grande aptitude laitière ; c'est dire que ce choix doit porter sur les femelles de races déterminées : les cotentines, les flamandes, les hollandaises et les schwitz.

En règle générale, c'est à la *cotentine* qu'il faut donner la préférence. Cette vache est relativement rustique : bien conformée, étoffée, bonne laitière, susceptible de fournir à la fin de sa carrière une bonne viande de boucherie.

La *hollandaise* et la *flamande*, plus minces, moins bien en chair, contractent plus facilement les affections contagieuses qui règnent dans les vacheries, tuberculose, péripneumonie, etc. ; et leur lait, moins riche en beurre, ne possède pas les qualités de celui de la cotentine.

Reste la *schwitz*; cette vache est aussi bonne que la normande, en tant que laitière ; mais il faut l'aller chercher au loin et, plus rustique, elle possède une moins grande aptitude à l'engraissement.

Nous ne parlons pas des vaches *bretonnes* et *jerseyiaises*, dont le lait si riche en beurre est surtout exploité en vue de la fabrication de cette denrée ; à cause de leur petite taille et des conditions spéciales au milieu desquelles elles vivent dans leur pays natal, elles ne peuvent point être entretenues économiquement dans les grandes exploitations.

Les considérations qui précèdent n'ont en vue que la vente du lait en nature ; mais ce dernier peut donner des profits d'autre sorte, selon qu'on le transforme en fromage ou en beurre, ou qu'on le fait consommer à de jeunes animaux.

Dans différentes régions, le Gâtinais notamment, on fait consommer le lait par des veaux que l'on vend à la boucherie vers l'âge de deux ou trois mois. Ces *veaux gras*, exclusivement nourris de lait, fournissent une viande très blanche de première qualité.

La fabrication du fromage est pratiquée dans beaucoup de fermes de la Brie (Brie-Coulommiers) et dans toute la région montagneuse de l'Est, où le lait, riche en caséine, des vaches de la région est transformé en fromage dit de Gruyère, du nom du village suisse où cette fabrication a commencé.

Le lait de la brebis est également transformé en fromage dans la région comprise entre la Dordogne et la

Garonne ; les fromages de Roquefort sont universellement renommés.

En Normandie, en Bretagne et dans l'île de Jersey, on se livre à la fabrication du beurre ; les départements français qui bordent le littoral de la Manche font pour l'Angleterre des exportations considérables de beurres renommés (Isigny).

Production de la viande. — C'est à l'abattoir que tous les animaux dits de *boucherie*, bœufs et vaches, moutons et porcs, viennent fatalement terminer leur existence.

Toutefois ils n'y arrivent pas tous dans des conditions également parfaites.

L'engraissement du bétail constitue une entreprise zootechnique des plus importantes. La consommation de la viande augmente sans cesse ; il suffit pour s'en rendre compte de comparer les statistiques de ces dix dernières années. L'agriculteur est donc assuré de trouver de ce côté un débouché certain ; aussi voyons-nous tous les jours l'élevage et l'engraissement du bétail prendre des proportions plus grandes.

Les procédés d'engraissement varient nécessairement suivant les espèces animales et les circonstances de l'exploitation. Ils sont au nombre de trois :

1° Engraissement au pâturage ;

2° Engraissement à l'étable en stabulation ;

3° Engraissement par un mode mixte.

Engraissement au pâturage. — En Normandie, dans les départements de la Nièvre, de la Côte-d'Or, de la Saône-et-Loire, de l'Allier, du Cher, etc., un grand nombre de cultivateurs font consommer sur pied l'herbe de leurs prairies. Ils achètent en mars et en avril des animaux maigres, bœufs et vaches, et les laissent en liberté dans les pâturages.

Les bénéfices de cette opération sont absolument subordonnés aux conditions dans lesquelles se trouvent placés les animaux.

Il faut que l'herbe de la prairie soit abondante, pour que ces animaux se déplacent le moins possible ; il faut qu'elle soit de bonne qualité, pour que l'engraissement soit plus rapide et la viande meilleure. Or cette abondance et cette qualité de l'herbe sont sous la dépendance du sol ; c'est pourquoi on ne peut faire de bon engraissement au pâturage que dans certaines régions privilégiées, la Normandie (vallée d'Auge), le Nivernais et le Charolais.

Il faut également savoir choisir les animaux, prendre ceux qui possèdent la plus grande aptitude digestive et ceux aussi qui seront d'un écoulement facile. Car il faut avant tout se préoccuper d'engraisser vite et d'engraisser des animaux d'un sûr débouché. C'est ainsi que, dans certaines régions, on pratique l'engraissement du bœuf, dans d'autres l'engraissement de la vache. Dans ce dernier cas, il est recommandé d'abandonner un taureau au milieu des femelles, pour que celles-ci se trouvent fécondées lorsqu'elles entreront en chaleur ; on a de tout temps fait la remarque qu'une femelle en état de gestation engraisse mieux et plus rapidement que quand on la laisse inféconde.

L'engraissement des moutons s'effectue aussi au pâturage ; mais il faut que celui-ci ne soit pas marécageux. Les moutons engraissés au voisinage de la mer prennent le nom de *prés-salés*, à cause de la saveur particulièrement agréable que possède leur viande.

L'engraissement à l'étable. — Dans les pays qui ne possèdent pas de prairies ou qui n'en ont que de mauvaises, on pratique l'engraissement en stabulation.

Il est plus difficile que le précédent à pratiquer avec bénéfice. Le choix des sujets à engraisser est encore plus délicat. Certains ne se livrent à ce genre d'opérations que pour essayer de vendre des bêtes trop vieilles ; cette manière de faire est absolument défectueuse, parce que les animaux âgés, ayant perdu leur puissance digestive, sont fort longs à engraisser. Il faut, dans tous les cas, choisir des sujets jeunes et vigoureux, en pleine possession de toutes leurs qualités digestives.

L'engraissement porte en général sur des bœufs qui viennent de fournir une ou deux années de travail. Les aliments qui, dans les grandes exploitations, servent de base à la ration, sont les betteraves et les pulpes de distilleries et de sucreries. L'industrie betteravière acquérant une large extension, les aliments de cette nature prennent dans l'alimentation une part de plus en plus grande. Il est des agriculteurs qui croient possible d'engraisser des animaux seulement avec de la pulpe et un peu de menues pailles : c'est une grosse erreur économique. On peut, en laissant ces animaux au repos, augmenter avec un semblable régime leur état d'embonpoint ; mais c'est une opération à fort long terme et qui ne peut donner que des bénéfices incertains, si elle en donne. Il ne faut pas oublier que les bêtes à l'engrais sont des *capitaux circulants* dont on doit liquider le compte le plus rapidement possible, par conséquent engraisser dans le temps le plus court.

Pour arriver à ce résultat, il faut donc, après avoir choisi des animaux précoces, adjoindre à leur ration des aliments concentrés, grains concassés, tourteaux, etc., etc.

Les tubercules, les racines sont également à conseiller ; la cuisson, qui augmente la digestibilité, ne peut être que favorable ainsi que les autres préparations culinaires (Voir *Préparation des aliments*).

Ces observations s'appliquent également aux bêtes ovines. Le porc peut être engraissé avec les matières les plus diverses ; les pommes de terre cuites, le son, les résidus de l'alimentation de l'homme permettent de pousser très loin son engraissement.

L'engraissement ou *gavage* des oiseaux de basse-cour a depuis quelques années pris une grande importance. Ces animaux reçoivent des pâtées de lait, de grains cuits, de farines, etc., qui les mettent rapidement dans un excellent état d'embonpoint.

Engraissement mixte. — Cette méthode est assez répandue dans l'Est et en Suisse.

Quelquefois l'engraissement commencé au pâturage est achevé à l'étable avec des aliments de choix, surtout à la fin de la belle saison.

Le plus souvent on emploie de pair les deux procédés : pendant le jour, les animaux paissent en liberté et reçoivent le soir à la ferme une ration supplémentaire de foin, grains ou tourteaux. Les moutons sont plus particulièrement soumis à ce mode d'engraissement ; il arrive même qu'on leur distribue les aliments supplémentaires, racines ou tubercules, sur le sol où ils paissent.

Production de la laine. — L'avilissement du prix de la laine a porté un tort considérable à l'élevage du mouton à laine fine ; le mérinos menace de disparaître de nos fermes ; on ne considère plus la laine que comme une production accessoire et tous les efforts tendent à faire du mouton une bête à viande. Cependant les agriculteurs auraient tort de négliger absolument l'aptitude du mouton à produire de la laine.

Le mérinos, le mouton à laine par excellence, est un mouton marcheur, alors que le mouton à viande engraisse beaucoup mieux dans une stabulation presque permanente. Il semblerait donc que l'engraissement mixte dût être le plus favorable à la production de la laine et de la viande ; cela encore pour la raison suivante : la richesse en *suint* de la laine est une condition indispensable de sa souplesse, de sa finesse et de sa ténacité ; or on conçoit que chez des animaux à toison fine et serrée, entretenus à la bergerie, l'odeur du suint imprègne plus complètement la viande que lorsque les mêmes animaux sont entretenus en plein air.

Il faut autant que possible éviter les souillures de la toison et surtout son envahissement par les graines de graminées qui, s'attachant aux brins, deviennent impossibles à enlever. C'est là une cause non négligeable de détérioration pour la toison de la plupart des moutons nourris pendant l'hiver au râtelier.

L'observation a démontré que la pousse de la laine s'effectue régulièrement, c'est-à-dire que les accroissements sont toujours égaux en des temps égaux ; une toison de deux ans aurait donc une longueur exactement double de celle d'une toison d'un an ; et il semblerait de prime abord qu'il y eût bénéfice à économiser une tonte.

Il n'en est évidemment rien : une toison aussi longue et aussi lourde gêne les mouvements de l'animal, et les détériorations qu'elle subit du fait des ordures ou des corps étrangers qu'elle amasse, ainsi que des frottements auxquels elle est exposée, empêchent pratiquement la tonte bisannuelle d'être réalisable.

Il est cependant intéressant de savoir que la pousse de la laine est régulière ; car lorsqu'on examine, pour l'introduire dans sa bergerie, un bélier tondu depuis quelques mois, on peut calculer quelle sera la longueur de sa toison au moment de la tonte prochaine. Si un bélier tondu depuis quatre mois porte une laine de trois centimètres, à l'époque favorable, cette longueur sera de neuf centimètres ; et l'on a ainsi une base certaine pour apprécier dès à présent le poids de la toison qu'il peut fournir annuellement.

Production du travail. — On désigne sous le nom de

moteurs ou de *moteurs animés* les animaux utilisés pour la production d'un travail quelconque.

Ces moteurs travaillent en *mode rapide* ou en *mode lent*. Les chevaux travaillent les uns en mode rapide, les autres en mode lent; le bœuf travaille toujours en mode lent.

L'alimentation joue un rôle prépondérant dans la production de la force. Il est nécessaire de donner aux moteurs animés une alimentation d'autant plus intensive que l'on veut obtenir d'eux une somme de travail plus grande. On complétera donc la ration d'entretien avec une ration de production dont la base sera formée par des aliments concentrés, les grains et plus particulièrement l'avoine.

Il est un principe duquel il ne faut jamais se départir : le cheval travaille avec l'avoine de la veille et encore plus avec celle des jours et des mois antérieurs (Baron). Un cheval bien nourri depuis longtemps fournira à un moment un effort plus considérable qu'un autre auquel on vient de distribuer la ration de production strictement nécessaire.

La conformation, les aptitudes particulières du sujet sont très importantes à connaître ; elles varient avec le service auquel l'animal est destiné (Voir le chapitre des aptitudes et du choix des animaux).

L'influence de la gymnastique fonctionnelle est également considérable. Cette gymnastique s'appelle ici l'*entraînement*.

Un animal convenablement entraîné peut se livrer à des efforts vigoureux et répétés beaucoup plus facilement que celui qui n'est pas dans des conditions aussi favorables. La gymnastique développe les muscles et l'appareil respiratoire. Chez le bœuf, elle n'est point incompatible avec le début de l'engraissement. La production de la force et celle de la viande s'effectuent, après tout, grâce aux matières azotées.

L'animal que l'on engraisse sans le faire travailler emmagasine donc de la force ; celle-ci reparaît dans le travail de l'ouvrier qui a consommé la viande.

Ceux qui croient pouvoir exiger de leurs bœufs un travail sérieux en les nourrissant avec des aliments incomplets, la pulpe par exemple, se trompent étrangement : il faut qu'une alimentation riche vienne à chaque instant réparer les pertes subies par la machine animale.

Le cheval, comme le bœuf, a besoin d'être d'autant plus fortement nourri qu'on exigera de lui une plus grande dépense d'énergie. Dans nos pays de grande culture, quand les journées de travail sont longues, il est important de bien nourrir les chevaux. Par contre, lorsque ceux-ci sont condamnés, en hiver par exemple, à un repos relatif, il est nécessaire de diminuer la ration. Le cheval consommant autant et ne travaillant pas, s'engraisserait, et cet état d'embonpoint l'expose à contracter des affections graves, entre autres la paralysie.

On s'épargnera bien des mécomptes en s'inspirant de ces principes, en réglant toujours l'importance de la ration sur la somme de travail à fournir.

CHAPITRE VI

Nous voulons examiner ici quels sont les moyens employer pour permettre à l'élevage des animaux domestiques de prendre toute l'extension désirable et quelle doit être la part des gouvernements dans ces efforts améliorateurs.

Sanson estime que l'État ne devrait pas intervenir dans la question qui nous occupe. Selon lui, « toutes les branches de la production nationale doivent être émancipées et se développer sous l'aiguillon de la libre concurrence, de l'initiative et de la responsabilité privées, ne prenant conseil que de leur intérêt ».

Cette théorie peut être en principe excellente, mais elle est pratiquement irréalisable.

Il est bon de ne pas oublier, en effet, qu'en ce qui concerne l'élevage du cheval, l'État, qui a le devoir de garantir la sécurité nationale, ne peut y arriver qu'en assurant le recrutement de notre cavalerie. Est-ce qu'il ne fabrique pas lui-même, ou ne fait-il pas fabriquer sous ses yeux ses fusils, ses canons, ses vaisseaux ? Pourquoi, dès lors, ne prendrait-il pas une part active à la fabrication des éléments d'une cavalerie, facteur puissant des guerres futures? Au reste, Sanson reconnaît volontiers que, l'Angleterre et la Hollande mises à part, tous les États encouragent la production animale.

Un fait historique bien connu prouve que l'intervention de l'État peut avoir des conséquences heureuses.

Lorsque d'Étigny, intendant de Béarn, essaya en 1750 le croisement du mérinos pur d'Espagne avec la brebis du Roussillonnais, les succès qu'il obtint attirèrent l'attention du pouvoir, et Daubenton, encouragé par le ministre Trudaine, introduisit en 1766 des mérinos à Montbard ; ce sont ces moutons qui furent la souche des métis mérinos bourguignons. Louis XVI lui-même intervint directement auprès du roi d'Espagne pour que des importations pussent être faites ; un troupeau fut amené à Rambouillet en 1786. Depuis cette époque, la bergerie de Rambouillet a été conservée ; elle a produit sans cesse des reproducteurs d'élite qui ont concouru à la formation de nos nombreux troupeaux de mérinos. Cette impulsion a donc été féconde, et elle peut l'être encore si elle est judicieusement continuée.

Il en est de même pour nos haras nationaux ; il ne faut point condamner cette institution, sous prétexte que son personnel n'est pas toujours à la hauteur de sa tâche, qu'il est composé de fonctionnaires connaissant mal l'objet de leurs préoccupations, dépourvus d'instruction technique et manquant d'esprit de suite. Si cela est vrai, il serait cependant injuste de méconnaître que l'administration des haras a rendu des services et qu'elle est capable d'en rendre encore de nouveaux.

Toutefois ses seuls efforts devraient porter sur la production du cheval de guerre, la seule qui intéresse directement l'État, celle aussi qui a le plus besoin d'être soutenue ; car la plupart des éleveurs sont plus disposés à faire du cheval de trait que du cheval de selle ; cela coûte moins cher et rapporte plus. D'un autre côté, les étalons de marque atteignent souvent des prix tellement élevés que les particuliers ne peuvent les acquérir ; aussi dans ce cas l'intervention de l'État est-elle absolument tutélaire pour notre production nationale.

Lorsque le gouvernement français a entretenu des bovins de la race Durham au haras du Pin, puis à la vacherie de Corbon, il a rendu, après les tâtonnements inévitables du début, un réel service aux éleveurs d'animaux d'engrais.

Nous concluons donc en disant que l'intervention de l'État en matière d'élevage est utile, mais à la condition d'être faite à propos et dirigée par des hommes indiscutablement habiles.

Les arguments que nous venons de fournir à l'appui de notre thèse ne sont point les seuls et ne sont point, évidemment, non critiquables ; c'est pourquoi nous allons examiner de plus près comment se manifeste encore l'intervention des pouvoirs publics.

C'est par des *encouragements* accordés sous forme de prix, de primes et de subventions qui sont donnés dans des concours, ou alloués à des sociétés ou syndicats d'élevage.

Prix. — Les prix sont attribués, non seulement aux reproducteurs mâles et femelles, mais encore aux *méthodes culturales* qui permettent d'augmenter les ressources alimentaires des exploitations.

Ceci est très rationnel, car il n'y a pas, pour nos races domestiques, d'amélioration durable sans une bonne nourriture ; bien des modifications heureuses obtenues par des accouplements judicieux n'ont eu qu'une durée éphémère parce que l'alimentation des sujets améliorés était insuffisante. Les prix accordés aux agriculteurs qui perfectionnent leurs méthodes de culture sont donc absolument justifiés.

Il en est de même pour les récompenses attribuées à la bonne tenue des cheptels.

Concours et expositions. — Les concours sont de différentes sortes : régionaux, départementaux, d'arrondissement ou cantonaux. Ils peuvent être aussi spéciaux, tels les concours d'animaux gras, ou ceux réservés aux poulains et pouliches, aux taureaux et aux vaches, aux béliers et aux brebis, etc.

Les *concours régionaux* sont certainement utiles ; leur tenue annuelle sur huit ou dix points de la France permet aux éleveurs d'apprécier et de comparer les espèces et les races exhibées ; en provoquant l'émulation, ils déterminent des améliorations. Cependant ils ont entraîné aussi des abus : malheureusement les prix que l'on distribue ne s'adressent généralement qu'à une catégorie très restreinte d'exposants, toujours les mêmes ; ces *professionnels* de concours empêchent, par la grande habitude qu'ils ont acquise, les petits et moyens cultivateurs de concourir entre eux avec quelques chances de succès.

Les *concours départementaux*, étant plus restreints que les précédents, n'entraînent pas les mêmes abus ; toutefois, à notre avis, ils embrassent encore une trop grande étendue.

Ce sont assurément les *concours cantonaux* qui sont appelés à jouer le rôle le plus utile, surtout s'ils se tiennent alternativement dans tous les chefs-lieux de canton du même arrondissement. Dans ces exhibitions cantonales, les organisateurs n'ont à s'occuper que des industries locales et accordent des prix à celles qu'ils savent pertinemment présenter le plus d'intérêt. Ces récompenses s'adressant aux petits cultivateurs provoquent une saine émulation qui n'existe plus dans nos concours régionaux.

Depuis quelques années, l'inspecteur général de l'agriculture Menault a institué dans les concours régionaux qu'il préside des conférences, des leçons de choses faites pendant la durée du concours, sur des sujets intéressant la région, par des hommes compétents, professeurs, éleveurs, etc. Ces leçons ont déjà porté leurs fruits ; bien des praticiens ont fait leur profit des conseils qui leur sont donnés par des conférenciers habiles. C'est pourquoi il est désirable de voir l'œuvre si bien commencée par M. Menault se continuer et se généraliser.

Les *concours d'animaux gras* ont pour but de pousser au perfectionnement de l'engraissement. Inauguré à Poissy en 1844, le concours général d'animaux gras se tient maintenant à Paris ; on y a joint un autre concours spécial d'animaux reproducteurs et un de vaches laitières.

Les *concours de poulains et pouliches* organisés dans la plupart des pays d'élevage sont utiles au même titre que les concours cantonaux.

Aux concours régionaux des espèces bovine, ovine et porcine sont généralement adjoints des *concours hippiques régionaux* qu'il serait désirable de voir prendre plus d'extension. Leur organisation demeure sous la dépendance de l'administration locale et ne relève pas directement, comme celle des concours auxquels ils sont annexés, du ministère de l'agriculture.

Primes et subventions. — Ces sortes d'encouragements sont données à des propriétaires de reproducteurs et particulièrement d'étalons ; il faut que ces animaux remplissent certaines conditions de race, de conformation, d'âge, d'origine, etc. Les primes et subventions sont allouées, les unes par le ministère de l'agriculture, les autres par les conseils généraux ou les sociétés départementales d'agriculture.

Courses. — Le ministère de l'agriculture, les conseils

généraux, les compagnies de chemins de fer et les diverses sociétés de courses ont institué des prix de courses, dans le but d'encourager la production et l'amélioration chevalines.

Il est évident que l'amusement et le jeu sont le but d'un grand nombre de courses ; toutefois il est juste de reconnaître que les courses de vitesse, d'obstacles et de fond surtout, peuvent concourir à l'amélioration de nos races : l'entraînement auquel doivent être soumis tous les chevaux destinés à affronter les épreuves du turf n'est qu'une gymnastique fonctionnelle de l'appareil locomoteur et des organes respiratoires ; il présente donc un réel caractère d'utilité, et les vainqueurs des courses méritent d'être appréciés comme reproducteurs, lorsque leur conformation extérieure répond aux conditions cherchées. C'est pourquoi, à leurs qualités de coureurs entraînés, les étalons choisis ainsi doivent joindre une conformation irréprochable.

Il va de soi que les épreuves au trot doivent rigoureusement être imposées aux chevaux de demi-sang. C'est dans cette catégorie de courses que l'État devrait surtout faire sentir son influence tutélaire, parce que les chevaux demi-sang sont ceux avec lesquels notre cavalerie se remonte le plus avantageusement.

Haras. — Autrefois l'État possédait au Pin et à Pompadour des haras destinés à la production des chevaux de pur sang arabe et de pur sang anglais. Ces établissements constituaient d'excellentes pépinières de reproducteurs et permettaient d'obtenir des sujets remarquables. Malheureusement ils n'ont eu qu'une durée éphémère. Depuis la guerre de 1870, le Parlement a eu la sage pensée de rétablir le haras de Pompadour, qui fournit maintenant chaque année d'excellents étalons anglais et anglo-arabes dans la région du Midi. Il faut regretter que l'on n'ait pas rétabli en même temps le haras du Pin, qui, situé en pleine Normandie, aurait fourni aux éleveurs de la région des étalons de pur sang anglais plus étoffés, mieux conformés que les sujets étriqués et trop hauts de membres employés aujourd'hui.

Les *jumenteries* sont des établissements dans lesquels l'État entretient spécialement des juments poulinières de races de choix. Une loi du 29 mai 1874 a rétabli la jumenterie de Pompadour, qui avait été supprimée en 1852 en même temps que celle du Pin. Une autre jumenterie est installée en Algérie, à Tiaret, et dépend du ministère de la guerre. « On y entretient quatre étalons, dont deux de race barbe, un de race arabe et un anglo-arabe, ainsi que trente poulinières qui sont livrées à la reproduction. Son but est de fournir soit aux dépôts d'étalons d'Algérie, soit éventuellement à ceux de France des reproducteurs de choix [1]. »

Les *dépôts d'étalons*, auxquels on applique quelquefois, mais improprement, le nom de haras, sont des établissements dans lesquels l'État entretient des étalons de pur sang, de trait léger et de gros trait. Ces étalons sont destinés à faire la monte sur toute l'étendue du territoire français, dans des établissements annexes appelés *stations*.

On comprend que l'État entretienne des étalons de pur sang, de demi-sang et de trait léger, puisque l'armée se remonte dans ces trois catégories de chevaux ; mais la présence des étalons de gros trait n'est nullement nécessaire, au contraire. Le cheval de trait ne manque jamais, parce que son élevage constitue une industrie avantageuse, d'ailleurs florissante : ce cheval, dès l'âge de dix-huit mois gagne sa nourriture et à cinq ans trouve un débouché certain.

1. Cornevin, *Zootechnie générale,* p. 1070.

Si les chevaux légers sont rares en France, c'est que les éleveurs ne peuvent ni les faire, ni les vendre dans d'assez bonnes conditions. Nous croyons donc que l'administration devrait concentrer ses efforts de ce côté, et se contenter d'encourager l'élevage du cheval de trait par des subventions et des primes aux reproducteurs. Et si l'armée veut pourvoir ses écuries de bons chevaux, comme elle pourvoit ses arsenaux de bons fusils et de bons canons, elle devra les acheter jeunes (à trois ans) et les payer suffisamment cher.

Vacheries et bergeries nationales. — Pendant longtemps l'État a entretenu au Pin, puis à Corbon, une vacherie d'animaux de la race Durham pure. Elle a été supprimée quand on a constaté que la France possédait un nombre suffisant d'étables particulières où l'on se livrait au même genre d'élevage. Cependant, au lieu de les vendre aux enchères, on eût dû répartir les durhams de Corbon entre l'École de Grand-Jouan et les Écoles pratiques d'agriculture de la région de l'Ouest. Ces Écoles seraient devenues autant de pépinières où les petits éleveurs auraient pu se procurer des reproducteurs de choix.

A propos de la bergerie nationale de Rambouillet, nous ferons des observations identiques. La population ovine de cet établissement pourrait être répartie entre les Écoles pratiques d'agriculture des régions où prospère l'élevage du mouton.

Le mérinos de Rambouillet a une histoire ; c'est le type parfait de la bête à laine, améliorée depuis un siècle ; sa réputation est universelle ; les étrangers viennent y choisir les plus beaux reproducteurs, améliorent leurs troupeaux... mais aussi finissent par nous battre avec nos propres armes... et les cultivateurs souffrent. Que l'on répande les béliers dans les Écoles ; les intéressés apprendront à les connaître et leur feront lutter leurs

brebis. Après, s'ils le veulent, ils vendront des reproducteurs aux étrangers, mais à des prix qui compenseront la
concurrence, et ils ne se plaindront plus.

Syndicats d'élevage. — Depuis que la loi sur les syndicats professionnels a permis aux agriculteurs de se grou-
per pour la défense de leurs intérêts, on constate avec
une véritable satisfaction qu'un grand nombre déjà se-
couent la routine et sortent de l'ornière. Ils comprennent
que l'association les met à même d'accomplir de grandes
et utiles choses ; et c'est à cette idée que l'on doit la création de quelques *syndicats d'élevage.* M. Audiffred, député
de la Loire, vient d'organiser sur les confins des départements de Saône-et-Loire et de la Loire, dans la région
qui est le berceau de la race charolaise, un syndicat de
ce genre, dont le but est d'améliorer cette admirable
race par la *sélection.* Le ministre de l'agriculture a voulu
contribuer au succès de cette heureuse initiative en
allouant au jeune syndicat une subvention annuelle de
huit mille francs. Cette œuvre mérite de réussir et
M. Audiffred a donné là un noble et salutaire exemple
qui est appelé à avoir des conséquences heureuses pour
l'avenir de la race charolaise.

Les croisements de durhams étaient pratiqués trop
exclusivement. S'ils augmentent l'aptitude à l'engraissement, ils diminuent la force ; et les charolais-durhams
font de piètres animaux de travail. Il était temps qu'une
réaction s'opérât, car l'avenir utilitaire de cette race était
compromis.

Dans quelques années, le syndicat dont nous parlons
constituera un important centre d'élevage où l'on sera
assuré de trouver des reproducteurs issus d'une sélection
intelligente.

Cet exemple portera certainement ses fruits ; il est im-
possible en effet que les éleveurs des différentes régions

ne comprennent pas les avantages d'une pareille association. Nous possédons d'excellentes races qui n'attendent pour être améliorées que l'intervention d'hommes intelligents qui sachent faire ressortir pratiquement l'utilité d'une sélection bien comprise. Et nous entendons non pas la sélection conservatrice, laquelle ne fait que maintenir la race dans une opportune fixité, mais la sélection progressive, qui marche sûrement dans le chemin de la réussite.

Que des syndicats d'élevage se forment dans le Cotentin, le Nord, la Haute-Saône, la Bresse, le Limousin, etc., etc., et l'on verra les races de ces contrées présenter des améliorations réelles et vraiment durables qui se traduiront par une augmentation non moins certaine des bénéfices culturaux.

Alors l'agriculteur, le paysan instruit aura conquis sa vraie place au soleil et marchera hors des sentiers battus en regardant l'avenir avec sérénité !

TABLE DES MATIÈRES

PREMIÈRE PARTIE

Anatomie et physiologie.

DEUXIÈME PARTIE

Extérieur des animaux domestiques.

TROISIÈME PARTIE

Hygiène.

QUATRIÈME PARTIE

Zootechnie générale.

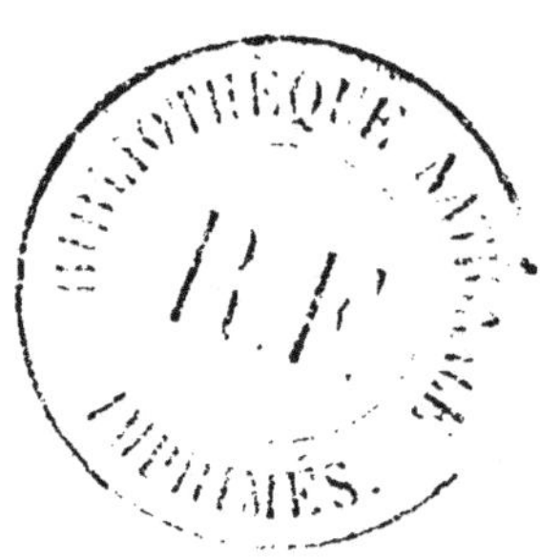